临床常见病营养与康复治疗

林静 等◎主编

辽宁科学技术出版社
·沈阳·

图书在版编目（CIP）数据

临床常见病营养与康复治疗 / 林静等主编. — 沈阳：辽
宁科学技术出版社，2022.6

ISBN 978-7-5591-2542-2

Ⅰ．①临… Ⅱ．①林… Ⅲ．①临床营养②康复医学
Ⅳ．①R459.3②R49

中国版本图书馆CIP数据核字（2022）第085003号

出版发行：辽宁科学技术出版社

　　　　　（地址：沈阳市和平区十一纬路25号 邮编：110003）

印 刷 者：辽宁鼎籍数码科技有限公司

经 销 者：各地新华书店

幅面尺寸：185 mm × 260 mm

印　　张：15

字　　数：360千字

出版时间：2022年6月第1版

印刷时间：2022年6月第1次印刷

责任编辑：郑红　于倩　邓文军

封面设计：李娜

责任校对：王玉宝

书　　号：ISBN 978-7-5591-2542-2

定　　价：88.00元

联系电话：024-23284526
邮购热线：024-23284502
http://www.lnkj.com.cn

编 委 会

主 编

林　静　孙晓红　董　帅
孙　蔚　蒋　茜　冯　震

副主编

陈彦霖　遇海青　南雪慧　李园园　曹　曼
刘　翠　吴剑烈　张　婧　孙文丽　董文君
夏　琳　潘　晓

编　委

（按作者姓氏拼音排序）

蔡　洁	曹梦雨	曹苏红	柴金凤	常燕杰	
陈爱文	陈　洁	陈梅窈	陈明颖	陈晓远	
陈修艳	陈雪婷	陈文泉	程　超	程绍青	
程晓岭	迟晓艳	初文振	褚亚茹	崔红婷	
崔晓丹	崔晓娜	崔芳子	代俊俊	代　琳	
代晓蕾	丁董青	董芳芹	董海成	董心玲	
董段蓉	董法联	董雪艳	董艳	杜莎花	
傅兰	高韩笑	范丰英	付聪聪	傅晓飞	
韩文可	何晓涵	郭宗佳	韩翠香	韩　金	
何黄丽	姬瑞侠	何晓鑫	何洪娟	胡传琐	
姜丽美娜	姜孔靓娜	纪晓明	呼志宵	姜康彩云	
康娜	赵扬燕	解加达	江婵玉	李莉娟	
赵圣宝	周俊静	寇赵周	解世梅	甄亚娟	
周静	邹晖	阳姝	雷亚军	周	
邹晖			赵子菁		
			周婷		

注：以上作者工作单位均为青岛大学附属医院

前　言

随着医学科学的迅速发展，营养科学在预防和治疗疾病过程中，受到了广泛的关注，并成为医疗预防体系中不可缺少的构成部分。我国人群的疾病结构早已发生明显的改变，例如从传染病到非传染性疾病的转变，使临床工作模式也必然进一步走向人性化与现代化。

用营养的手段进行对疾病的治疗和使患者康复，参与治病救人，需要深入了解疾病中的机体的各种变化过程，特别需要了解患者的实质性的代谢改变，以便对治疗有针对性；并且可以根据病情的变化而调整对策，辩证地面对各种复杂的临床问题，才能更好地掌握营养知识并灵活应用于护理实践。

本书主要内容包含非营养素物质、特殊人群的营养、临床急救问题的营养支持、营养护理案例，以及营养与临床疾病等内容。本书可用于参加营养师或公共营养师资料证书培训、考试的参考书籍，也可作为在职工作人员的参考资料。

由于编者的专业水平和编写时间有限，书中如有错误和疏漏之处，敬请广大读者体谅并惠予指正。

编　者

目　录

第一章 营养素

从外界食物中获取一定量的营养素是人类赖以生存和发展的基础。营养素在体内经过消化、吸收、代谢以满足机体自身生长发育、生存和增进健康的过程称为营养。人体需要的营养素按其化学结构和功能分为六大类：碳水化合物、蛋白质、脂肪、维生素、矿物质和水。

膳食营养素参考摄入量（DRIs）是在推荐膳食营养素供给量（RDA）基础上发展起来的一组膳食营养素每日平均摄入量的参考值。各国公认的 DRIs 包括以下四个营养学指标：①估计平均需要量（EAR）是根据某些指标判断可以满足某一特定性别、年龄及生理状况群体中 50％个体需要量的摄入水平。这一摄入水平不能满足群体中另外 50％个体对该营养素的需要。②推荐摄入量（RNI）相当于传统的 RDA，是指可以满足某一特定性别、年龄及生理状况的群体中绝大多数（97％～98％）个体需要量的摄入水平。长期摄入 RNI 水平的食物可维持组织中有适量的营养素储备以保证机体健康。值得注意的是，个体营养素摄入量低于 RNI 并不一定表明该个体未达到适宜营养状态，但如果某个体平均摄入量达到或超过了 RNI，可认为该个体没有摄入不足的危险。③适宜摄入量（AI）是基于对健康人群的观察、实验研究而得出的具有预防某种慢性病作用的摄入水平。它的数值一般大于 EAR，也可能大于 RNI。在缺乏肯定的资料作为 EAR 和 RNI 的基础时，AI 可作为营养素供给量目标。④可耐受最高摄入量（UL）是指对一般人群中所有个体的健康都无任何副作用和危险的每日最高营养素摄入量。它的制定目的是为了限制来自日常膳食、强化食品及补充制剂的某一营养素的总摄入量，以防止该营养素摄入量过高引起中毒可能。

第一节 碳水化合物

一、概述

碳水化合物又称糖类，是由碳、氢、氧组成的一大类化合物。根据分子结构的不同可分为糖、低聚糖（寡糖）和多糖。糖包括单糖（丙糖、丁糖、葡萄糖、果糖、半乳糖、甘露糖等）、双糖（蔗糖、乳糖、麦芽糖、海藻糖等）和糖醇（甘露醇、山梨醇等）；低聚糖主要包括低聚异麦芽糖、海藻糖、低聚果糖、低聚大豆糖等；多糖分为淀粉多糖（淀粉、糖原、抗性淀粉等）、非淀粉多糖（纤维素、半纤维素、果胶、树胶等）、活性多糖（人参多糖、真菌多糖、香菇多糖等）和结合多糖（糖脂和糖蛋白）。

二、生理功能

碳水化合物是生命细胞的重要组成成分和主要供能物质，并承担调节细胞活动的重要功能。机体内碳水化合物主要以葡萄糖、糖原和含糖复合物的形式存在。碳水化合物的生理功能主要与摄入食物中碳水化合物的种类及其在体内的存在形式有关。

（一）提供能量

碳水化合物是人类获取能量的最主要、最经济来源，1g 碳水化合物在体内完全氧化分解约可产生 16.7kJ（4kcal）能量。糖原是碳水化合物在体内的储存形式，在肝和肌肉中含量最高。碳水化合物来源广泛、耐贮存，在体内消化、吸收、利用较其他物质迅速、完全、安全。它不但是肌肉活动时最有效的燃料，而且还是心脏、脑、红细胞、白细胞等重要组织细胞唯一的能量来源，对维持机体正常功能、增强耐力、提高工作效率具有重要意义。

（二）构成机体组分

碳水化合物是构成机体组织的重要物质，如核糖、脱氧核糖是细胞中核酸的重要成分；糖脂是组成神经组织与细胞膜的重要成分；糖蛋白是抗原、抗体、酶、激素等重要活性物质的组成成分。

（三）调节脂肪代谢

脂肪在体内代谢产生的乙酰基必须与草酰乙酸结合进入三羧酸循环才能被彻底氧化，而草酰乙酸是葡萄糖代谢的中间产物，如膳食中碳水化合物摄入过少，一方面，草酰乙酸供应减少，脂肪不能完全氧化导致酮体过多积聚体内引起酮血症。另一方面，机体为满足能量需要，大量动员脂肪，也会增加酮体的产生。因此，膳食中充足的碳水化合物可以防止碳水化合物缺乏时脂肪代谢不完全而形成过多的酮体，这一作用称为碳水化合物的抗生酮作用。

（四）节约蛋白质

人体首先利用碳水化合物作为能量来源，当碳水化合物摄入不足时，能量供给不能满足机体需要，部分膳食蛋白质或组织蛋白将被分解用以供能。摄入充足的碳水化合物，可减少蛋白质以供能为目的的消耗，增加氮在体内的储备，有利于更多蛋白质发挥其参与组织构成等更为重要的生理功能，这就是碳水化合物对蛋白质的节约作用或称节氮作用。此外，碳水化合物供给充足，机体产生足够的三磷酸腺苷（ATP），也有利于氨基酸的主动转运。

（五）改善感官品质、增加饱腹感

利用碳水化合物的各种性质可加工出色、香、味、形各异的食品。例如糖和氨基化合物可以产生美拉德反应，使食品具有特殊的色泽和香味，如面包表面的金黄色和香气；吸收缓慢、脂肪含量较高的玉米等碳水化合物还可以增加饱腹感。

（六）解毒、增强肠道功能

经糖醛酸途径生成的葡萄糖醛酸，是体内一种重要的解毒剂，在肝中能与细菌毒素、酒精、砷等诸多有害物质结合，以消除或减轻这些物质的毒性或生物活性。摄入充足的碳水化合物可增加肝糖原，增强机体对有害物质的解毒作用；某些不能在小肠消化吸收的碳水化合物，不但能刺激肠道蠕动，本身还可在结肠发酵，产生短链脂肪酸，并选择性刺激肠道菌群增殖，提高肠道的消化吸收功能，这些不能被消化的碳水化合物也常被称为"益生元"。

三、应用

（一）参考摄入量

结合世界粮农组织（FAO）、世界卫生组织（WHO）的建议和我国居民的膳食习惯，我国居民除 2 岁以下婴幼儿外，膳食中碳水化合物供能以占总能量的 55%～65% 为宜，并应来自不同种类食物不同形式的碳水化合物。精制糖摄入量成人以≤25g/d 为宜，一般不超过总能量的 10%。2002 年，我国居民营养与健康状况调查结果表明谷类食物占摄入能量比重下降，此膳食构成趋势应注意扭转。

（二）食物来源

碳水化合物主要来源于植物性食物。多糖主要来源于谷类、根茎类、豆类、坚果类；单糖、双糖除一部分存在于天然食物中外，大多数以成品或半成品的形式直接摄取。动物性食物中，除肌肉和肝外，只有乳类可提供一些碳水化合物。常见食物的碳水化合物含量详见表1-1。

表 1-1 常用食物的碳水化合物含量（g/100g）

食物名称	碳水化合物	食物名称	碳水化合物
白砂糖	99.9	豌豆	65.8
藕粉	93.0	绿豆	62.0
粉丝	83.7	面包	58.6
稻米	77.9	巧克力	53.4
挂面（标准粉）	76.0	馒头（标准粉）	49.8
蜂蜜	75.6	栗子（熟）	46.0
小米	75.1	黄豆	34.2
小麦粉（标准粉）	73.6	红薯	24.7
饼干	71.7	马铃薯（土豆）	17.2
薏米	71.1	水面筋	12.3

（三）血糖指数

1981年加拿大营养学教授Jenkins等首先提出一个用以衡量碳水化合物对血糖反应的有效指标即血糖指数（GI），又称血糖生成指数。1997年FAO和WHO专家委员会将其定义为含50g碳水化合物的食物血糖应答曲线下面积与同一个体摄入含50g碳水化合物的标准食物（葡萄糖或白面包）血糖应答曲线下面积之比。选择GI合适的食物有助于控制血糖、体重、血压，改善胃肠功能。GI还可用于指导运动员合理饮食和指导食物碳水化合物消化吸收的研究等。现临床上血糖指数的应用范围较广。

第二节　蛋白质

一、概述

蛋白质是由碳、氢、氧、氮、硫等元素组成的高分子化合物，是生物功能的主要载体。氨基酸是蛋白质的构件分子，氨基酸残基之间以肽键连接。

（一）氮平衡

氮平衡反映了机体氮摄入量和排出量的关系，也是体内蛋白质营养、代谢的反映。一般情况下，机体内蛋白质代谢处于动态平衡中。氮平衡表达公式为：

$$B=I-(U+F+S)$$

其中，B表示氮平衡；I表示摄入氮；U表示尿氮；F表示粪氮；S表示从皮肤损失的氮。

在特定时间内，如机体摄入氮和排出氮相等，即B＝0，表示总氮平衡；如摄入氮大于排出氮即B＞0，称为正氮平衡；如摄入氮小于排出氮，即B＜0，则为负氮平衡。素食、饥饿、创伤、结核、癌症、感染、发烧等患者应注意其排出氮很可能超过摄入氮，长期处于负氮平衡状态不利于身体健康，应及时纠正。婴幼儿、青少年和孕妇等应适当增加蛋白质摄入，使其处于正氮平衡。

（二）必需氨基酸

构成人体蛋白质的 20 种氨基酸中，有 8 种体内不能合成或合成速度远不能满足机体需要，必须由食物供给，称为必需氨基酸。它们是缬氨酸、苏氨酸、色氨酸、亮氨酸、异亮氨酸、赖氨酸、苯丙氨酸、蛋氨酸。对于婴儿来说，组氨酸也是必需氨基酸。半胱氨酸、酪氨酸在体内分别由蛋氨酸和苯丙氨酸转变而来，如膳食中提供充足的半胱氨酸、酪氨酸，则人体对必需氨基酸中蛋氨酸和苯丙氨酸的需要量减少。

（三）氨基酸模式

人体蛋白质和各种食物蛋白质在必需氨基酸的种类和量上均有差异，营养学用氨基酸模式来反映这种差异。所谓氨基酸模式，就是蛋白质中各种必需氨基酸的构成比例。其计算方法是将该种蛋白质中的色氨酸含量定为 1，分别计算出其他必需氨基酸的相应比值，这一系列的比值就是该种蛋白质的氨基酸模式。

1. 参考蛋白质

食物蛋白质的氨基酸模式与人体蛋白质的氨基酸模式越接近，必需氨基酸被机体利用的程度越高，该食物蛋白质的营养价值也就越高，如蛋、奶、肉、鱼、大豆等均被称为优质蛋白质（又称完全蛋白质）。鸡蛋蛋白质与人体蛋白质氨基酸模式最接近，在实验中常被作为参考蛋白质，用于测定其他蛋白质的质量。

2. 限制氨基酸

食物蛋白质中某一种或几种必需氨基酸相对含量较低，不能满足机体蛋白质合成需要，并导致其他的必需氨基酸在体内不能被充分利用。这些含量相对较低并造成蛋白质营养价值降低的必需氨基酸称限制氨基酸。其中含量最低的称第一限制氨基酸，余者依次类推。生活中建议将多种食物混合食用，利用蛋白质互补作用以提高膳食蛋白质的营养价值。

（四）蛋白质分类

1. 完全蛋白质

完全蛋白质含所有必需氨基酸和部分非必需氨基酸，且所含必需氨基酸的量和比例能满足人体的生长发育和代谢需要。大部分的动物蛋白如肉类、家禽、鱼类、蛋类、奶类等均为完全蛋白质。植物中的大豆蛋白也属于完全蛋白质。

2. 半完全蛋白质

半完全蛋白质含必需氨基酸种类比较齐全，但有一种或几种必需氨基酸含量较少。半完全蛋白质常能满足成人的代谢需要，但不能满足婴幼儿、儿童、青少年的成长需要，因此不宜作为生长期膳食的唯一蛋白质来源。小麦、大麦、谷类所含蛋白质即为半完全蛋白质。动物的结缔组织和肉皮中的胶原蛋白色氨酸含量少，也属于半完全蛋白质。

3. 不完全蛋白质

不完全蛋白质常缺少一种或几种必需氨基酸，其中赖氨酸缺乏最为常见，其次为蛋氨酸和色氨酸。多数植物蛋白都是不完全蛋白质，如豌豆中的球蛋白等。但如果多种植物蛋白混合食用，人体也能获得比例合适的必需氨基酸，因此建议日常选用的食物应品种多样化，起到蛋白质互补作用，如可以将色氨酸和赖氨酸含量均较低的玉米和蛋氨酸含量较低的豆类一起食用。一般来说，个体选择食物应以动物性食物和植物性食物合理搭配为宜，特别是处于生长发育阶段的儿童、青少年应注意补充动物性食物，获取足量的完全蛋白质。

二、生理功能

蛋白质是生命的物质基础，不但是机体组织、器官的重要组成成分，也是各种重要生理活性物质的构成成分。机体组织的生长、更新、修复和生理功能调节都需要蛋白质的参与。

（一）机体主要构成成分

机体组织细胞的主要成分是蛋白质，成人体内蛋白质含量占体重的16%～19%。一般情况下，这些蛋白质处于分解、合成的动态平衡中。机体从食物中摄取蛋白质后，成人主要用于补充组织蛋白更新，儿童、青少年和孕妇等还用于合成新的组织。

（二）构成体内各种重要的生理活性物质

生物体内的各种生命现象几乎都离不开蛋白质。蛋白质可构成体内各种生物活性物质，如在新陈代谢中起重要催化作用的酶，调节生理过程并维持内环境相对稳定的激素，维持水、电解质和酸碱平衡的可溶性蛋白质，以及参与免疫功能的抗体和众多细胞因子。血红蛋白、脂蛋白还分别是氧和脂类的重要运输载体。

（三）供给能量

蛋白质是三大产热营养素之一，和碳水化合物、脂肪一起参与机体的能量代谢。1g蛋白质在体内氧化约可提供16.7kJ（4kcal）的能量。

（四）肽类和氨基酸的特殊生理功能

近年来研究发现，肽类和氨基酸具有许多重要的生理功能，如某些肽类参与机体的免疫调节、促进矿物质的吸收，还有降血压、清除自由基等功能；精氨酸有利于婴儿生长发育和创伤修复；精氨酸、谷氨酰胺可调节机体的免疫功能；谷氨酰胺对小肠具有保护作用；牛磺酸可促进中枢神经系统发育。

三、应用

（一）食物蛋白质营养价值的评价

食物蛋白质的营养价值主要从蛋白质的"量"和"质"、以及蛋白质被机体消化、吸收、利用的程度等方面进行评价。

1. 蛋白质含量

蛋白质含量是食物蛋白质营养价值的基础。食物中蛋白质含量测定一般使用微量凯氏定氮法，先测定食物中的氮含量，再乘以换算系数6.25（食物中蛋白质的平均含氮量约为16%）即为食物中蛋白质的含量。

$$蛋白质含量＝食物中总氮量×6.25$$

2. 蛋白质消化率

蛋白质消化率不仅反映了蛋白质在消化道内被分解的程度，同时还可反映消化后的氨基酸和肽被吸收的程度。不同食物以及同一食物的不同加工方式其蛋白质消化率均有差异，如整粒的大豆消化率为60%，加工成豆腐后可提高至90%以上。

$$蛋白质真消化率=\frac{食物氮-（粪氮-粪代谢氮）}{食物氮}\times100\%$$

上式中的粪代谢氮是指肠道内源性氮即脱落的肠黏膜细胞和肠道细菌所含的氮，是在实验对象完全不摄入蛋白质时粪中的含氮量。成人24h内粪代谢氮一般为0.9~1.2g。实际应用中，往往不考虑粪代谢氮，只测定表观消化率。

$$蛋白质表观消化率=\frac{食物氮-粪氮}{食物氮}\times100\%$$

3. 蛋白质利用率

蛋白质利用率反映食物蛋白质被消化吸收后在体内被利用的程度，常用生物学方法和化学方法测定，下面介绍几种常用指标。

（1）蛋白质生物价（BV）：是反映食物蛋白质经消化吸收后，被机体利用的程度，其最大值为100。

$$BV=\frac{储留氮}{吸收氮}\times100$$

食物蛋白质生物价越高，说明该食物蛋白质中有越多氨基酸被用以合成人体组织，越少氨基酸经肝、肾代谢释放能量或由尿中排出多余氮，对肝、肾的负担相对较小。生物价对肝、肾疾病患者的膳食有指导意义。常见食物的蛋白质生物价：鸡蛋94，牛奶85，鱼肉83，猪肉74，大米77，大豆64，玉米80，花生59。

（2）蛋白质净利用率（NPU）：是反映食物中蛋白质被机体利用的程度。

$$NPU=\frac{储留氮}{食物氮}\times100\%=消化率\times生物价$$

（3）蛋白质功效比值（PER）：指实验期内动物平均每摄入1g蛋白质所增加的体重（g）。一般选择出生后21~28d刚断奶的雄性大白鼠（体重50~60g），给予含被测蛋白质（唯一蛋白质来源，占饲料的10%）的合成饲料喂养28d，每周称量体重，计算实验期间动物体重增加量和蛋白质摄入总量，再按下式计算：

$$PER=\frac{动物增加体重（g）}{摄入食物蛋白质（g）}$$

同一食物在不同实验条件下测得的蛋白质功效比值往往有明显差异，为了使实验结果具有一致性、可比性，实验期间常用酪蛋白（标准试剂）作为参考蛋白质设计对照组，无论酪蛋白组的功效比值多少，均换算为2.5，然后按下式计算被测蛋白质的功效比值：

$$校正PER=\frac{实验组功效比值}{对照组功效比值}\times2.5$$

4. 氨基酸评分（AAS）

氨基酸评分也称蛋白质化学评分，是评估蛋白质质量最简单的方法。

$$AAS=\frac{每克待评蛋白质第一限制氨基酸（mg）}{每克参考蛋白质中同种氨基酸（mg）}\times100$$

确定食物的蛋白质氨基酸评分需先按上式计算被测蛋白质每种必需氨基酸的评分值，然后再找出第一限制氨基酸（最低的必需氨基酸）评分值，即为该蛋白质的氨基酸评分。氨基酸评分方法虽简单，但缺点是没有考虑食物蛋白质的消化率。

（二）参考摄入量

膳食中蛋白质供能以占总能量的 10%～15% 为宜，为改善膳食蛋白质的质量，一般要求动物性蛋白质和大豆蛋白质等优质蛋白质占总量的 30%～50%。根据我国居民膳食结构模式和蛋白质需要量研究，2000 年中国营养学会建议我国居民膳食蛋白质推荐摄入量（RNI）为婴儿 1.5～3g/（kg·d），儿童 35～75g/d，青少年 80～85g/d，成年男性和女性按不同活动强度分别为 75～90g/d 和 65～80g/d，孕妇和乳母另加 5～20g/d，老年期男女分别酌减至 75g/d 和 65g/d。中国居民膳食蛋白质推荐摄入量（RNI）见表 1-2。

表 1-2 中国居民膳食蛋白质推荐摄入量（RNI，g/d）

年龄（岁）	男	女
0～	男女均为 1.5～3.0g/（kg·d）	
1～	35	35
2～	40	40
3～	45	45
4～	50	50
5～	55	55
6～	55	55
7～	60	60
8～	65	65
10～	70	65
11～	75	75
14～	85	80
18[a]～	—	—
轻体力劳动	75	65
中体力劳动	80	70
重体力劳动	90	80
孕妇	—	—
孕早期	+5	—
孕中期	+15	—
孕晚期	+20	—
乳母	—	—
+20	—	—
60[b]～	75	65

注：a 指成年人按 1.16g/（kg·d）计；b 指老年人按 1.27g/（kg·d）或蛋白质占总能量的 15% 计。

（引自中国营养学会. 中国居民膳食营养素参考摄入量. 北京：中国轻工业出版社，2000）

（三）食物来源

蛋白质的来源可分为植物性蛋白质和动物性蛋白质两大类。一般来说，动物性食物和植物性食物中的大豆及其制品蛋白质含量丰富，米、面等谷类蛋白质含量中等，蔬菜、水果中蛋白质含量较少。富含蛋白质的食物有：奶类如牛奶、羊奶、马奶等；畜肉如牛、羊、猪、狗等；禽肉如鸡、鸭、鹅等；蛋类如鸡蛋、鸭蛋、鹌鹑蛋等；水产类如鱼、虾、蟹等；豆类如黄豆、青豆、黑豆等；干果类如瓜子、核桃、杏仁、松子等。此外，鸡爪、牛筋、猪蹄等也含有丰富的胶原蛋白。常见食物的蛋白质含量详见表 1-3。

表 1-3 常见食物的蛋白质含量（g/100g）

食物名称	蛋白质	食物名称	蛋白质
虾米（海米）	43.7	黄鳝	18.0
黄豆	35.0	鲤鱼	17.6
牛蹄筋	34.1	河蟹	17.5
虾皮	30.7	河虾	16.4
葵花子（炒）	22.6	豆腐干	16.2
花生（炒）	21.7	鸭	15.5
豌豆	20.3	猪肉（肥瘦）	13.2
全脂牛奶粉	20.1	鸡蛋（白皮）	12.7
牛肉（肥瘦）	19.9	小麦粉（标准粉）	11.2
鸡	19.3	稻米	7.4

第三节 脂 类

一、概述

脂类是脂肪和类脂的总称。脂肪即由 1 分子甘油和 3 分子脂肪酸（FA）组成的甘油三酯（TG）；类脂包括磷脂、糖脂、胆固醇等，是构成神经组织和细胞膜的主要成分。食物中的脂肪酸根据饱和程度可分为饱和脂肪酸（SFA）和不饱和脂肪酸（UFA），不饱和脂肪酸又可分为单不饱和脂肪酸（MUFA）和多不饱和脂肪酸（PUFA）。脂肪酸的饱和程度不仅影响机体健康，还影响脂肪本身的物理状态。一般来说，脂肪中的脂肪酸饱和程度越高，烃链越长，熔点也越高。动物脂肪饱和脂肪酸含量高，常温下呈蜡状固态，称为脂，例如猪油。植物脂肪不饱和脂肪酸含量高，常温下呈液态，称为油，例如豆油。脂肪酸还可按碳链长短分为 14 碳以上（含）的长链脂肪酸（LCFA）、8～12 碳的中链脂肪酸（MCFA）和 2～6 碳的短链脂肪酸（SCFA）；还可按脂肪酸空间结构分为顺式脂肪酸和反式脂肪酸；按不饱和脂肪酸第一个双键的位置分为 ω-3（n-3）系、ω-6（n-6）系和 ω-9（n-9）系不饱和脂肪酸，如 ω-3（n-3）系不饱和脂肪酸指该系列不饱和脂肪酸第一个不饱和键在第三（从甲基端开始）和第四个碳原子之间。亚麻酸、二十碳五烯酸（EPA）、二十二碳六烯酸（DHA）属 ω-3 系不饱和脂肪酸，亚油酸和花生四烯酸属 ω-6 系不饱和脂肪酸，其中，亚油酸和亚麻酸是必需脂肪酸，即人体不可缺少而自身又不能合成，必须通过食物供给的脂肪酸。目前 ω-3

系和 ω-6 系不饱和脂肪酸对慢性疾病的作用是营养学上的研究热点之一。

二、生理功能

(一) 脂肪的主要生理功能

1. 贮存和提供能量

人体摄入过多能量后以脂肪形式贮存,当需要时再分解为甘油和脂肪酸并释放出能量。脂肪中碳、氢含量高于蛋白质和碳水化合物,所以能量密度更高,1g 脂肪可供能量约为 39..6kJ (9kcal)。人体休息状态时 60% 的能量来源于体内脂肪,运动或长时间饥饿时脂肪供能比例更高。但因机体不能利用脂肪酸分解的 2 个碳的化合物合成葡萄糖,所以脂肪不能为脑、神经细胞、血细胞提供能量。充足的脂肪和碳水化合物一样,也能保护蛋白质不被用来作为能源物质,而使其更有效地发挥其他重要生理功能,这就是脂肪的节约蛋白质作用。脂肪细胞可不断贮存脂肪,人体可因摄入过多能量而不断积累脂肪导致肥胖程度日益加重。

2. 构成机体组织、分泌生物活性物质

脂肪是细胞维持正常结构和功能必不可少的重要成分,如细胞膜中含大量的类脂特别是磷脂和胆固醇;脂肪组织还能分泌大量的生物活性物质,如瘦素、肿瘤坏死因子、抵抗素、雌激素、脂联素等,参与机体的代谢、免疫、生长、发育等生理过程。

3. 维持体温、保护器官

脂肪不仅可以直接提供能量,皮下脂肪还能起到隔热保温作用,使体温保持正常和相对恒定;皮下和肠系膜脂肪组织还类似体内组织器官的防震填充物,起着支撑、衬垫作用,可保护内部器官免受外力冲击。

4. 特殊生理作用

脂肪由胃进入十二指肠,可刺激产生肠抑胃素,使肠蠕动受到抑制,导致食物由胃进入十二指肠的速度相对缓慢,所以食物中的脂肪可增加饱腹感;脂肪作为烹调加工的重要原料,可以改善食物的色、香、味、形等感官性状,促进食欲;食物脂肪还是各类脂溶性维生素的食物来源,并促进它们的吸收。

(二) 常见类脂的主要生理功能

1. 生物膜的重要构成成分

磷脂和胆固醇等类脂是生物膜的重要构成成分,对维持生物膜的结构和功能起重要作用。如磷脂中的不饱和脂肪酸有利于膜的流动性,饱和脂肪酸和胆固醇则有利于膜的坚固性。生物膜由于磷脂等构成的脂质双分子层,使膜两侧的亲水性物质不能自由通过,对维持细胞结构和功能的正常起重要作用。但磷脂能帮助部分脂类和脂溶性物质如脂溶性维生素、激素等通过细胞膜,促进细胞内外的物质交流。

2. 合成生物活性物质

胆固醇是胆汁酸、性激素 (如睾酮、雌二醇)、肾上腺皮质激素 (如皮质醇、醛固酮) 和维生素 D_3 等重要生物活性物质的前体。

3. 其他

磷脂等可作为乳化剂,有利于脂肪的吸收、转运、代谢;类脂中所含的脂肪酸在体内氧化分解，也可提供机体能量；磷脂等有利于胆固醇的溶解和排泄，有助于降低血脂，防止动脉粥样硬化的形成。

三、应用

（一）参考摄入量

脂肪摄入过多可导致肥胖、心血管疾病、糖尿病、脂肪肝等发病率的升高，限制脂肪摄入已成为预防此类疾病的重要措施。一般人群摄入脂肪的供能应占总能量的 20%～30% 为宜，饱和脂肪酸供能应小于总能量的 10%，胆固醇摄入每天不应超过 300mg。另外，还应注意日常生活中限制反式脂肪酸的摄入。

（二）食物来源

人类膳食脂肪主要来源于动物的脂肪组织和肉类以及植物的种子。其中，动物性食物主要有畜禽肉类、鱼类、奶类、蛋类，植物性食物主要有植物油和坚果类，如菜油、大豆油、麻油、花生、芝麻、核桃、瓜子仁等。动物脂肪相对含饱和脂肪酸较多，而植物油主要含不饱和脂肪酸。必需脂肪酸中的亚油酸普遍存在于植物油中，而亚麻酸在豆油和紫苏子油中含量较高。另外，含磷脂较为丰富的食物有蛋黄、肝、大豆、麦胚、花生等；含胆固醇丰富的食物有动物脑、肝、肾、蛋黄、肉类、奶类等；而鱼（深海鱼）、贝类食物中相对含 EPA、DHA 较多。常见食物的脂肪、胆固醇含量详见表 1-4。

表 1-4　常见食物的脂肪、胆固醇含量（100g 食物）

食物名称	脂肪（g）	胆固醇（mg）	食物名称	脂肪（g）	胆固醇（mg）
猪油（炼）	99.6	93	鸡蛋	8.8	585
猪肉（肥）	88.6	109	牛肉（瘦）	3.9	60
猪肉（肥瘦）	37.0	80	猪肺	3.9	290
鸭蛋黄	33.8	1576	猪肝	3.5	288
鸡蛋黄	28.2	1510	牛乳	3.2	15
猪蹄（熟）	17.0	86	鲫鱼	2.7	130
鸭蛋	13.0	565	河蟹	2.6	267
鹌鹑蛋	11.1	515	虾皮	2.2	428
松花蛋（鸭蛋）	10.7	608	塘水虾（草虾）	1.2	264
猪脑	9.8	2571	海蜇头	0.3	10

第四节　维生素

维生素是维持机体正常生理功能及细胞内特异性代谢反应所必需的一类低分子有机化合物。大多数维生素不能在体内合成或合成量不能满足机体需要，必须由食物供给。维生素不参与机体组成，也不提供能量，机体对维生素的需要量很小，但维生素对于维持机体的基本功能如生长、代谢和维持细胞完整性等必不可少。维生素按照溶解性可分为脂溶性维生素和水溶性维生素两大类。

1. 脂溶性维生素

脂溶性维生素包括维生素 A、D、E、K。它们不溶于水而溶于脂肪和有机溶剂，所以在食物中常与脂类共存，其吸收过程也需要脂肪的参与。该类维生素如摄入过量可引起中毒，摄入过少时相应的缺乏症出现较缓慢。脂溶性维生素主要来源于植物油、坚果类和动物性食物。主要储存于脂肪组织和肝脏中。

2. 水溶性维生素

水溶性维生素包括 B 族维生素（维生素 B_1、维生素 B_2、维生素 B_6、维生素 B_{12}、烟酸、叶酸、泛酸、生物素等）和维生素 C。它们溶于水却不溶于脂肪和有机溶剂，在体内仅少量储存，多余部分随尿液排出体外。一般无毒性，但摄入极大量也可出现中毒。如摄入过少可较快出现缺乏症。水溶性维生素食物来源十分广泛。

人体维生素摄入应以食物来源为主，不可盲目过量补充维生素制剂，尤其是脂溶性维生素，以免出现中毒现象。

一、维生素 A

（一）概述

维生素 A 又称视黄醇、抗干眼病维生素，包括所有具有视黄醇生物活性的化合物，即动物性食物来源的维生素 A_1（视黄醇）、维生素 A_2（视黄醇或称脱氢视黄醇，活性仅为视黄醇的 40%）和植物性食物来源的维生素 A 原。维生素 A 原即为在体内可转化生成视黄醇的 α-胡萝卜素、β-胡萝卜素、γ-胡萝卜素等类胡萝卜素。

（二）生理功能

1. 维持正常的视觉

维生素 A 是构成视觉细胞内感光物质视紫红质的原料。维生素 A 缺乏，视紫红质合成减少，可出现暗适应能力下降，夜间视力减退，严重者导致夜盲症。维生素 A 缺乏，还可引起角膜上皮的脱落、增厚、角化，使原来透明的角膜变得不透明，从而影响视觉。

2. 维持上皮细胞的生长与分化

维生素 A 在维持上皮细胞的正常生长和分化中起重要作用。维生素 A 缺乏可引起眼睛、皮肤、呼吸道、消化道、泌尿道等多个组织的上皮干燥、增生、角化，出现各种症状；维生素 A 缺乏可引起眼结膜和角膜上皮组织变性，发展为干眼病，甚至角膜软化、角膜溃疡；皮脂腺和汗腺角化可使皮肤干燥，如毛囊周围角化过度易出现丘疹、毛发脱落；口腔、呼吸道、消化道、泌尿道的黏膜角化可使细菌易于侵入，引起感染。

3. 促进生长和骨骼发育

维生素 A 有助于细胞的增殖和生长，为胚胎发育、骨骼正常生长发育所需。维生素 A 缺乏可引起味觉减弱、食欲减退，骨骼和牙齿发育不良，儿童容易出现生长发育迟缓。

4. 抑制肿瘤

流行病学研究和动物实验均提示维生素 A 及其衍生物具有防癌抗癌的作用。其机制可能为：维生素 A 有促进上皮细胞正常增生、分化的功能；维生素 A 能降低机体对某些化学性致癌物质的敏感性；类胡萝卜素可捕获能引起细胞癌变的自由基和单线氧，提高机体的抗氧化能力。

5. 调节免疫功能

维生素 A 对机体免疫系统有重要作用。维生素 A 缺乏可使机体特异性和非特异性免疫功能降低，对细菌、病毒、寄生虫感染的易感性增加。这可能与维生素 A 参与免疫球蛋白等糖蛋白的合成有关。

（三）应用

1. 参考摄入量

维生素 A 的需要量受年龄、性别、膳食等多种因素的影响，其单位目前多采用视黄醇当量（RE）来表示，即膳食中所有具有视黄醇活性的物质（包括维生素 A_1、维生素 A_2 和维生素 A 原）的总量（μg）。维生素 A 原在体内转化为维生素 A，的换算关系为：

$$1\mu g \text{ 视黄醇} = 1\mu g \text{ 视黄醇当量}$$

$$1\mu g \beta\text{-胡萝卜素} = 0.167\mu g \text{ 视黄醇}$$

$$1\mu g \text{ 其他类胡萝卜素} = 0.084\mu g \text{ 视黄醇}$$

$$1IU \text{ 维生素 } A = 0.3\mu g \text{ 视黄醇} = 0.344\mu g \text{ 醋酸维生素 A 酯}$$

膳食中总视黄醇当量（μgRE）= 视黄醇（μg）+ β-胡萝卜素（μg）× 0.167 + 其他类胡萝卜素（μg）× 0.084

根据 2000 年中国营养学会制定的中国居民营养素参考摄入量，我国居民维生素 A 的推荐摄入量（RNI）为男性 $800\mu gRE/d$，女性 $700\mu gRE/d$，孕早期 $800\mu gRE/d$，孕中、后期 $900\mu gRE/d$，乳母 $1200\mu gRE/d$。

2. 食物来源

维生素 A 仅存在于动物性食物中，以肝脏含量最为丰富，鱼肝油、乳制品和禽蛋也是很好的食物来源；维生素 A 原主要存在于深色蔬菜和水果中，如胡萝卜、菠菜、豌豆苗、红心甜薯、南瓜、青椒、柿子、杏、芒果等。常见食物的维生素 A 与胡萝卜素含量详见表 1-5、表 1-6。

表 1-5　常见食物维生素 A 含量（$\mu g/100g$）

食物名称	维生素 A	食物名称	维生素 A
羊肝	20972	鹌鹑蛋	337
鸡肝	10414	鸡蛋（白皮）	310
猪肝	4972	奶油	297
鸭蛋黄	1980	河蚌	243
鸭肝	1040	全脂牛奶粉	141
鸡心	910	江虾（沼虾）	102
鸡蛋黄	438	猪肉（瘦）	44
河蟹	389	牛乳	24

表 1-6 常见食物胡萝卜素含量 (μg/100g)

食物名称	胡萝卜素	食物名称	胡萝卜素
西蓝花	7210	小白菜	1680
胡萝卜（黄）	4010	蜜橘	1660
芹菜叶	2930	韭菜	1410
菠菜	2920	辣椒（红，小）	1390
豌豆苗	2667	哈密瓜	920
苋菜（绿）	2110	芒果	897
金针菜（黄花菜）	1840	南瓜	890
生菜	1790	红薯（红心）	750

二、维生素 D

（一）概述

维生素 D 是具有钙化醇生物活性的一类化合物，又称抗佝偻病因子。维生素 D 有两种形式：麦角钙化醇（维生素 D_2）和胆钙化醇（维生素 D_3）。人体可从两个途径获得维生素 D，即通过食物摄取或皮下 7-脱氢胆固醇经阳光照射转化而来。经常接受一定量的日光照射是预防维生素 D 缺乏最安全、最有效的方法。这两种途径获得的维生素 D，绝大部分经肝、肾羟化为维生素 D_3 的活性形式即 $1,25-(OH)_2-D_3$。

（二）生理功能

1.促进骨和牙齿的钙化

维生素 D 可以通过不同的途径增加机体对钙、磷的利用，促进骨、软骨和牙齿的钙化，以维持机体正常代谢和生长发育，预防儿童佝偻病和成人骨质软化症、骨质疏松症（OP）的发生。

2.维持血清钙、磷浓度的稳定

维生素 D 与甲状旁腺素、降钙素等共同作用维持血钙、磷浓度的恒定。当血钙水平降低时，维生素 D 可从多途径提高血钙水平，如促进小肠黏膜上皮中钙结合蛋白的合成，增进钙的转运、吸收；直接作用于肾，促进肾小管对钙的重吸收，减少尿液中钙的丢失量；增强骨钙动员，提高血钙水平。当血钙过高时，可促进降钙素产生，阻止骨钙动员，增加尿液中钙、磷的排出量，多途径降低血钙水平。

3.调节机体免疫功能

维生素 D 具有免疫调节作用，可改变机体对感染的反应。另外，维生素 D 还参与调节机体的生长发育和心血管正常功能的维持。

（三）应用

1.参考摄入量

维生素 D 的来源有两条途径，因日光照射量的个体差异较大，所以难以精确估计膳食中的需要量。根据 2000 年中国营养学会制定的中国居民营养素参考摄入量，我国居民维生素 D 的推荐摄入量（RNI）为 11 岁以下、50 岁以上、中期与晚期孕妇和乳母 10μg/d，11～50 岁 5μg/d。维生素 D 的量也可用 IU 表示，其换算关系为：1IU 维生素 D＝0.025μg 维生素 D。

2.食物来源

动物性食物是维生素 D 的主要来源,鱼肝油、海鱼、肝脏、奶油、蛋黄等维生素 D 含量均较高。蔬菜、谷物中几乎不含维生素 D。目前多采用在牛奶和婴幼儿食品中强化维生素 D 作为预防维生素 D 缺乏的措施之一。常见食物维生素 D 含量详见表 1-7。

表 1-7　常见食物维生素 D 含量(IU/100g)

食物名称	维生素 D	食物名称	维生素 D
鱼肝油	8500	奶油	100
猪油(熟)	2800	鸡肝(炖)	67
鲱鱼	900	鸡蛋	50~60
鲑鱼	154~550	猪肝	44~45
鸡蛋黄	158	牛乳	41

三、维生素 E

(一)概述

维生素 E 又名生育酚,是一组具有 α-生育酚活性的生育酚和三烯生育酚的总称,包括 α、β、γ、δ-生育酚和 α、β、γ、δ-三烯生育酚 8 种化合物。其中以 α-生育酚在自然界分布最广并且生物活性最高。维生素 E 不溶于水而呈脂溶性,对氧敏感,易被氧化破坏,主要通过胆汁排泄,部分代谢产物可经尿液排出。

(二)生理功能

1.抗氧化作用

维生素 E 是一种强抗氧化剂,它与超氧化物歧化酶、谷胱甘肽过氧化酶、类胡萝卜素、维生素 C、硒、谷胱甘肽等共同组成体内的抗氧化系统。维生素 E 作为抗氧化剂,可保护细胞膜上的多不饱和脂肪酸、细胞骨架和蛋白质中的巯基免受自由基攻击,维持细胞的完整性。也有助于防止维生素 A、维生素 C、ATP 和含铁蛋白的氧化。研究发现维生素 E 具有抗动脉硬化、延缓衰老、抑制肿瘤、改善免疫、保护视觉等功能,可能与其抗脂质过氧化作用有关。

2.保持红细胞完整性

维生素 E 缺乏可致红细胞生存时间缩短、数量减少。早产儿由于胎盘转运维生素 E 的效率较低可导致维生素 E 缺乏,容易发生溶血性贫血,临床上可补充维生素 E 予以治疗。

3.其他

维生素 E 参与机体 DNA 和维生素 C 的合成,也与精子生成、生殖能力有关,动物实验发现维生素 E 缺乏可致睾丸萎缩、生殖障碍,但人类尚未发现因维生素 E 缺乏而出现的不孕症,也未发现维生素 E 与性激素分泌有关。

(三)应用

1.参考摄入量

维生素 E 以 8 种形式存在,活性各不相同,其中活性最高的 α-生育酚包括来源于食物的 d-α-生育酚和人工合成的 dl-α-生育酚(活性为 d-α-生育酚的 74%)。目前,常用 α-生育酚当量(α- TE)表示膳食中总的维生素 E 的活性。

$$膳食中总的\ α\text{-}TE(mg)＝d\text{-}α\text{-}T(mg)＋0.74dl\text{-}α\text{-}T(mg)＋$$

$$0.5β\text{-}T(mg)＋0.1γ\text{-}T(mg)＋0.3TT(三烯生育酚,mg)$$

$$1IU\ 维生素\ E＝0..67mg\ d\text{-}α\text{-}生育酚$$

根据 2000 年中国营养学会制定的中国居民营养素参考摄入量,我国居民维生素 E 的适宜摄入量(AD 为 14 岁以上成年人、老年人、孕妇、乳母 14mg α- TE/d,0～1 岁为 3mg α- TE/d,1～4 岁为 4mg α- TE/d,4～7 岁为 5mg α- TE/d,7～11 岁为 7mg α- TE/d, 11～14 岁为 10mgα -TE/d)。

2.食物来源

维生素 E 广泛存在于天然食物中,含量比较高的食物有各种植物油、麦胚、坚果、豆类和谷类。肉类、乳类等动物性食物和蔬菜、水果中含量较少。常见食物维生素 E 含量详见表1-8。

表 1-8　常见食物维生素 E 含量(mg/100g)

食物名称	维生素 E	食物名称	维生素 E
鹅蛋黄	95.70	花生油	42.06
豆油	93.08	芝麻(白)	38.28
葵花子仁	79.09	茶油	27.90
芝麻油(香油)	68.53	葵花子(炒)	26.46
山核桃(干)	65.55	小麦胚粉	23.20
玉米油	50.94	色拉油	24.01
芝麻(黑)	50.40	黄豆	18.90
核桃(干)	43.21	花生仁(生)	18.09

四、维生素 K

(一)概述

维生素 K 又称抗凝血因子。植物合成的为维生素 K_1,是人类食物中维生素 K 的主要来源,细菌合成的为维生素 K_2,动物组织中两者均有。维生素 K 类化合物加热不易破坏,但对酸、碱、紫外线敏感,脂肪酸败时易被破坏失去活性。

(二)生理功能

1.参与凝血

维生素 K 作为维生素 K 依赖羧化酶的辅酶,参与蛋白质翻译后修饰的羧化反应。涉及的蛋白质包括凝血酶原、凝血因子Ⅶ、Ⅸ、Ⅹ、蛋白 S、骨钙蛋白等。凝血因子羧化后才具有钙结合能力,启动凝血机制。维生素 K 缺乏可引起凝血功能障碍和出血性疾病。婴儿由于前期维生素 K 经胎盘转运量少、母乳中含量相对较低、肠道因无菌状态合成量少等原因相对易出现维生素 K 缺乏。

2.调节骨代谢

骨钙蛋白是骨骼中存在的最丰富的维生素 K 依赖蛋白,具有与钙结合的特性,可能与骨骼钙化、更新有关。临床上通过测定血浆总骨钙蛋白水平可协助诊断某些代谢性骨病。

（三）应用

1.参考摄入量

由于缺乏中国居民维生素 K 的摄入资料,中国营养学会仅建议成年人的适宜摄入量（AI）为 120μg/d,青少年按 2μg/(kg·d)计算。

2.食物来源

虽然肠道细菌可合成维生素 K,但目前认为十二指肠、回肠的菌群合成的维生素 K 不是人体主要来源。绿叶蔬菜和苜蓿类植物中维生素 K 含量丰富,是维生素 K 良好的食物来源。牛奶、肉类、蛋类、谷类、水果和其他蔬菜维生素 K 含量较少。常见食物维生素 K 含量详见表 1-9。

表 1-9　常见食物维生素 K 含量(mg/100g)

食物名称	维生素 K	食物名称	维生素 K
菠菜	380	胡萝卜	10
生菜	315	奶油	7
豆油	193	西红柿	6
圆白菜	145	肝	5
芦笋	60	玉米油	3
干黄豆	47	土豆	1
干扁豆	22	鲜肉	<1
黄瓜	20	鲜鱼	<1

五、维生素 B_1

（一）概述

维生素 B_1 又称硫胺素,由于其具有预防和治疗脚气病的作用,又称作抗脚气病维生素、抗神经炎因子。维生素 B_1 在体内以不同的磷酸化形式存在,如单磷酸硫胺素（TMP）、焦磷酸硫胺素（TPP）、三磷酸硫胺素（TTP）,主要以辅酶形式起作用。维生素 B_1 在酸性环境中比较稳定,但在碱性溶液中特别是加热时很容易被破坏,因此在煮粥、煮豆或蒸馒头时,不宜加入碱性物质。

（二）生理功能

1.参与物质、能量代谢

机体能量代谢和碳水化合物、蛋白质、脂肪三大营养素的代谢是一个相互联系、错综复杂的过程,主要是以 TPP 为辅酶形式通过氧化脱羧作用和参与转酮醇酶反应两种途径参与其中,维生素 B_1 摄入不足可对机体产生广泛影响。

2.调节神经生理活动

在神经组织中,硫胺素主要以 TTP 形式存在。硫胺素缺乏常导致脚气病,主要影响心血管系统和神经系统,患者可表现头痛、失眠、不安、易怒、健忘等神经系统症状。硫胺素对神经组织的作用机制尚未明确,可能与钠离子通道、乙酰胆碱的合成与释放、支链氨基酸代谢等有关。

3.其他

硫胺素还与机体心功能、胃肠道功能有关。硫胺素缺乏可引起心功能失调,表现为心动过速、心悸、气喘、水肿等症状,严重者可致心力衰竭。硫胺素缺乏还可使胃肠蠕动减弱、消化液分泌减少,导致食欲下降、消化不良、便秘等。

(三)应用

1.参考摄入量

人体对硫胺素的需要量受很多因素影响。根据2000年中国营养学会制定的中国居民营养素参考摄入量,我国居民硫胺素推荐摄入量(RNI)为成年男性1.4mg/d,女性1.3mg/d,孕妇1.5mg/d,乳母1.8mg/d;其余年龄段中1～3岁0.6mg/d,4～6岁0.7mg/d,7～10岁0.9mg/d,11～13岁1.2mg/d。

2.食物来源

硫胺素在天然食物中广泛存在,未精加工的谷类食物是最重要的膳食来源,但随着谷类被碾磨成精白米面,并在烹饪中加碱,硫胺素含量有较大程度的损失。瘦肉、动物内脏、豆类、种子、坚果等食物也是硫胺素的良好来源,蛋、奶、水果、蔬菜中含量较低。部分食物如茶叶、海产品等还含有可分解硫胺素的酶,影响硫胺素活性。常见食物维生素 B_1 含量详见表1-10。

表1-10　常见食物维生素 B_1 含量(mg/100g)

食物名称	维生素 B_1	食物名称	维生素 B_1
葵花子仁	1.89	黄豆	0.41
猪大排	0.80	玉米面(白)	0.34
咸肉	0.77	粳米(标三)	0.33
花生仁(生)	0.72	小米	0.33
芝麻(黑)	0.66	猪肾	0.31
榛子	0.62	麸皮	0.30
猪肉(瘦)	0.54	牛心	0.26
豌豆	0.49	面条	0.22

六、维生素 B_2

(一)概述

维生素 B_2 又称核黄素,在体内主要以黄素单核苷酸(FMN)、黄素腺嘌呤二核苷酸(FAD)的形式参与氧化还原反应。维生素 B_2 在酸性溶液中稳定,在碱性环境中不稳定,游离维生素 B_2 对光敏感,特别是在紫外线照射下可有大量损失。食物中的维生素 B_2 大多数以复合化合物即黄素蛋白形式存在,在加工、烹调过程中损失较少。

(二)生理功能

维生素 B_2 主要以 FMN、FAD 的形式作为多种黄素酶类的辅基,参与体内生物氧化与能量代谢。除在细胞呼吸链中发挥重要作用,还参与碳水化合物、蛋白质、脂肪、烟酸、维生素 B_6、叶酸的代谢。核黄素还具有较强的抗氧化活性,FAD 可作为谷胱甘肽还原酶的辅酶,参与体内的抗氧化防御系统,维持还原性谷胱甘肽的浓度和活性。核黄素摄入不足可导致很多严重的生理改变,如生长停滞、毛发脱落、生殖功能下降和口角炎、唇炎、舌炎、脂溢性皮炎、角膜溃疡等一系列皮肤、口腔、眼部症状。

(三)应用

1.参考摄入量

人体对核黄素的需要量受多种因素的影响。根据 2000 年中国营养学会制定的中国居民营养素参考摄入量,我国居民核黄素推荐摄入量(RNI)为成年男性 1.4mg/d,女性 1.2mg/d,孕妇、乳母 1.7mg/d。特殊环境或特殊作业条件下(寒冷、高原、煤矿工人等)摄入量可酌情增加。

2.食物来源

核黄素广泛存在于食物中,动物内脏、奶类、蛋类和各种肉类中含量较高,谷类、蔬菜、水果中也有一定含量。谷类、蔬菜是我国居民核黄素的主要来源,但谷类加工成精白米面后核黄素存留减少。常见食物维生素 B_2 含量详见表 1-11。

表 1-11　常见食物维生素 B_2 含量(mg/100g)

食物名称	维生素 B_2	食物名称	维生素 B_2
猪肝	2.08	猪心	0.48
羊肝	1.75	鸡蛋(红皮)	0.32
冬菇(干)	1.37	黄豆	0.20
蘑菇(干)	1.10	猪肉(肥、瘦)	0.16
紫菜(干)	1.02	荠菜	0.15
牛肾	0.85	牛乳	0.14
苜蓿	0.73	稻米	0.05
鹌鹑蛋	0.49	馒头(标准粉)	0.05

七、烟酸

(一)概述

烟酸又名尼克酸、抗癞皮病因子、维生素 PP、维生素 B_3,在体内主要以辅酶 I(NAD$^+$)、辅酶 II(NADP$^+$)的形式作为脱氢酶的辅酶起作用。烟酸对酸、碱、热、光都很稳定,在加工、烹调过程中损失很少。我国以玉米为主食的地区因烟酸缺乏曾经出现过癞皮病的流行,采取相应措施后得以控制。

(二)生理功能

NAD、NADP 是体内许多重要脱氢酶的辅酶,烟酸主要以 NAD、NADP 的形式,参与呼吸链的组成,在碳水化合物、脂肪、蛋白质和能量代谢中起重要作用。烟酸还作为酶系统的底物参与二磷酸腺苷(ADP)核糖基化过程,影响脱氧核糖核酸(DNA)的修复、复制、细胞分化以及细胞内贮存钙的动员、钙离子的转运等。另外,药理剂量的烟酸还可降低甘油三酯(TG)、低密度脂蛋白胆固醇(LDL-C)、极低密度脂蛋白胆固醇(VLDL-C),升高高密度脂蛋白胆固醇(HDL-C),减少非致命性心肌梗死的复发率。烟酸缺乏可引起癞皮病或称为糙皮病,其典型症状为皮炎(Dermatitis)、腹泻(Cliarrhoea)和痴呆(Dementia),又称 3D 症状,其中以皮肤症状最为突出,多为分布于身体暴露和易受摩擦部位的对称性皮炎。

(三)应用

1.参考摄入量

烟酸可从食物中直接摄取,也可由色氨酸在体内转化而来。烟酸的需要量一般以烟酸当量(NE)表示。

$$烟酸当量(mg)=烟酸(mg)+1/60 色氨酸(mg)$$

根据2000年中国营养学会制定的中国居民营养素参考摄入量,我国居民烟酸的推荐摄入量(RNI)为成年男性14mgNE/d,女性13mgNE/d,孕妇15mgNE/d,乳母18mgNE/d。

2.食物来源

烟酸广泛存在于动植物食物中,肉类、内脏、鱼类、豆类、花生和某些全谷类是烟酸的良好来源,乳类和绿叶蔬菜中含量也较高。谷类烟酸含量虽然较高,但受加工程度的影响。植物性食物特别是玉米中的烟酸主要为结合型,不能被人体吸收,以玉米为主食的地区容易发生烟酸缺乏症。常见食物烟酸含量详见表1-12。

表 1-12　常见食物烟酸含量(mg/100g)

食物名称	烟酸	食物名称	烟酸
口蘑(白蘑)	44.30	泥鳅	6.2
香菇(干)	20.5	芝麻(黑)	5.9
羊肝	22.1	银耳(干)	5.3
花生(炒)	18.9	葵花子(炒)	4.8
鸡(土鸡,家养)	15.7	蘑菇(鲜蘑)	4.0
猪肝	15.0	明虾	4.0
鸡心	11.5	黄豆	2.1
牛肉(瘦)	6.3	玉米(鲜)	1.8

八、泛酸

(一)概述

泛酸又称维生素 B_5,在体内代谢转化形成两种活性形式即酰基载体蛋白(ACP)和辅酶A(Co A),参与许多重要的代谢过程。泛酸在中性溶液中对热稳定,在酸性、碱性溶液中对热不稳定。泛酸钙广泛用于食品补充剂,泛酸的衍生物泛醇可应用于化妆品。

(二)生理功能

泛酸的活性形式辅酶A和ACP是体内重要的乙酰基或脂酰基的载体,对于脂肪酸的合成与降解、磷脂的合成、氨基酸的氧化降解都是必需的。其中辅酶A参与脂肪酸生物合成与β-氧化、柠檬酸循环、酮体合成与氧化、氨基酸和其他有机酸的分解代谢等重要过程;ACP作为脂肪酸合成酶复合体的组成部分参与脂肪酸的合成。泛酸缺乏可导致机体脂肪合成减少、能量产生不足,出现疲劳、易怒、抑郁、麻痹、肌无力、恶心等症状。人类泛酸缺乏较为罕见。

(三)应用

1.参考摄入量

目前还没有评估食物中泛酸含量的公认方法,因此还不能准确给出各年龄段人群的泛酸需要量,其适宜摄入量(AI)是在泛酸补充后尿中排出量的基础上制定的。我国居民泛酸的 AI

为 11 岁以上 5mg/d,孕妇 6mg/d,乳母 7mg/d。

2.食物来源

泛酸在食物中广泛存在,含量最丰富的是蜂王浆和金枪鱼、鲤鱼的鱼子酱。人类最主要的食物来源是内脏、蘑菇、鸡蛋和某些酵母。全谷物也是良好的食物来源,但易受到加工和烹饪的影响。常见食物泛酸含量详见表 1-13。

表 1-13　常见食物泛酸含量(mg/100g)

食物名称	泛酸	食物名称	泛酸
鸡肝	9.7	黄豆	1.7
猪肝	7.0	小扁豆	1.4
面包酵母	5.3~11.0	稻米(未精制)	1.1
牛肾	3.9	猪肉	0.4~3.1
麦麸	2.9	土豆	0.3
鸭蛋	2.9	胡萝卜	0.27
花生	2.8	牛乳	0.2
蘑菇	2.1	苹果	0.1

九、维生素 B_6

(一)概述

维生素 B_6 又称吡哆素,在体内有吡哆醇(PN)、吡哆醛(PL)、吡哆胺(PM)三种活性形式,均可分别被磷酸化成磷酸吡哆醇(PNP)、磷酸吡哆醛(PLP)、磷酸吡哆胺(PMP),参与能量和多种物质代谢等重要过程。除食物来源外,肠道内微生物也可合成一定量的维生素 B_6。维生素 B_6 在酸性溶液中稳定,在碱性溶液中易被分解破坏,对光也很敏感。

(二)生理功能

维生素 B_6 在体内主要以 PLP 的形式参与多种物质的代谢。

1.参与氨基酸、糖原、脂肪酸、一碳单位与烟酸的代谢

PLP 是体内 100 多种酶的辅基,这些酶主要涉及氨基酸转氨基、脱羧基等代谢过程,部分酶还参与同型半胱氨酸到半胱氨酸的转硫化过程,协助降低血浆同型半胱氨酸,从而降低心血管疾病的发病率;PLP 是糖原磷酸化酶的辅酶,催化肌肉和肝中的糖原转化;PLP 通过丝氨酸棕榈酰基转移酶参与神经鞘磷脂的生物合成,还参与花生四烯酸、胆固醇的合成与转运;PLP 作为丝氨酸羟甲基转氨酶的辅酶参与一碳单位的代谢,一碳单位代谢障碍可造成巨幼细胞贫血;色氨酸转化成烟酸的过程中也需要 PLP 的酶促反应,维生素 B_6 缺乏可影响烟酸的形成。

2.参与神经系统、免疫功能的调节

维生素 B_6 作为多种酶的辅助因子参与脑内许多神经递质的合成,如 5-羟色胺、多巴胺、组胺、去甲肾上腺素等。维生素 B_6 缺乏可出现易激惹、抑郁、人格改变、神志错乱等精神症状,还可出现细胞免疫功能受损表现。维生素 B_6 对免疫功能的影响可能与 PLP 参与一碳单位的代谢、影响胸苷酸合成酶的作用等有关。另外,脑和其他组织中能量转化、核酸代谢、内分泌腺功能、辅酶 A 的生物合成等过程都需要维生素 B_6。

（三）应用

1.参考摄入量

人体对维生素 B_6 的需要量受多种因素的影响,我国对维生素 B_6 的需要量研究较少,主要依据国外的研究资料。结合我国膳食模式特点,目前我国居民维生素 B_6 的适宜摄入量（AI）为 1.2mg/d,50 岁以上老人 1.5mg/d,孕妇、乳母 1.9mg/d。

2.食物来源

维生素 B_6 广泛存在于动植物性食物中,白色肉类如鸡肉、鱼肉含量最高,肝、蛋黄、豆类、坚果、水果、蔬菜中含量也较丰富。常见食物维生素 B_6 含量详见表 1-14。

表 1-14 **常见食物维生素 B_6 含量**(mg/100g)

食物名称	维生素 B_6	食物名称	维生素 B_6
酵母	3.00	鸡肝	0.72
啤酒酵母	2.50	脱脂大豆粉	0.72
米糠	2.50	全麦片粥	0.53
葵花子仁	1.25	蘑菇	0.53
金枪鱼	0.90	甜玉米（生）	0.47
牛肝	0.84	牛肾（生）	0.47
黄豆	0.81	鸡肉（油炸,烤）	0.41
核桃	0.73	花生（油炸,加盐）	0.40

十、生物素

（一）概述

生物素曾被称为维生素 B_7,在体内主要是作为羧化酶的辅酶参与氨基酸、糖和脂类的代谢。人类生物素缺乏症很少见,但生鸡蛋中含有的抗生物素蛋白可与生物素高度特异性结合,长期摄入生鸡蛋有可能出现相应症状。生物素的衍生物生物胞素具有与生物素类似的活性,两者对空气、光、热都很稳定,但在水溶液、强酸、强碱中易于降解。

（二）生理功能

生物胞素在羧化反应中首先与 CO_2 形成羧基生物胞素,然后再将羧基转移至底物分子,生物素作为羧化酶的辅酶在能量代谢和氨基酸、糖、脂类的代谢中起重要作用;大鼠实验提示药理剂量的生物素能改善葡萄糖耐量,降低胰岛素抵抗,其机制尚未明确;其他动物实验显示生物素对维持各种免疫细胞的正常功能是必需的;另外,生物素还与细胞生长、DNA 合成、唾液酸糖蛋白受体的表达以及烟酸和前列腺素的合成有关。

（三）应用

1.参考摄入量

生物素除食物来源外,还可由肠道内的微生物合成。关于生物素需要量的研究相对较少。我国居民生物素的适宜摄入量（AI）为成人 $30\mu g/d$,乳母 $35\ \mu g/d$。

2.食物来源

生物素广泛存在于动植物性食物中,蜂王浆和酿酒酵母中含量较高,动物内脏、鸡蛋和部分蔬菜中含量也较丰富。常见食物生物素含量详见表 1-15。

表 1-15　常见食物生物素含量(μg/100g)

食物名称	生物素	食物名称	生物素
牛肾	100	鸡肉	11
酿酒酵母	80	豌豆	9
黄豆	60	菠菜	7
花生	34	玉米	6
燕麦	24.6	猪肉	5
鸡蛋	20	香蕉	4
菜花	17	胡萝卜	3
小扁豆	13	牛乳	2

十一、维生素 B_{12}

(一)概述

维生素 B_{12} 又称钴胺素、抗恶性贫血因子,可预防和治疗由于内因子缺乏活性而引起的恶性贫血。维生素 B_{12} 是目前所知唯一含有金属元素的维生素,在体内主要以甲基钴胺素、脱氧腺苷钴胺素(辅酶 B_{12})两种辅酶形式参与生化反应。维生素 B_{12} 在 pH 4.5～5.0 的弱酸条件下最稳定,对光、强酸、碱、氧化剂及还原剂敏感,遇热有一定程度的损失。食物中维生素 B_{12} 在体内的吸收是一个复杂的过程,需要胃壁细胞分泌的一种糖蛋白即内因子(IF)的参与,未与 IF 结合的部分则随粪便排出体外。

(二)生理功能

1.参与甲基转移

甲基钴胺素有甲基供体的作用,在蛋氨酸循环中可作为蛋氨酸合成酶的辅酶,将 5-甲基四氢叶酸上的甲基转移给同型半胱氨酸,使蛋氨酸再生,并提高叶酸的利用率。维生素 B_{12} 缺乏一方面可导致高同型半胱氨酸血症,另一方面因叶酸利用下降,其活性形式即 5,10-亚甲基四氢叶酸缺乏,DNA 合成发生障碍,骨髓造血细胞胞核与胞质的发育及成熟不同步(前者较后者迟缓),可发生巨幼细胞贫血。

2.参与脂肪酸代谢

辅酶 B_{12} 作为甲基丙二酰辅酶 A 变位酶的辅酶参与甲基丙二酸向琥珀酸的转化反应。维生素 B_{12} 缺乏,脂肪酸代谢异常,导致体内合成奇数碳或支链的异常氨基酸,并可能参与神经组织的脂质组成,引起神经系统功能障碍。神经系统损害可能还与高同型半胱氨酸血症有关。

(三)应用

1.参考摄入量

维生素 B_{12} 在体内的贮存量很少,但肝肠循环对其重复利用和体内含量的稳定十分重要。即使膳食中不含维生素 B_{12},体内的贮存量亦可满足机体大约 6 年的需要而不出现缺乏症状。中国营养学会建议维生素 B_{12} 的适宜摄入量(AI)为 14 岁以上 2.4μg/d,孕妇2.6μg/d,乳母 2.8μg/d。

2.食物来源

自然界中的维生素 B_{12} 主要由细菌合成,植物性食物中基本不含维生素 B_{12}。维生素 B_{12} 主要来源于肉类、内脏、鱼类、蛋类。常见食物维生素 B_{12} 含量详见表 1-16。

表 1-16 常见食物维生素 B_{12} 含量($\mu g/100g$)

食物名称	维生素 B_{12}	食物名称	维生素 B_{12}
小牛肝(炸)	87.0	脱脂奶粉	3.99
羊肝(焙)	81.09	鸡蛋黄	3.8
鸡肝(焖)	49.0	金枪鱼	3.0
猪肝	26.0	猪肉	3.0
蛤肉(生)	19.10	羊肉	2.15
沙丁鱼(罐头)	10.0	墨鱼(干)	1.8
海蟹(蒸)	10.0	鸡蛋	1.55
鸭蛋	5.4	鸡肉	1.11

十二、叶酸

(一)概述

叶酸又称蝶酰谷氨酸,它在体内的生物活性形式是四氢叶酸(THFA),食物中的叶酸要被还原为 THFA 才能被吸收。近年来,随着叶酸与出生缺陷、心血管疾病、肿瘤、老年性痴呆等疾病关系研究的深入,叶酸已被公认为是与人类健康密切相关的重要维生素。叶酸对酸、热、光等均不稳定,烹调过程中损失率较高。

(二)生理功能

四氢叶酸是一碳单位转移酶的辅酶,可作为甲基、甲酰基等一碳单位的载体,参与体内许多重要的生化反应,包括组氨酸、甘氨酸等氨基酸的代谢过程以及同型半胱氨酸向蛋氨酸的转化,还可直接影响核酸(DNA、RNA)、血红蛋白、甲基化合物(肾上腺素、胆碱、肌酸等)、神经递质(乙酰胆碱等)的合成,对细胞分裂增殖、组织生长以及神经介质的合成具有重要意义。叶酸缺乏可导致巨幼细胞贫血、神经管畸形和高同型半胱氨酸血症。研究还发现叶酸缺乏与先天性心脏病、肿瘤和阿尔茨海默病等疾病有一定关系。

(三)应用

1.参考摄入量

叶酸的摄入量应以膳食叶酸当量(DFE)表示。

$$DFE(\mu g) = 膳食叶酸(\mu g) + 1.7 \times 叶酸补充剂(\mu g)$$

目前,我国居民叶酸推荐摄入量(RNI)为成人 $400\mu g$ DFE/d,孕妇 $600\mu g$ DFE/d,乳母 $500\mu g$ DFE/d。

2.食物来源

自然界中的叶酸多以二氢叶酸形式存在,广泛存在于各类动植物性食物中,含量较丰富的有肝、肾、蛋类、豆类、酵母、坚果、绿叶蔬菜和水果。常见食物叶酸含量详见表 1-17。

十三、维生素 C

(一)概述

维生素 C 又名抗坏血酸,是很好的电子供体,具有强还原性。食物中的维生素 C 包括还原型和脱氢型,两者可通过氧化还原反应相互转变,脱氢型如果继续被氧化或分解则失去抗坏血酸活性。维生素 C 对酸稳定,在碱性或有氧环境中易被氧化,特别是 Cu^{2+}、Fe^{3+} 存在时更易被氧化。

表 1-17　常见食物叶酸含量(μ/100g)

食物名称	叶酸	食物名称	叶酸
黄豆	381.2	花生	104.9
菠菜	347.0	核桃	102.6
苋菜(红)	330.6	竹笋	95.8
猪肝	236.4	蒜苗	90.7
腐竹	147.6	豌豆	82.6
西红柿	132.1	鸡蛋	75.0
小白菜	115.7	橘子	52.9
茼蒿	114.3	—	—

(二)生理功能

1.作为生化反应底物和多种酶的辅因子

维生素 C 作为电子供体参与体内多种酶的反应,这些反应与胶原、肉毒碱的生物合成有关。维生素 C 缺乏时,胶原合成受到影响,创伤愈合延缓,毛细血管壁变脆弱,严重时可出现以胶原结构受损害合并毛细血管广泛出血为特征的维生素 C 缺乏症。维生素 C 还参与儿茶酚胺、5-羟色胺、胆汁酸、肾上腺皮质激素的合成。

2.抗氧化作用

维生素 C 是一种重要的强抗氧化剂,可保护体内维生素 A、维生素 E 和多不饱和脂肪酸等免遭氧化,同时将双硫键(-S-S-)还原为巯基(-SH),已知- SH 在体内与其他抗氧化剂如谷胱甘肽一起清除自由基,阻止脂质过氧化以及某些化学物质的损害,降低胆固醇,延缓动脉粥样硬化的形成,起到保护心血管的作用;维生素 C 还可以影响细胞内基因表达、预防 DNA 氧化损伤产生的作用,对衰老、肿瘤以及许多退行性疾病有一定的防治功能;研究还发现维生素 C 可以阻止胃内 N-亚硝基化合物的合成,降低胃癌的发生危险。

3.其他

维生素 C 在体内还发挥很多其他重要作用,如促进铁的吸收、转运、贮存,参与叶酸活化,对缺铁性贫血和巨幼细胞贫血有一定防治作用;有助于保持巯基酶的活性和谷胱甘肽的还原状态,发挥解毒作用;还原高铁血红蛋白,恢复其携氧能力;促进免疫球蛋白的合成,增强机体抵抗力。

(三)应用

1.参考摄入量

在我国蔬菜往往经长时间的炒、炖等烹饪过程,维生素 C 损失较多。目前,我国维生素 C 的推荐摄入量(RNI)为成人 100mg/d,中期与晚期孕妇和乳母增至 130mg/d。

2.食物来源

维生素 C 主要来源于深色新鲜蔬菜和水果,如绿色、红色、黄色的柑橘、鲜枣、猕猴桃、草莓、菠菜、辣椒、西红柿等。动物性食物中动物的肝、肾和肉、鱼、蛋、奶类含少量维生素 C。常见食物维生素 C 含量详见表 1-18。

表 1-18　常见食物维生素 C 含量(mg/100g)

食物名称	维生素 C	食物名称	维生素 C
酸枣	900	菜花(花椰菜)	61
枣(鲜)	243	苦瓜	56
辣椒(红,小)	144	红果(山楂)	53
苜蓿	118	青菜	45
甜椒(灯笼椒)	72	木瓜	43
番石榴	68	荔枝	41
豌豆苗	67	甘蓝(卷心菜)	40
猕猴桃	62	橙	33

第五节　矿物质

目前,人体内可检出元素达 70 余种,除碳、氢、氧、氮主要以有机化合物形式存在外,其余统称为矿物质。矿物质在体内分布不均匀,例如钙、磷、镁绝大部分在骨骼和牙齿,铁主要在红细胞中,碘在甲状腺中浓度相对较高。人体内矿物质的营养状况常受到地理环境和膳食习惯的影响,最典型的是地方性缺碘、缺硒。

人体所含矿物质中含量大于体重的 0.01%,成人需要量在 100mg/d 以上的称为常量元素或宏量元素,包括钙、磷、钾、钠、镁、硫、氯 7 种。含量小于体重的 0.01%,成人需要量为微克至毫克的称为微量元素,可分为人体必需的微量元素、人体可能必需的微量元素、具有潜在毒性但低剂量时可能具有必需功能的微量元素三类,其中人体必需的微量元素包括铁、碘、铜、锌、硒、氟、钴、锰、钼、铬 10 种。本章节将介绍部分常量元素和微量元素。

一、钙

(一)概述

钙是人体内含量最多的无机元素,成年时可达 1000～1200g,占体重的 1.5%～2.0%。其中约 99% 主要以羟磷灰石的形式集中存在于骨骼和牙齿,其余 1%一半与柠檬酸螯合或与蛋白质结合,另一半则以离子状态存在于软组织、细胞外液和血液中,统称为混溶钙池。骨骼中的钙在破骨细胞作用下不断被释放进入混溶钙池,混溶钙池中的钙也不断沉积于成骨细胞中,使骨骼不断更新。

维生素 D 是促进钙吸收的主要因素,某些氨基酸如赖氨酸、色氨酸、精氨酸和乳糖可与钙形成可溶性物质,也有利于钙的吸收;植酸、草酸、脂肪消化不良时未被吸收的脂肪酸、膳食纤维中的糖醛酸残基等均不利于钙的吸收。

(二)生理功能

1.构成骨骼和牙齿

钙是骨骼和牙齿的重要成分。幼儿骨骼每 1～2 年更新一次,至成年后每年更新

2%～4%,约每日 700mg,40～50 岁后,骨钙溶出大于生成,骨组织中的钙含量每年减少 0.7%。钙缺乏时主要影响到骨骼的代谢,典型的临床问题有骨质软化症和骨质疏松症。

2.维持神经与肌肉活动

神经、红细胞、心肌等的细胞膜上都有钙结合部位,Ca^{2+} 从这些部位释放时,膜的结构和功能发生改变,触发细胞内信号,改变细胞膜对钾、钠等阳离子的通透性。因此,钙和钾、钠、镁等离子共同维持着神经、肌肉兴奋性的传导、肌肉的收缩以及心脏的正常搏动。Ca^{2+} 能降低神经、肌肉的兴奋性,若血清钙下降,神经、肌肉的兴奋性增高,可出现手足搐搦症。

3.参与多种酶活性的调节

Ca^{2+} 参与体内脂肪酶、ATP 酶、腺苷酸环化酶、鸟苷酸环化酶、钙调蛋白等物质的活性调节,影响细胞内一系列生命活动过程。

4.其他

Ca^{2+} 参与调节质膜的通透性及其转化过程,维持毛细血管的正常通透性,防止炎性渗出和水肿;Ca^{2+} 参与细胞的吞噬、分泌、分裂等活动;Ca^{2+} 参与血液凝固过程;钙结合蛋白能可逆性地与钙相结合,参与各种催化、启动、运输、分泌等过程;钙还与激素分泌、体液酸碱平衡、细胞内稳定性有关。

(三)应用

1.参考摄入量

根据 2000 年中国营养学会制定的中国居民营养素参考摄入量,我国各年龄段人群的膳食钙适宜摄入量(AI)和可耐受最高摄入水平(UL)详见表 1-19。

表 1-19　中国居民膳食钙参考摄入量(DRls,mg/d)

年龄(岁)	AI	UL	年龄(岁)	AI	UL
0～	300	—	18～	800	2000
0.5～	400	—	50～	1000	2000
1～	600	2000	孕早期	800	2000
4～	800	2000	孕中期	1000	2000
7～	800	2000	孕晚期	1200	2000
11～	1000	2000	乳母	1200	2000
14～	1000	2000	—	—	—

2.食物来源

食物中钙的最好来源是奶和奶制品,不仅钙含量丰富(110mg/100g),而且由于乳糖的作用,其吸收率也高,中国营养学会建议每日饮用一定量的奶及其制品。此外,豆类及其制品、虾皮、酥炸小鱼、芝麻酱等也是钙的较好来源。植物性食物烹调时可采用先焯水的方式去除草酸、植酸以提高钙的吸收率。甘蓝菜、花椰菜含钙丰富且草酸含量少,也是钙的较好来源。常见食物钙含量详见表 1-20。

表1-20　常见食物钙含量(mg/100g)

食物名称	钙	食物名称	钙
虾皮	991	泥鳅鱼	299
榛子(炒)	815	花生仁(炒)	284
奶酪	799	紫菜(干)	264
芝麻(黑)	780	杏仁(原味)	248
苜蓿	713	黑木耳(干)	247
虾米	555	黑豆(黑大豆)	224
塘水虾(草虾)	403	海蟹	208
银耳(干)	369	黄豆	191
海带(干)	348	香菜	170
豆腐干	308	牛乳	104

二、磷

(一)概述

磷是人体内含量仅次于钙的无机元素,成人体内含有 $400\sim800g$ 磷,约占体重的 1%,85% 的磷集中在骨骼和牙齿,其余分布在全身各组织和体液中(其中一半存在于肌肉组织)。磷与钙关系密切,两者的吸收、代谢均受到维生素 D、甲状旁腺素、降钙素等的调节,钙或磷体内含量过多或者不足都会影响另一个元素的正常利用。

(二)生理功能

1.构成骨骼、牙齿,并组成重要的生命物质

钙、磷组成的羟磷灰石是骨骼和牙齿的重要成分,其中钙磷比例约为 $2:1$。人体内还有许多重要的含磷化合物,如核酸、磷蛋白、磷脂、环磷酸腺苷(cAMP)、环磷酸鸟苷(cGMP)和硫胺素焦磷酸酯(TPP)、磷酸吡哆醛等。

2.参与代谢过程

磷以磷酸形式参与构成三磷酸腺苷(ATP)、磷酸肌酸(CP)等储能、供能物质,在能量的产生、转移、释放过程中起重要作用;体内许多酶系统的辅酶如硫胺素焦磷酸酯(TPP)、磷酸吡哆醛、黄素腺嘌呤二核苷酸(FAD)、烟酰胺腺嘌呤二核苷酸(NAD)等都需要磷的参与,酶蛋白的磷酸化还是调节酶活性的重要方式;葡萄糖磷酸化为葡萄糖-1-磷酸、葡萄糖-6-磷酸是碳水化合物和脂肪代谢的重要环节;蛋白质的可逆性磷酸化是机体的调控机制之一。

3.调节酸碱平衡

磷酸盐是体内重要的酸碱缓冲系统,可通过从尿中排出不同形式和数量的磷酸盐,维持体液的酸碱平衡。

(三)应用

1.参考摄入量

根据 2000 年中国营养学会制定的中国居民营养素参考摄入量,我国居民膳食磷的适宜摄入量(AI)和可耐受最高摄入量(UL)详见表 1-21。

表 1-21　中国居民膳食磷参考摄入量(DRls,mg/d)

年龄(岁)	AI	UL	年龄(岁)	AI	UL
0～	150		11～	1000	3500
0.5～	300		14～	1000	3500
1～	450	3000	18～	700	3500
4～	500	3000	孕妇	700	3000
7～	700	3000	乳母	700	3500

2.食物来源

磷在食物中分布广泛,人体一般不会出现磷缺乏。含磷丰富的食物有瘦肉、蛋类、鱼类、奶类、动物内脏、蛤蜊、海带、紫菜、芝麻酱、花生、豆类、坚果类和粗粮等。谷类和种子中的磷以植酸磷形式存在,吸收利用率较低。常见食物磷含量详见表 1-22。

表 1-22　常见食物磷含量(mg/100g)

食物名称	磷	食物名称	磷
南瓜子仁	1159	荞麦	401
虾米(海米)	666	花生仁(炒)	315
葵花子(炒)	564	猪肝	310
莲子(干)	550	千张	309
芝麻(黑)	516	河蚌	305
黑豆(黑大豆)	500	泥鳅鱼	302
全脂牛奶粉	469	香菇	258
红果(干)	440	玉米(鲜)	238
牛肉干	424	鸭蛋	226
银耳(干)	369	草鱼	203

三、钾

(一)概述

人体内的钾约为无机盐重量的 5%。与钠相反,钾主要存在于细胞内,细胞内钾浓度为细胞外的 25～35 倍。血清钾的正常浓度为 3.5～5.00mmol/L,钾的排泄主要是经肾由尿中排出。临床上需注意避免低钾血症和高钾血症的发生。

(二)生理功能

钾是细胞内液中的主要阳离子,与细胞外液中的钠离子共同维持和调节细胞内渗透压;钾与钠、钙、镁协同维持神经、肌肉的应激性和正常功能,心肌细胞内外适宜的钾浓度与心肌的兴奋性、传导性和自律性密切相关,钾不足或过量均会导致心律失常;钾还参与细胞的新陈代谢和酶促反应,如葡萄糖和氨基酸经过细胞膜进入细胞合成糖原和蛋白质,必须有一定量的钾参与,三磷酸腺苷(ATP)的生成也需要钾。另外,流行病学发现,钾的摄入量与高血压在一定范围内呈负相关。

（三）应用

1.参考摄入量

根据2000年中国营养学会制定的中国居民营养素参考摄入量,我国居民膳食钾的适宜摄入量(AI)为成人2000mg/d,孕妇和乳母2500mg/d。

2.食物来源

钾的食物来源广泛,蔬菜、水果是钾的最好来源。富含钾的食物有扁豆、蚕豆、黄豆、冬菇、竹笋、紫菜、黑木耳等。常见食物钾的含量详见表1-23。

表1-23 常见食物钾含量(mg/100g)

食物名称	钾	食物名称	钾
紫菜(干)	1796	枣(干)	524
银耳(干)	1588	毛豆	478
黄豆	1503	椰子	475
桂圆(干)	1348	羊肉(瘦)	405
冬菇(干)	1155	荞麦	401
葡萄干	995	竹笋	389
绿豆	787	马铃薯	342
黑木耳(干)	757	菠菜	311
黄花菜	610	猪肉(瘦)	305
腐竹	553	香蕉	256

四、镁

（一）概述

镁是人体细胞内的主要阳离子,浓集于线粒体中,仅次于钾和磷,在细胞外液仅次于钠和钙。镁主要分布于细胞内,细胞外液中镁含量不超过1%。正常成人体内含镁20～30g,其中55%集中在骨骼和牙齿,27%分布于软组织中。

（二）生理功能

镁主要集中在线粒体,作为酶的激活剂参与300多种酶促反应,如镁对氧化磷酸化、糖酵解、脂肪酸β-氧化等重要代谢过程相关的酶系统生物活性均有重大影响;细胞外液中的镁含量虽少,却与钾、钙、钠离子协同维持神经、肌肉的兴奋性;镁还参与维持心肌的正常结构、功能,包括心肌的正常节律;参与调节心血管功能和胃肠道功能,有调节血压和利胆作用。镁还与钙、磷一起协同维持骨骼和牙齿的结构和功能。

（三）应用

1.参考摄入量

根据2000年中国营养学会制定的中国居民营养素参考摄入量,我国居民膳食镁的适宜摄入量(AI)为成人350mg/d,孕妇和乳母400mg/d。

2.食物来源

绿色食物富含镁,叶绿素是镁卟啉的螯合物,植物性食物如粗粮、干豆、坚果中的镁含量较为丰富,奶、肉、蛋也是镁的食物来源,饮水尤其是硬水也可获得部分镁。精制谷物镁的含量较低。常见食物镁的含量详见表1-24。

表1-24 常见食物镁含量(mg/100g)

食物名称	镁	食物名称	镁
海参(干)	1047	黄豆	199
榛子(炒)	502	花生仁(炒)	176
西瓜子(炒)	448	黑米	147
墨鱼(干)	359	苋菜(绿)	119
芝麻(黑)	290	牛肉干	107
虾皮	265	金针菜	85
荞麦	258	全脂牛奶粉	79
黑豆(黑大豆)	243	菠菜	58
莲子(干)	242	鸡蛋黄	41
燕麦粉	203	猪肉(里脊)	28

五、铁

(一)概述

铁是人体必需的微量元素之一,人体内铁的总量为4～5g,分为功能铁和贮存铁。功能铁包括血红蛋白铁、肌红蛋白铁、转铁蛋白铁、含铁酶(细胞色素、细胞色素氧化酶、过氧化物酶)以及和辅因子结合的铁,其中血红蛋白铁占体内铁总量的65%～70%。贮存铁主要包括铁蛋白和含铁血黄素两种形式。体内铁不足引起的缺铁性贫血是常见病、多发病,常与膳食中铁摄入不足有关。

(二)生理功能

铁的生理功能主要有:参与人体血红蛋白合成,与红细胞的形成和成熟有关;参与体内氧和二氧化碳转运与交换,在组织呼吸中起重要作用;参与抗体的生成与药物在肝脏的解毒;参与某些酶的构成。铁缺乏可影响个体的体力、认知能力和行为,降低机体抗感染能力。长期铁摄入不足容易发生缺铁性贫血,如不及时治疗会影响心功能,最终导致心脏病。

(三)应用

1.参考摄入量

成年男子每日铁损失量为0.9～1.05mg,女性月经失血相当于每日铁损失0.6～0.7mg。一般来说,从均衡膳食中摄入的铁可满足机体需要。我国居民膳食铁的适宜摄入量(AI)为成年男子15mg/d,成年女子20mg/d,孕妇和乳母分别为25～35mg/d和25mg/d,可耐受最高摄入量(UL)为50mg。

2.食物来源

铁在食物中存在的形式主要有两种:①非血红素铁或离子铁:主要以$Fe(OH)_3$络合物形式存在于植物性食物中。这种形式的铁必须在胃酸作用下还原为亚铁离子才能被吸收;膳食中的植酸盐、草酸盐、磷酸盐和碳酸盐,可与铁形成不溶性铁盐而抑制铁吸收,称为铁吸收的抑制因素。胃内缺乏胃酸或过多服用抗酸药物,使胃内容物pH升高,不利于铁离子的释出,也将阻碍铁的吸收。某些因素对非血红素铁的吸收有利,称为铁吸收的促进因素,如维生素C、柠檬酸、果糖、葡萄糖等可与铁形成可溶性螯合物,有利于铁的吸收。维生素 C 还可作为还原性物质,在肠道内将三价铁还原为二价铁而促进铁的吸收。②血红素铁:指与血红蛋白及肌红蛋白中的卟啉结合的铁,它是以卟啉铁的形式直接被肠黏膜上皮细胞吸收,不受植酸、维生素 C 等因素的影响,其吸收率较非血红素铁高。胃黏膜分泌的内因子有促进血红素铁吸收的作用。常见食物铁含量详见表 1-25。

表 1-25　常见食物铁含量(mg/100g)

食物名称	铁	食物名称	铁
黑木耳(干)	97.4	牛肉干	15.6
紫菜(干)	54.9	牛肺	11.7
蛏子	33.6	虾米(海米)	11.0
鸭血	30.5	葡萄干	9.1
河蚌	26.6	猪血	8.7
鸡血	25.0	黄豆	8.2
鸭肝	23.1	香肠	5.8
猪肝	22.6	鸽	3.8
芝麻(黑)	22.7	猪肉(瘦)	3.0
藕粉	17.9	草莓	1.8

六、碘

(一)概述

人体含碘量为 20～50mg,碘在甲状腺组织中浓度最高。人体所需的碘可从水、食物及食盐中获取。远离海洋的内陆山区,土壤和空气中含碘量较低,影响了水和食物中的含碘量,使其成为地方性甲状腺肿高发区的可能性增高。

(二)生理功能

碘是组成人体甲状腺激素的重要成分,碘在体内主要通过甲状腺激素体现其生理作用。甲状腺激素在人体内分泌代谢调节上起着非常重要的作用,主要为:促进三羧酸循环的生物氧化,协调生物氧化和磷酸化的偶联,调节能量转化;调节蛋白质合成和分解,如蛋白质摄入不足或体内甲状腺激素缺乏,甲状腺激素促进蛋白质合成,如蛋白质摄入充足或体内甲状腺激素过多,甲状腺激素促进蛋白质分解;促进糖的吸收,加速肝糖原分解,促进周围组织对糖的利用;促进脂肪的分解、氧化,调节血清中胆固醇和磷脂的浓度;活化许多重要的酶,促进物质代谢;调节水盐代谢;促进维生素的吸收和利用;促进神经系统发育、组织发育和分化以及蛋白质合成,在胚胎发育期和出生早期起着尤为重要的作用。小儿长期缺碘有可能发生呆小病即克汀病;成人长期缺碘容易发生甲状腺功能减退。

(三)应用

1.参考摄入量

环境和个体因素均能影响碘的需要量。不同地区的食物含碘量有差异,个体膳食习惯的不同,某些食物如萝卜、黄豆等含有可引起碘需要量增加的致甲状腺肿物质。因此,不同地区不同个体碘的需要量也有差异,很难得出统一的适宜需要量。作为一般参考,我国营养学会

2000年提出的膳食营养素参考摄入量,建议每日适宜需碘量成人 $150\mu g/d$,孕妇 $200\mu g/d$,儿童 $90\sim1200\mu g/d$。

2.食物来源

海盐和海产品含碘丰富,是碘的良好来源。含碘丰富的海产品有海带、紫菜、海鱼、虾皮等。缺碘地区补充强化碘的食物是预防地方性甲状腺肿的最好途径,其中强化碘盐是世界上大多数国家都采用的应用最广泛且效果最好的补碘方式。近年来,我国居民甲状腺疾病发病率增加,怀疑与碘摄入过量有关。2011年卫生部公布食品安全国家标准《食用盐碘含量》。标准明确,食用盐产品(碘盐)中碘含量平均水平为 $20\sim30mg/kg$,而且允许在该标准的 $\pm30\%$ 范围内波动。各省、自治区、直辖市人民政府卫生行政部门应在规定的范围内,根据当地人群实际碘营养水平,选择适合本地情况的食用盐碘含量平均水平。常见食物碘含量详见表1-26。

表 1-26　常见食物碘含量($\mu g/100g$)

食物名称	碘	食物名称	碘
海产品	66	牛肉	8
蔬菜	30	精白米	7
乳类及其制品	14	大麦	4
蛋	13	稻米	4
小麦	9	水果	3

七、锌

(一)概述

人体内锌的含量仅次于铁,主要存在于肌肉、骨骼、皮肤和毛发中。锌参与人体内300余种酶和功能蛋白的组成,对代谢活动起重要调节作用。目前认为,锌与人体的生长发育、免疫功能、脂质代谢等有着密切关系。

(二)生理功能

锌在体内主要以酶或有机分子配基的形式发挥作用。锌的功能主要有:作为酶和酶的激活剂,如锌是人体内许多重要酶的组成成分,DNA聚合酶和RNA聚合酶活性的发挥也需要锌;促进生长发育和组织再生,如锌在DNA合成、蛋白质代谢、细胞增殖、酶活性和激素调节等方面都发挥重要作用,锌还与胎儿和儿童的骨骼生长发育、性器官发育、记忆力和学习能力等都有密切关系;促进食欲,如锌参与和维持正常味觉、消化功能有关的味觉素、唾液、消化酶、胰岛素的分泌和活性,并参与味蕾细胞转化;作为维生素A还原酶的组成部分,参与维生素A的合成和利用;通过作用于中枢和外周免疫器官,影响外周T细胞的成熟,同时与免疫细胞的凋亡也有关;参与细胞膜结构的组成,维持细胞膜的稳定,并对细胞内外各种代谢活动及其功能起调节作用。人体缺锌常表现为食欲不振、生长发育延缓、第二性征发育不良、免疫力下降、记忆力和学习能力下降、创伤愈合不良等症状。

(三)应用

1.参考摄入量

根据2000年中国营养学会制定的中国居民营养素参考摄入量,我国居民膳食锌的推荐摄入量(RNI)为成年男性 15mg/d,成年女性 11.5mg/d,孕妇早期 11.5mg/d,中、晚期 16.5mg/d,乳母 21.5mg/d。

2.食物来源

锌主要存在于动物性食物中,其中红肉和贝壳类是锌的较好来源,奶类及蛋类次之,各种豆类、坚果类的含量也比较高。常见食物锌含量详见表 1-27。

表 1-27　常见食物锌含量(μg/100g)

食物名称	锌	食物名称	锌
生蚝	71.20	河蚌	6.23
山核桃(熟)	2.59	羊肉(瘦)	6.06
扇贝	11.69	葵花子(炒)	5.91
泥蚶(血蚶)	11.59	猪肝	5.78
螺蛳	10.27	梭子蟹	5.50
墨鱼(干)	10.02	腰果	4.30
牡蛎	9.39	黑豆(黑大豆)	4.18
香菇(干)	8.57	鸡蛋黄	3.79
牛肉(前腱)	7.61	全脂牛奶粉	3.14
南瓜子(炒)	7.12	鸭蛋黄	3.09

八、硒

(一)概述

硒是人体必需的微量元素之一,人体内含硒总量为 14～20mg。人体内硒的水平常与地理环境、个人的饮食习惯有关。克山病是一种地方性心肌病,其病因至今未明,但普遍认为缺硒是克山病的基本发病因素,研究也证明补硒可有效预防克山病的发生。硒还与肿瘤、老年人心血管病有一定关系。

(二)生理功能

我国在硒的营养学研究上对人类做出了重要贡献。硒的功能主要有:作为谷胱甘肽过氧化物酶的重要组成成分,在人和动物体内起抗氧化作用,防止过多的过氧化物损害机体新陈代谢,同时保护细胞膜和细胞;促进人体生长,组织培养证明硒对二倍体人体纤维细胞的生长是必需的;对心肌纤维、小动脉及微血管的结构和功能均有重要作用,可保护心血管和心肌健康;对金属有很强的亲和力,可解除体内重金属的毒性;保护视觉器官;抗肿瘤。

(三)应用

1.参考摄入量

根据 2000 年中国营养学会制定的中国居民营养素参考摄入量,我国居民膳食硒的推荐摄入量(RNI)为成人 50μg/d,孕妇早、中、晚期均为 50μg/d,乳母 65μg/d。人体对硒的需要量与中毒剂量接近,中国营养学会制定的成人可耐受最高摄入量(UL)为 400μg。

2.食物来源

硒在动物性食物如猪肉、牛肉、动物内脏类及海产品中含量较高;谷类和其他食品的硒含量较依赖于土壤中的硒含量,芝麻、大蒜、圆葱、黄芪中硒含量较为丰富。常见食物的硒含量详见表 1-28。

表 1-28　常见食物硒含量(μg/100g)

食物名称	硒	食物名称	硒
猪肾(猪腰子)	111.77	黄鳝	34.56
梭子蟹	90.96	鲈鱼	33.06
牡蛎	86.64	鹌鹑蛋	25.48
虾米	75.4	鲢鱼	15.68
牛肾	70.25	鸡蛋	14.34
河蟹	56.72	猪肉(腿)	13.40
海虾	56.41	鸡	11.75
小黄鱼	55.20	牛肉(瘦)	10.55
带鱼	36.57	芝麻(黑)	4.70
泥鳅鱼	35.30	大蒜(蒜头)	3.09

第六节　水

(一)概述

水是人类生命活动所需的最基本营养素,也是机体中含量最多的组成成分,占人体重量的 50%~80%。机体中水的总量因体重不同而有差异。肌肉组织中水分含量是脂肪组织的3倍左右,相同体重个体因肌肉组织和脂肪组织比例不一样,体内的水量也不一样。此外,随着年龄增长,人体内水分含量也会逐渐下降。水不仅构成细胞赖以生存的外环境,同时可以作为各种物质的溶媒,并参与细胞代谢,是维持人体正常生理活动不可或缺的物质。

(二)生理功能

1.溶媒和反应剂

人体中的化学物质只有溶解在细胞内液或细胞外液中,才能获得流动性,从而使生命成为可能。无论是营养物质的吸收、转运,还是代谢产物的排出都需要溶解在水中以水作为载体才能进行,这关系到消化、吸收、代谢、分泌、排泄等多种重要生理过程。水还作为反应剂直接参与体内多种化学反应,在反应中被分解提供氢原子、氢离子、氧原子、氧离子、羟基、氢氧根离子等,大分子物质可以通过水解反应分解为小分子。

2.润滑剂和调节体温

以水为基础的体液在机体各部位发挥着润滑剂的作用,比如唾液和食道中的黏液能使食物更易于吞咽,关节腔内的滑液可使关节运动自如;水还有调节体温的作用,人是恒温动物,体内物质代谢产生的多余热量需要及时释放出体外。部分热量可通过机体热辐射散发,但最为有效的还是经皮肤表面的水分蒸发,即排汗方式。通常这一过程人体无法察觉,又称隐性排汗。

3.其他

水是机体的重要组成成分,体内除了能够自由流动的自由水,还有吸附和结合在有机固体物质上不参与代谢的结合水。结合水能使组织具有一定形态、硬度和弹性。另外,尽管水本身只有氢和氧两种元素,但日常饮用水和食品加工中的水可为机体提供大量矿物质。

(三)应　用

1.参考摄入量

水的需要量因个体年龄、劳动强度、膳食、疾病、气候等因素的不同而有差异。婴幼儿单位体重需要的摄水量通常大于成年人;劳动强度大的个体尤其是在干燥炎热环境中工作时体内需水量增加;高蛋白、低碳水化合物饮食的个体、甲状腺功能亢进症与糖尿病等患者水需要量也增加。一般情况下,个体每日需要摄入水量为 1500～2500mL,可视情况酌情增加。孕妇由于组织间隙扩张,加上胎儿的需要和生成羊水的需要,也应补充水量,但同时还需注意清淡饮食,限制食盐摄入,减轻孕期水肿,预防妊娠高血压综合征;乳母为维持正常泌乳也需增加摄水量。

2.水的来源

人体所需的水主要来源于三个方面:代谢水、食物中的水分、饮用水及饮料。代谢水或内生水是指作为终产物在体内代谢过程中产生的水,每日 300～400mL;固体食物中含水量差异较大,一般来说,蔬菜、水果含水量相对较多。人体每日从食物中摄入水量为 500～1000mL;饮用水及各种饮料是体内水的最主要来源,个体差异大。补充水分应以白开水为宜,不能以高糖饮料或碳酸饮料作为水的主要来源。饮水应主动、少量多次,不应在感到口渴时再喝水,也不宜短时间内饮用过多的水。胃对水的吸收速率是 800mL/h,如果每小时饮水量超过800mL,超出部分不能被吸收。酒精饮料、咖啡、茶虽然也是水的来源,但它们同时还具有利尿作用。

日常生活中的饮用水主要包括以下几种:

(1)普通饮用水指自然界中可以饮用的淡水,如河水、湖水、泉水或地下水。我们现在使用的普通自来水来自这些水源,经过滤、消毒后再输送到千家万户。水的品质与环境直接相关,饮用水在浑浊度、细菌量等方面都需达到国家卫生标准。

(2)矿泉水是流经地壳岩石或土层的地下水,溶有较多种类的矿物质。矿泉水需在各种有害元素的含量和卫生标准上达到国家相关标准,才能够被饮用。天然地下水流经人为的矿石层,或加入某些矿物质,使其达到天然矿泉水的饮用标准,称人工矿泉水或人工矿化水。

(3)纯净水是在普通饮用水的基础上经人工设备反复过滤,去除细菌或某些大分子物质后得到的。纯净水饮用更为安全,但相对缺乏某些矿物质。

此外,还有蒸馏水,即把普通饮用水转变为蒸汽再冷却而获得;活性水即负离子水,主要通过高科技使水分子的氢、氧重新排列,提高水的活性即渗透力和溶解能力,使水含氧量更高,更容易被人体吸收利用。

第二章　非营养素物质

第一节　膳食纤维

"膳食纤维"一词在 1970 年以前的营养学中未曾出现，当时只有"粗纤维"之说，用以描述不能被消化、吸收的食物残渣，且仅包括部分纤维素和木质素。当时认为粗纤维对人体不具有营养作用，甚至吃多了还会影响人体对食物中营养素特别是微量元素的吸收，因而一直未被重视。此后，通过一系列研究，人们发现那些不能被人体消化吸收的"非营养"物质，却与人体健康密切相关，而且在预防人体某些疾病如冠心病、糖尿病、结肠癌和便秘等方面起着重要作用。与此同时，营养学专家也认识到"粗纤维"一词已不适用，因而将其废弃，改为膳食纤维。

一、定义与组成

(一)定义

膳食纤维的定义一直在改进，早期的膳食纤维是指被哺乳动物消化酶水解以后剩余的植物细胞的残留。这种生理学定义将纤维的特性与在消化道内的消化过程相联系，但也给分析化学家提出了如何检测的问题。因此，营养宣传上采用了可溶性、不可溶性膳食纤维，以及两者之和为总膳食纤维来理解膳食纤维的概念，并提出其化学组成是非淀粉多糖和木质素。随着现代科技和食品工业的发展，该膳食纤维定义的局限性也越来越明显。

1999 年，美国谷物化学家协会(AACC)成立的膳食纤维定义专门委员会对膳食纤维的定义确定为：膳食纤维是指能抗人体小肠消化吸收的、而在人体大肠中能部分或全部发酵的、可食用的植物性成分——碳水化合物及其相类似物质的总和，包括多糖、寡糖、木质素以及相关的植物性物质。该定义明确地规定了膳食纤维的主要成分：膳食纤维是一种可以食用的植物性成分，而非动物性成分。

(二)组成

膳食纤维是一大类具有相似生理功能的物质，根据目前的分析方法可大致分成总膳食纤维、可溶性膳食纤维、不溶性膳食纤维和非淀粉多糖。

1.总膳食纤维

包括所有膳食纤维组分，如非淀粉多糖、木质素、抗性淀粉等。

2.可溶性膳食纤维

包括果胶、树胶等亲水胶体物质和部分半纤维素。

3.不溶性膳食纤维

包括纤维素、木质素和部分半纤维素。

4.非淀粉多糖

食物样品中除去淀粉后，残渣用酸水解成中性糖，然后用气相色谱或高效液相色谱定量检测其总和,即为非淀粉多糖。

研究较多的主要是不溶性膳食纤维与可溶性膳食纤维。前者是指存在于植物细胞壁中的纤维素、半纤维素和木质素;后者是指存在于自然界非纤维性物质中的果胶和树胶等。

(1)纤维素:纤维素是 D 葡萄糖以 β-1,4-糖苷键组成的大分子多糖,相对分子质量为 5 万～250 万,相当于 300～15000 个葡萄糖基。纤维素不能被人体肠道的酶所消化,因其具有亲水性,在肠道内起吸收水分的作用。

(2)半纤维素:由几种不同类型的单糖构成的异质多聚体,这些糖是五碳糖和六碳糖,包括木糖、阿拉伯糖、甘露糖和半乳糖等。半纤维素木聚糖在木质组织中占总量的 50%,它结合在纤维素微纤维的表面,并且相互连接,这些纤维构成了坚硬的细胞相互连接的网络。

(3)果胶:其分子主链是半乳糖醛酸,侧链是半乳糖和阿拉伯糖,它具有水溶性,工业上即可分离,相对分子质量为 5 万～30 万。果胶是一种无定形的物质,存在于植物的细胞壁和细胞内层,为内部细胞的支撑物质。

(4)木质素:由 4 种醇单体(对香豆醇、松柏醇、5-羟基松柏醇、芥子醇)形成的一种复杂酚类聚合物。存在于木质组织中,主要作用是通过形成交织网来硬化细胞壁。人体不能消化木质素。

常见食物中的大麦、豆类、胡萝卜、柑橘、亚麻、燕麦和燕麦糠等食物都含有丰富的可溶性膳食纤维;不溶性膳食纤维(如纤维素等)主要来自食物中的小麦糠、玉米糠、芹菜、果皮和根茎蔬菜等。

二、功能

膳食纤维虽然不能被人体消化吸收,但在体内具有重要的生理作用,是维持人体健康必不可少的一类物质。

(一)改善大肠功能,预防结肠癌和直肠癌

膳食纤维可通过缩短胃肠转运时间、增加粪便量及排便次数、保持水分、稀释肠内有毒物质浓度以及为大肠内菌群提供可发酵底物等影响大肠的功能。所有这些因素均受膳食纤维类别和量的影响,例如在膳食中补充一定量的麦麸、水果和蔬菜即可缩短食物在大肠的通过时间。

研究表明结肠癌和直肠癌的发生主要与致癌物质在肠道内停留时间过长,致癌物质和肠壁长时间接触有关。增加膳食纤维摄入量,一方面可使致癌物质浓度相对降低,另一方面膳食纤维又有刺激肠蠕动作用,可加速肠内容物的排空,缩短致癌物质与肠壁接触的时间,同时还可减少肠内微生物的产生以及肠内容物转变为致癌物的机会,因此可以降低结肠癌和直肠癌的发生率。有学者认为,长期高动物蛋白、低膳食纤维饮食是导致结肠癌和直肠癌发生的重要原因。

(二)平衡菌群

人体肠道内细菌有很多,并且种类和数量均比较恒定。一般情况下,这些细菌是有益的,它们能抑制某些病原菌如沙门氏菌、霍乱弧菌等生长,还能合成 B 族维生素和维生素 K,是人体维生素的一个重要来源。

可溶性膳食纤维的容水量大,可为肠内菌群提供理想的增生场所,使肠内细菌在数量上得

以增加；但当肠内细菌增生过度时，膳食纤维则能通过促进肠蠕动而加速其排出，由此维持肠内菌群的动态平衡。此外，膳食纤维也参与维持肠黏膜的完整性，可防止肠内细菌透过肠壁向外移动而致病，从而有效促进机体健康。

(三)防治便秘与痔疮

不溶性膳食纤维可组成肠内容物的核心，由于其吸水性可使粪便体积增大机械刺激肠蠕动；膳食纤维可被结肠细菌发酵产生短链脂肪酸和气体化学刺激肠黏膜，促进粪便排泄；膳食纤维还可增加粪便含水量，减少粪便干硬程度，利于排便。不同膳食纤维吸收水分差异较大，谷类纤维比蔬菜、水果类纤维能更有效增加粪便体积防治便秘。

痔疮是因为大便秘结而使血液长期阻滞与淤积所引起。膳食纤维因具有通便作用，可降低肛周压力，使血流通畅，从而起到防治痔疮的作用。

(四)改善糖尿病症状

糖尿病是一种由于体内胰岛素相对或绝对不足，引起碳水化合物、脂肪和蛋白质代谢紊乱的全身慢性代谢性疾病，其特点是高血糖及糖尿。膳食纤维中的果胶可延长食物在肠内的停留时间、降低葡萄糖的吸收速度，使进餐后血糖不会急剧上升，有利于糖尿病病情的改善，瓜尔豆胶是一种高黏性纤维源，食用瓜尔豆胶的人群血糖控制会得到一定的改善。糖尿病性肾肿大与血糖浓度呈高度相关，瓜尔豆胶可减轻动物的糖尿病性肾肿大，进一步提示瓜尔豆胶有控制血糖的作用。另外研究发现，每日在膳食中加入 26g 食用玉米麸(含纤维 91.2%)或大豆壳(含纤维 86.7%)，在 28～30 天后，糖耐量有明显改善。因此，糖尿病患者膳食中长期增加食物纤维，有助于改善餐后血糖，降低胰岛素需要量，可作为糖尿病治疗的一种辅助措施。

研究显示，在控制餐后血糖急剧上升和改善糖耐量方面，可溶性膳食纤维效果最佳。可溶性膳食纤维在胃肠中能形成一种膜，使食物营养素的消化吸收过程减慢，包括延缓葡萄糖、淀粉等的消化、吸收，避免了餐后血糖急剧上升。膳食纤维还能提高人体对胰岛素的敏感性，改善胰岛素调节血糖的作用，提高人体对葡萄糖的耐受性，有利于糖尿病的治疗和康复。

(五)降低血脂，预防冠心病

膳食纤维能显著降低人体血胆固醇，具有防治动脉硬化、高血压、心脏病等心血管疾病的作用。不同组分的膳食纤维降低血脂、胆固醇的效果差异较大，果胶等膳食纤维降血脂的效果显著，其机理可能为果胶可增加小肠内容物的黏度，直接阻碍膳食胆固醇向肠壁黏膜细胞扩散，同时降低胆汁酸对脂肪的乳化作用，干扰了脂肪的吸收；同理，果胶也能抑制胆汁酸在肠道内的重吸收，促使粪便中胆汁酸排泄增加，阻断了胆固醇的肠肝循环，使更多的肝胆固醇向胆汁酸转化，最终降低胆固醇水平。

(六)利于减轻体重

膳食纤维在大肠内发酵代谢，提供能量低于一般的碳水化合物，且富含膳食纤维的食物一般能量密度较低；水溶性膳食纤维具有很强的吸水溶胀性能，吸水后体积和重量可增加 10～15 倍，胃内容物体积增大刺激人体产生饱腹感，继而减少食物的摄入；膳食纤维黏性、吸附性较强，可阻碍消化酶与肠道内容物的混合，减慢食物的消化排空速度，从而延缓饥饿感。研究发现膳食纤维对超重/肥胖症患者减轻体重的效果优于健康体重者。

三、应用

果胶是一种由半乳糖醛酸组成的天然高分子化合物,具有良好的胶凝化和乳化稳定作用,已广泛用于食品、医药、日化及纺织行业。果胶作为胶凝剂、增稠剂广泛用于食品工业,如适量的果胶能使冰淇淋、果酱和果汁凝胶化。柚子皮、柑橘皮等富含果胶,是制取果胶的理想原料。目前生产工艺上主要以稀酸来提取。果胶分果胶液、果胶粉和低甲氧基果胶三种,其中尤以果胶粉的应用最为普遍。

第二节　低聚糖

一、定义

低聚糖,又称寡糖,是指由 2～10 个单糖通过糖苷键连接形成直链或支链的化合物,由于其聚合度低,所以称为低聚糖。糖苷键是由一个单糖的半缩醛羟基和另一单糖的羟基缩水形成的。它们常常与蛋白质或脂类共价结合,以糖蛋白或糖脂的形式存在。低聚糖可分为功能性低聚糖和普通低聚糖。普通低聚糖包括蔗糖、乳糖、麦芽糖、麦芽三糖和麦芽四糖等,它们可被机体消化、吸收,不是肠道有益细菌双歧杆菌的增殖因子;功能性低聚糖包括水苏糖、棉子糖、异麦芽酮糖、乳酮糖、低聚果糖、低聚木糖、低聚半乳糖、低聚乳果糖、低聚异麦芽糖、低聚异麦芽酮糖和低聚龙胆糖等。人体胃肠道内没有水解这些低聚糖(异麦芽酮糖除外)的酶系统,因此它们不被机体消化、吸收,而直接进入大肠内优先为双歧杆菌所利用,是双歧杆菌的增殖因子。低聚糖除低聚龙胆糖没有甜味而具有苦味之外,其余均有一定的甜味,可作为功能性甜味剂替代或部分替代蔗糖。低聚龙胆糖因具有特殊苦味,可在咖啡饮料、功克力或某些调味品中使用。功能性低聚糖热量和甜度均较低,基本上不增高血糖、血脂。

最常见的低聚糖是二糖,亦称双糖,是两个单糖通过糖苷键结合而成的,连接它们的共价键类型主要有两大类:N-糖苷键型和 O-糖苷键型。①N-糖苷键型:寡糖链与多肽上的天冬酰胺(Asn)的氨基相连。这类寡糖链有三种主要类型:高甘露糖型、杂合型和复杂型。②O-糖苷键型:寡糖链与多肽链上的丝氨酸(Ser)或苏氨酸(Thr)的羟基相连,或与膜脂的羟基相连。

低聚糖可以从天然食物中萃取,也可以利用生化科技及酶促反应,由淀粉或双糖合成而来。低聚糖不能被人体的胃酸破坏,但它可以被肠中的细菌发酵利用,转换成短链脂肪酸及乳酸。这些不能被人体消化,只能被肠道细菌吸收利用的碳水化合物,每克可产生 0～2.5kcal 的热量。

低聚糖主要存在于母乳、大豆、棉子、桉树、甜菜、龙胆属植物根及淀粉的酶水解物中,在大蒜、洋葱、牛蒡、芦笋、豆类、蜂蜜等食物中也有低聚糖的存在。常见的低聚糖主要成分与结合类型及主要用途详见表 2-1。

二、改善口腔及牙齿功能

当前人们选择的食物越来越精细,使用口腔肌肉和牙齿的机会减少,牙齿脱落与龋齿发生增多。膳食中增加纤维素,可增加口腔肌肉和牙齿活动的机会。长期合理摄入膳食纤维,人体的口腔功能能得到改善。

表 2-1　常见的低聚糖

低聚糖名称	主要成分与结合类型	主要用途
低聚麦芽糖	葡萄糖(α-1,4-糖苷键结合)	滋补营养性,抗菌性
低聚异麦芽糖	葡萄糖(α-1,6-糖苷键结合)	防龋齿,促进双歧杆菌增殖
环状糊精	葡萄糖(环状 α-1,4-糖苷键结合)	低热值,防止胆固醇蓄积
龙胆二糖	葡萄糖(β-1,6-糖苷键结合)	苦味,能形成包装接体
偶联糖	葡萄糖(α-1,4-糖苷键结合),蔗糖	防龋齿
低聚果糖	果糖(β-1,2-糖苷键结合),蔗糖	促进双歧杆菌增殖
潘糖	葡萄糖(α-1,6-糖苷键结合),果糖	防龋齿
海藻糖	葡萄糖(α-1,1-糖苷键结合),果糖	防龋齿,优质甜味
低聚蔗糖	葡萄糖(α-1,6-糖苷键结合),蔗糖	防龋齿,促进双歧杆菌增殖
低聚牛乳糖	半乳糖(β-1,4-糖苷键结合),葡萄糖骨架	龋齿,促进双歧杆菌增殖
低聚壳质糖	乙酰氨基葡萄糖(α-1,4-糖苷键结合),蔗糖	抗肿瘤性
低聚大豆糖	半乳糖(α-1,6-糖苷键结合),蔗糖	促进双歧杆菌增殖
低聚半乳糖	半乳糖(β-1,6-糖苷键结合),蔗糖	促进双歧杆菌增殖
低聚果糖型糖	半乳糖(α-1,27:β-1',2-糖苷键结合)	促进益生菌的生长
低聚木糖	木糖(β-1,4-糖苷键结合)	水分活性调节

三、应用

随着社会的快速发展,人们的生活水平有了很大的提高,饮食日趋精细,导致糖尿病、心血管病、肥胖症和超重、消化道肿瘤、便秘等发病率增高。可喜的是,人们对食品的消费观念也发生了变化,对食品的要求不仅停留在感官、口感上,而且越来越讲究其功能性。膳食纤维正是因其特殊的保健功能被人们所认识。自 20 世纪 70 年代以来,膳食纤维就逐渐成为营养学家和食品科学家关注的对象。他们对膳食纤维合理摄入对慢性非传染性疾病的防治作用进行了广泛的研究。现代食品工业已采用米糠、麦麸、黑麦、燕麦、豆渣等富含膳食纤维的原料,经过科学配方、系列加工,开发出直接口服的食疗型膳食纤维产品。膳食纤维也可用作食品添加剂,如可以作为品质改良剂添加到酸奶等发酵食品、面包等焙烤食品之中。

第三节　果　胶

一、定义

果胶是一组聚半乳糖醛酸。它具有水溶性,其相对分子质量为 5 万~30 万。在适宜条件下其溶液能形成凝胶,部分果胶发生甲氧基化即甲酯化,形成甲醇酯,其主要成分是部分甲酯化的 α-(1,4)-D-聚半乳糖醛酸。残留的羧基单元以游离酸的形式存在或形成铵、钾、钠和钙等盐。

果胶存在于植物的细胞壁和细胞内层,为内部细胞的支撑物质。柑橘、柠檬、柚子等果皮中含 30% 果胶,是果胶的重要来源。按果胶的组成可有同质多糖和杂多糖两种类型,同质多糖型果胶如 D-半乳聚糖、L-阿拉伯聚糖和 D-半乳糖醛酸聚糖等；杂多糖果胶最常见，由半乳糖醛酸聚糖、半乳聚糖和阿拉伯聚糖以不同比例组成，通常称为果胶酸。不同来源的果胶，其比例也各有差异。部分甲酯化的果胶酸称为果胶酯酸。天然果胶中 20%～60% 的羧基被酯化，相对分子质量为 2 万～4 万。果胶的粗品为略带黄色的白色粉状物，溶于 20 份水中，形成黏稠的无味溶液。

二、功能

果胶是理想的天然食品添加剂和保健品，在食品上用作胶凝剂、增稠剂、稳定剂、悬浮剂、乳化剂与香味增效剂。用于保健品时，可调节血糖和血脂，对糖尿病、高血压、便秘，解除铅中毒都有一定的积极作用。果胶也可用于化妆品，对保护皮肤，防止紫外线辐射，治疗创口，美容养颜都有一定的作用。

功能性低聚糖对人体的保健作用主要有以下几个方面：

(一)改善人体内微生态环境,有利于双歧杆菌和其他有益菌的增殖

双歧杆菌是人类的生理性细菌，与人终生相伴，但呈动态性变化，其数量会随年龄的增大而逐渐减少，肠道内双歧杆菌的多少是衡量人体健康的指标之一。双歧杆菌具有多方面的生理功能：它经代谢产生有机酸使肠内 pH 降低，可抑制肠内沙门菌和其他病原菌的生长；减少肠内氨、胺、吲哚、硫化氢等腐败物质的产生；促进肠蠕动，防治便秘；增加维生素合成；提高人体免疫力；分解致癌物质，预防癌症。

人体肠道内腐败细菌如产气荚膜梭菌和大肠埃希菌等可将氨基酸转化生成氨、吲哚等腐败产物，研究发现每日食用 10g 大豆低聚糖粉可明显减少这些腐败产物，同时还可抑制与肠内致癌物质生成有关的 β-葡萄苷酸酶和偶氮还原酶；摄入功能性低聚糖后，肠道内增殖的双歧杆菌又可发酵低聚糖，将其分解转化为大量短链脂肪酸。短链脂肪酸能刺激肠道蠕动，增加粪便的湿润度，并保持一定的渗透性，从而双向调节肠道内环境，防止便秘和腹泻的发生。

目前，抗生素广泛应用于治疗各种疾病，人体肠道内正常的菌群平衡受到不同程度的破坏，因而有目的地增加肠道内双歧杆菌等有益菌的数量就显得十分必要。双歧杆菌制品从生产到销售都受到许多条件的限制，通过摄入功能性低聚糖来活化肠道内双歧杆菌并促进其自然增殖则更切实可行。

(二)具有水溶性膳食纤维的部分功能

功能性低聚糖能改善血脂代谢，降低血液中胆固醇和甘油三酯的水平；能维持肠道功能，促进排便，预防结肠癌。另外，它还能保持人体的糖代谢正常，不会使血糖升高，适合糖尿病患者食用。

(三)低热量

功能性低聚糖由于很难被唾液酶和小肠消化酶水解，很少或不能被人体消化吸收，基本不提供能量。某些功能性低聚糖，如低聚果糖具有一定的甜味，可添加在低能量食品中改善口感，如减肥食品、糖尿病食品等。

(四)预防龋齿

龋齿的发生与口腔中的微生物有一定的关系，功能性低聚糖不是口腔微生物的合适底物，不会引起牙齿的龋变，因而可起到预防龋齿、保护牙齿的作用。

三、应用

低聚糖广泛应用于食品、保健食品、饮料、药品、饲料添加剂等领域。它是替代蔗糖的新型功能性糖源,是面向 21 世纪"未来型"的新一代功效食品,是一种具有广泛适用范围和应用前景的新产品。美国、日本、欧洲等地均有规模化生产,我国低聚糖的开发和应用开始于 20 世纪 90 年代中期,近几年发展较快。

应用比较多的低聚糖主要有两类:一类是低聚麦芽糖,具有易消化、低甜度、低渗透的特性,可延长供能时间,有增强机体耐力、抗疲劳等功能。人体经过强体力消耗和长时间的剧烈运动后易出现脱水、能源储备和血糖降低、体温升高、肌肉神经传导受影响、脑功能紊乱等一系列生理变化和症状,经食用低聚麦芽糖后,能调整血糖水平,减少乳酸产生,提高机体耐力。另一类低聚糖是称为"双歧因子"的低聚异麦芽糖。这类糖进入大肠作为双歧杆菌的增殖因子,能有效地促进人体内有益细菌,即双歧杆菌的生长繁殖,抑制腐败菌生长,长期食用可减缓衰老、通便、抑菌、防癌、抗癌、减轻肝脏负担,并可提高营养素吸收率,尤其是对钙、铁、锌离子的吸收。低聚糖还能改善人体对乳制品中乳糖的消化能力和脂质代谢。低聚糖的含量越高,对人体的营养保健作用越大。

因此,低聚糖作为一种食物配料被广泛应用于乳制品、乳酸菌饮料、双歧杆菌酸奶、谷物食品和保健食品,尤其是婴幼儿和老年人的食品。目前市场上有单独以低聚糖为原料而制成的口服液,直接用来调节肠道菌群、润肠通便、调节血脂、提高免疫力。

第四节　黄　酮

一、定义与理化性质

(一)定义

黄酮类化合物,又称生物类黄酮,是指具有乙-苯基吡喃酮结构的一类黄色素,是具有色酮环与苯环为基本结构的一类化合物的总称。黄酮是色原酮或色原烷的衍生物,是以黄酮(2-苯基色原酮)为母核而衍生的一类黄色色素。黄酮类化合物结构常连接有酚羟基、甲氧基、甲基、异戊烯基等官能团,常与糖结合成苷。它可以分为黄酮类、黄酮醇类、异黄酮类、黄烷酮类等。广义的范围还包括查耳酮、异黄烷酮、双黄酮及茶多酚。

黄酮类化合物广泛存在于植物的各个部位,在植物界中分布很广,主要存在于芸香科、唇形科、豆科、伞形科、银杏科与菊科。有 20% 左右的中草药中含有黄酮类化合物,资源十分丰富。黄酮类化合物可以直接从食物中获得,也可以从富含黄酮类化合物的植物中提取。

(二)理化性质

天然黄酮类化合物多以苷类形式存在,并且由于糖的种类、数量、连接位置及连接方式不同可以组成各种各样的黄酮苷类。组成黄酮苷的糖类包括单糖、双糖、三糖和酰化糖。黄酮苷固体为无定形粉末,其余黄酮类化合物多为结晶性固体。黄酮类化合物的不同颜色为天然色素添加了多种色彩。这是由于其母核内形成交叉共轭体系,并通过电子转移、重排,使共轭链延长而显现出颜色。黄酮苷一般易溶于水、乙醇、甲醇等极性强的溶剂,但难溶于或不溶于苯、氯仿等有机溶剂。黄酮类化合物因分子中多具有酚羟基而显酸性,酸性强弱因酚羟基数目、位置而异。

二、功能

黄酮广泛存在于自然界的某些植物和浆果中,如山楂、蓝莓、葡萄、接骨木果等,大约有4000多种,其分子结构不尽相同,芸香苷、橘皮苷、栎素、绿茶多酚、花色糖苷、花色苷酸等都属黄酮。人类可以通过多食用葡萄、洋葱、花椰菜、红酒、绿茶等获得黄酮,促进身体健康。

(一)对心血管系统的作用

(1)黄酮类化合物对高血压引起的头痛、头晕等症状有明显疗效,尤以缓解头痛最为显著。葛根素具有降压作用,静脉注射葛根素能使正常麻醉犬的血压暂时明显降低,也能使清醒的自发性高血压大鼠血压降低。

(2)黄酮类化合物能抑制凝血因子和血小板凝集,具有较好的抗凝血作用。研究发现黄酮类化合物可以抑制二磷酸腺苷(ADP)诱导的大鼠血小板凝集,对 5-羟色胺和 ADP 联合诱导的家兔和绵羊血小板凝集也有抑制作用。此外,黄酮类化合物还可降低血管内皮细胞羟脯氨酸的代谢,使内壁的胶原或胶原纤维含量相对减少,有利于防止血小板黏附凝集和血栓形成,防治动脉粥样硬化。

(3)黄酮类化合物对外周血管有积极影响。麻醉犬静脉注射黄酮类化合物,能增加脑血流量且相应降低血管阻力,还能减弱乙酰胆碱引起的脑内动脉扩张和去甲肾上腺素引起的血管收缩。此外,黄酮类化合物还可以改善异丙肾上腺素引起的小鼠微循环障碍。

(4)黄酮类化合物可以降低胆固醇,改善血液循环,向天果中的黄酮还含有一种 PAF 抗凝因子,这些都有助于降低心脑血管疾病的发病率,也可改善心脑血管疾病的症状。

(二)抗肿瘤作用

黄酮类化合物具有较强的防癌抗癌作用,其机理主要有三方面:①对抗自由基。②直接抑制癌细胞生长。③对抗致癌促癌因子。

黄酮类化合物具有较强的抗癌活性,流式细胞仪分析细胞分裂周期各时相 DNA 变化时显示,此类物质可使 S 期细胞明显减少,其增殖指数降低并诱导凋亡。

三羟异黄酮可明显抑制结肠癌的癌前病变发展过程,体外癌细胞培养研究证实,它对乳腺癌、胃癌、肝癌、白血病及其他一些癌细胞系的生长、增殖均具有抑制作用。麦胚黄酮能阻断人体乳腺髓样癌细胞株 Bcap - 37 由 G2 -M 向 S 期转变,并能诱导细胞发生凋亡,呈剂量—效应关系;麦胚黄酮还能明显抑制乳腺癌细胞株 Bcap - 37 中 bcl -2 基因的蛋白表达,该蛋白表达率与麦胚黄酮类提取物浓度成负相关,提示麦胚黄酮可能是通过降低 bcl -2 蛋白的表达水平来促进细胞凋亡。

(三)抗病毒作用

黄酮类化合物具有明显的消炎、治疗溃疡作用,比如天然黄酮对胃溃疡有一定疗效,可使胃黏液增加并减轻胃损伤。黄酮类化合物还具有抗流感病毒、脊髓灰质炎病毒感染的作用。

(四)雌激素作用

黄酮类化合物具有雌激素的双重调节作用。从大豆中提取的大豆异黄酮能提高大鼠乳腺重量和乳腺细胞 DNA 含量,促进大鼠乳腺发育和泌乳量。同时它还能使正常雄鼠的血清睾酮、生长激素等水平显著升高。

(五)降血糖作用

黄酮类化合物能够促使胰岛 β 细胞功能恢复,有助于降低血糖,改善糖耐量,同时它还有对抗肾上腺素的升血糖作用。

被称为花色苷酸的黄酮化合物在动物实验中被证明可以降低 26% 的血糖和 39% 的三元脂肪酸丙酯,其降血糖功效十分明显;另外它有稳定胶原质的作用,从而对糖尿病引起的视网膜病变及毛细血管脆化有很好的防治作用。银杏叶总黄酮对蛋白非酶糖化有不同程度的抑制作用,其机制可能与选择性阻断晚期糖基化终产物(AGEs)前体物质的生成有关。葛根素对蛋白质非酶糖化也有不同程度的抑制作用,实验发现它可降低四氧嘧啶型高血糖小鼠的血糖,其机制可能与促进胰岛 β 细胞功能恢复有关。

(六)降血脂作用

大豆异黄酮能降低大鼠的甘油三酯,改善高血脂引起的体内过氧化状态。黄芩茎叶总黄酮和银杏叶总黄酮均能明显抑制高脂大鼠血清总胆固醇、甘油三酯和低密度脂蛋白的升高。黄杞总黄酮也能降低蛋黄乳液引起的小鼠高血脂,大剂量时还能提高高密度脂蛋白含量。

(七)保护神经系统,改善记忆力

谷氨酸过度释放会造成兴奋性神经毒性损伤,研究发现黄酮提取物能有效拮抗钾诱导的神经细胞释放谷氨酸产生的作用,抑制效应随浓度增加而增加。其机理可能与黄酮类化合物作为钙离子通道拮抗剂,能抑制氯化钾等引起的钙离子增高有关,从而对神经系统起到保护作用。黄酮还能影响小鼠的记忆,研究发现黄酮能改善 D-半乳酸所致急性衰老小鼠的记忆。

(八)抗氧化性

黄酮类化合物具有抗氧化作用。黄酮类化合物具有 C_6-C_3-C_6 双芳环连结形式,分子中心的 α,β-不饱和吡喃酮具有抗氧化活性,是很好的天然抗氧化剂。类黄酮的抗氧化能力与其所含羟基的数量和位置有关。类黄酮具有清除活性氧自由基的作用,清除能力大小依次为:芦丁>槲皮素>桑色素>橙皮苷。类黄酮可预防动脉硬化、癌症、糖尿病、帕金森病等疾病,还有抗衰老作用。

蜂胶黄酮具有较强的清除自由基、抗氧化作用。蜂胶黄酮既能明显提高小鼠脑组织抗氧化酶的活性,又能显著降低脑组织一氧化氮的含量,抑制其细胞毒作用,达到延缓衰老的目的。蜂胶主要是通过螯合金属离子和清除自由基而起到抗氧化作用。

(九)抗突变性

研究发现经常食用富含黄酮类化合物的大豆制品,对预防前列腺癌有一定作用;当人体摄入杂环胺类物质,肝脏内的 P_{450} 酶能被激活,促使其产生突变而致癌,而黄酮类物质可极大地抑制这种酶的活性;在培养的癌细胞中加入黄酮类化合物,能有效抑制癌细胞的增殖,其机理可能与调节细胞生长周期,把细胞转变为正常状态有关。

三、应用

黄酮类化合物能有效清除自由基,高效吸收所有波段的紫外线,故能较好地防止紫外线对皮肤及其他器官的损伤。目前已有化妆品利用类黄酮作为防晒因子添加到护肤品中,可有效抵抗自由基对皮肤的侵害,预防皮肤过早老化。黄酮类化合物还可有效抑制防晒剂本身的光分解,延长防晒剂的使用寿命,增强其防晒效果。

第五节　茶多酚

一、定义

茶多酚(GTP)是茶叶中儿茶素类、黄酮类、酚酸类和花色素类化合物的总称,占茶叶干重的 15%～25%。在未经过发酵的绿茶中儿茶素类成分含量高,达 25%,主要以儿茶素、表儿茶素、没食子酚儿茶素、表没食子酚儿茶素为主。经过发酵的茶叶,如红茶、乌龙茶等主要含有上述多酚的缩合物、茶黄素、花青素的多聚物和高度缩合的鞣质等。茶多酚中最重要的成分是黄烷醇类的多种儿茶素。

二、功能

(一)抗突变、抗肿瘤作用

茶多酚能有效清除自由基,防止脂质过氧化;诱导人体内代谢酶的活性增高,促进致癌物的解毒;抑制和阻断人体内源性亚硝化反应,防止癌变和基因突变;抑制致癌物与细胞 DNA 的共价结合,防止 DNA 单链断裂;提高机体的细胞免疫功能。每日摄入茶多酚 160mg,可对人体内亚硝化过程产生明显的抑制和阻断作用。当摄入量加大为 480mg 时,茶多酚对其抑制的作用可达到高峰。

(二)抗氧化、延缓衰老作用

人体线粒体 DNA 容易受氧自由基的氧化而损伤,导致细胞生物能量缺乏与细胞死亡增加。当人体内自由基呈过多状态时,人体抗氧化防御机制平衡失调,自由基使一系列的生物分子发生氧化损伤,生物体就会逐渐开始衰老。茶多酚能抑制皮肤线粒体中脂氧合酶活性和脂质过氧化作用,有抗衰老效应。茶多酚的抗氧化作用较维生素 E 更好,且对维生素 C、维生素 E 有增效效应。

(三)防治高脂血症合并的疾病

1.调节血压

人体能分泌促使血压增高的血管紧张素Ⅱ和对血压有缓解作用的缓激肽。血管紧张素转换酶一方面使血管紧张素Ⅱ转化为有升压作用的血管紧张素Ⅱ,一方面使有降压作用的缓激肽失去生理活性,从而达到升高血压的作用。茶多酚可通过抑制血管紧张素转换酶的活性来调节血压,使血压保持相对稳定。

2.抗动脉粥样硬化

茶多酚具有抗凝、促进纤溶、阻止血小板黏附和沉积的作用,能减少主动脉壁中胆固醇的沉积。茶多酚主要通过提升高密度脂蛋白胆固醇的含量,减少动脉血管壁上胆固醇的蓄积,同时它还能抑制低密度脂蛋白胆固醇的吸收,达到降低血脂、预防和延缓动脉粥样硬化、防治心血管疾病的作用。

3.预防脑血管病

当人体衰老时,体内产生过多的过氧化脂质,可使血管壁弹性减退,在血液黏稠度增加时,容易发生脑血管病。茶多酚有遏制过氧化脂质产生的作用,能保护血管壁的弹性与功能,防止血管痉挛,保持血管的有效直径而正常供血,一定程度上可预防脑血管病。

4.抗血栓

血浆纤维蛋白原增高可引起红细胞聚集,血液黏稠度增高,容易导致血栓的发生;细胞膜脂质中磷脂与胆固醇增多,会降低红细胞的变形能力,影响微循环的灌注,增加血液黏度,促使毛细血管内血流淤滞而加剧红细胞聚集与血栓形成。茶多酚对红细胞变形能力具有保护和修复作用,且易与凝血酶形成复合物,阻止纤维蛋白原变成纤维蛋白。它还能有效减少血浆和肝脏中胆固醇的含量,促进脂类及胆汁酸的排泄,从而有效防止血栓的形成。

(四)抗肿瘤作用

化学致癌物与某些物理因素能诱发和促进肿瘤的形成。茶多酚对多种肿瘤的形成各个阶段都有一定的预防和抑制作用。研究还发现它可减小已形成肿瘤的体积、数目及其侵袭和转移广度。

茶多酚可能是通过抑制肿瘤细胞的增殖、抑制上皮生长因子与受体的相互作用、阻滞肿瘤细胞周期等抑制肿瘤细胞的生长;它还能增强抗肿瘤药,如阿糖胞苷、氨甲蝶呤对肿瘤细胞的杀伤作用。

(五)抗过敏反应与抗菌作用

茶多酚能抑制活性因子,如抗体、肾上腺素、酶等引起的过敏反应,并抑制组胺的释放,对缓解哮喘等过敏性病症有较好的作用。

茶多酚通过提高免疫球蛋白总量并使其维持在高水平,刺激抗体活性的变化,从而提高人体免疫力,促进机体健康。茶多酚还能对抗多种致病菌,如沙门菌、肉毒杆菌、金黄色葡萄球菌、绿脓杆菌等。

(六)防辐射损伤,减轻放疗的不良反应

茶多酚具有较好的抗辐射功能,可吸收放射性物质,并阻止其在人体内扩散。茶多酚能够阻挡紫外线并清除紫外线诱导的自由基,从而保护黑色素细胞的正常功能,抑制黑色素的形成,减轻色素沉着。

(七)解毒作用

某些药物化学成分对人体有不良反应。茶多酚对药物如环孢素 A、雷公藤内酯醇所致毒性有明显防护作用;对金属铅、镉、三氧化镍染毒及硝酸羟胺、四氯化碳、硫代乙酰胺、醋氨酚、乙硫氨酸及乙醇等化学毒物均有一定的拮抗作用;对石英粉尘、烟气引起的细胞损伤亦有一定的对抗作用。其解毒机制主要与其清除氧自由基、抗氧化作用、促进毒物的排泄有关。茶多酚对药物和化学毒物所致的组织损伤均有明显防治作用。

(八)防龋固齿和清除口臭的作用

茶多酚类化合物可以杀死齿缝中的乳酸菌及其他龋齿细菌,具有抑制葡萄糖聚合酶活性的作用,使葡萄糖不能在细菌表面聚合,病菌不能在牙上着床,从而中断龋齿的形成。残留于齿缝中的蛋白质食物是腐败细菌增殖的基质,茶多酚可以杀死此类细菌,因而有清除口臭的作用。

另外,茶多酚还可以提高机体的免疫功能;促进毛囊中毛发生长和真皮乳头细胞增殖,同时抗细胞凋亡,刺激毛发的生长和再生;茶多酚通过与 γ-氨基丁酸受体的相互作用产生抗焦

虑效果;它还可以抑制尿道结石的形成。

三、应用

茶多酚在药品、日化、化妆品、食品、油脂、保健食品等方面应用日益广泛。目前对茶多酚的提纯和应用研究受到国内外的关注。

茶多酚可用于食品保鲜防腐,无毒副作用,食用安全。茶叶能够保存较长的时间而不变质,这是其他树叶、菜叶、花草所达不到的。将茶多酚掺入其他有机物中,能够延长贮存期,防止食品褪色,提高纤维素稳定性,有效保护食品中的各种营养成分。其主要用途如下:①用于糕点及乳制品。对高脂肪糕点及乳制品,如月饼、饼干、蛋糕、方便面、奶粉、奶酪、牛奶等,加入茶多酚不仅可抑制和杀灭细菌,延缓腐败,延长保质期,防止食品褪色,保持食品原有风味,还可使甜味"酸尾"消失,味感甘爽。②用于饮料生产。茶多酚不仅可配制果味茶、柠檬茶等饮料,还能抑制豆奶、汽水、果汁等饮料中的维生素 A、维生素 C 等多种维生素的降解破坏,保证饮料中的各种营养成分。③用于水果和蔬菜保鲜。在新鲜水果和蔬菜上喷洒低浓度的茶多酚溶液,可抑制细菌繁殖,保持水果、蔬菜原有的颜色,达到保鲜防腐的目的。④用于畜肉制品。茶多酚对肉类及其腌制品,如香肠、肉食罐头、腊肉等,具有良好的保质效果,尤其是对罐头类食品中耐热的芽孢菌等具有显著的抑制和杀灭作用,并有消除臭味、腥味,防止食物氧化变色的作用。在食用油中加入茶多酚,能阻止或延缓不饱和脂肪酸的自动氧化分解,从而防止油脂酸败,使油脂的贮藏期延长一倍以上。

第三章　人体对营养的需求与合理膳食

第一节　平衡膳食与合理营养

一、基本概念

人体需要的能量和各种营养素,必须通过每日膳食不断得到供应和补充。人类在长期的进化过程中,不断寻找和选择食物、改善膳食,逐渐在人体的营养需要和膳食之间建立起了平衡关系。如果这种平衡关系失调,膳食不能满足或者超过人体的营养需要,就会发生不利于人体健康的影响,导致疾病的发生。

平衡膳食由多种食物构成,不但要提供足够的热能和各种营养素以满足人体的生理需要,而且还要保持各种营养素之间的数量平衡,以利于它们的吸收和利用,达到合理营养的目的。因此,平衡膳食包括满足机体需要的能量和营养素、各种营养素之间应保持适当比例以及各种具有不同营养特点的食物在膳食中应占合理比重三个方面。

许多国家或组织机构都制定有膳食供给量或安全摄入量的标准或建议,作为评价合理膳食的理论依据。它是以人体生理需要为基础,并充分考虑个体差异、营养素在烹饪加工中的稳定性、食物供给情况以及经济生产水平等因素,规定各种生理情况和劳动情况下,居民每日膳食应供应的各种营养素数量,因此各国的膳食供给量或安全摄入量的标准及建议有所差别。

膳食结构模式会受到各种因素的制约,包括社会经济状况、人口、食物资源、农业和食品生产水平以及人民的消费水平、人体的营养需求和传统饮食习惯等。根据主食和畜、禽、水产品消费量的比例,当今世界的膳食结构有多种模式。欧美发达国家模式以"高热量、高脂肪、高蛋白"的膳食结构为主要特征,该模式动、植物性食物的比例接近1∶1;发展中国家模式以谷类、薯类等植物性食物为主食,动物性食物常常摄入不足。

"高热能、高脂肪、高蛋白"的"三高"膳食与高血压、高血脂、冠心病、糖尿病、乳腺癌、大肠癌的发病呈正相关。"三高"膳食在导致产能营养素过剩的同时,也可能导致某些微量营养素的缺乏,如由于谷类和/或蔬菜摄入量较少常导致膳食纤维和水溶性维生素摄入缺乏。

发展中国家的膳食结构,大多是半温饱型或准温饱型膳食,热能基本能满足机体需要,但由于动物性食物摄入不足,蛋白质、脂肪的摄入量偏低,脂溶性维生素和无机盐容易缺乏。维生素 A 缺乏引起的干眼病、维生素 B₁缺乏引起的脚气病、缺钙引起的佝偻病、缺铁引起的贫血在发展中国家发病率很高。

以日本为代表的膳食模式目前是世界上较合理的膳食结构。六十多年来,它使日本的人均寿命跃居世界首位,各种营养过剩性疾病和营养缺乏病的发病率都较低。

近半个世纪来,"地中海膳食结构"以有利于预防心脑血管疾病而越来越受到西方发达国家的推崇。这种膳食结构强调多吃蔬菜、水果、鱼类、豆类、坚果类食物,其次才是谷类。烹饪时以植物油(不饱和脂肪酸丰富)代替动物油(饱和脂肪酸丰富),尤其提倡食用橄榄油。它的主要特点有：膳食富含植物性食物，包括水果、蔬菜、全谷类、豆类和坚果等；食物以当季和当地产的食物为主，新鲜度高，加工程度低；橄榄油是主要的食用油；脂肪提供能量占膳食总能量25％～35％，其中饱和脂肪酸占7％～8％；每天食用适量奶酪和酸奶；每周食用适量鱼、禽肉和蛋；以新鲜水果作为主要的餐后食品，甜食每周只食用几次；每月只食用几次红肉；大部分成年人饮用红酒。

我国传统膳食结构的基本特点是：以植物性食物为主，动物性食物所占比例较小，食物所提供的营养素基本能满足人体的需要，但该膳食模式还有待于进一步改善。目前，随着我国人民生活水平的提高，膳食结构从过去的半温饱型转变为温饱型，部分地区部分人群饮食趋向于"三高"膳食结构，成为肥胖、高血压、糖尿病等疾病的重要危险因素。

中国古代医学典籍《黄帝内经》中提出"五谷为养，五果为助，五畜为益，五菜为充"的膳食原则，这种以谷、果、蔬菜类植物性食物为主，畜禽类动物性食物为辅的膳食结构，避免了"三高"型膳食结构营养过剩和不平衡的弊病，符合现代营养学原则，是科学合理的。从营养学角度看，"吃好"是指膳食调配合理，达到营养平衡。有些人由于缺乏营养学知识，以为"吃好"，就是要吃精米白面，结果导致维生素B缺乏，其实粮食加工越精细，维生素、矿物质等营养素的损失就越多。另外，食物的营养价值与价格不一定呈正比关系，价格便宜的食物其营养价值也可能比较高。例如，胡萝卜的营养价值并不低于冬笋，但价格比冬笋便宜得多。海参、燕窝价格较贵，但它们蛋白质的营养价值可能并不如一般的鱼、肉类。植物蛋白和动物蛋白在结构上除了氨基酸的比例不同外，并没有根本的差别。植物性食物可以通过调整膳食结构，在食物加工过程中适当搭配，使其蛋白质的结构符合人体的需要，因此，植物性食物蛋白质的营养价值并不一定比动物性食物差。

总之，我国膳食结构的模式应该是保持优点，弥补不足，即在不改变膳食基本原则的前提下加以优化，切忌盲目模仿西方的膳食模式。要适当增加动物性食物、豆类及其制品的摄入量，以改善蛋白质的生物利用率。中国居民应达到食品消费目标为人均年消费粮食230kg、肉类20～30kg、蛋类10～15kg、奶类10～15kg、水产品15kg、豆类20kg。根据这个标准，人均每天食物中供给的热量达2400～2700kcal；蛋白质达73～77g，其中动物性蛋白质22％；脂肪达56～62g，其中动物性脂肪占50％左右。

平衡膳食是指膳食中营养素供给全面合理，其要求是既要满足人体热能和营养素的生理需要，又要达到各种营养素之间的平衡。例如，三种产能营养素之间热能来源比例的平衡；维生素 B_1、维生素 B_2 和尼克酸之间的平衡；蛋白质中必需氨基酸与非必需氨基酸之间的平衡；饱和脂肪酸与不饱和脂肪酸之间的平衡；可消化的碳水化合物与膳食纤维之间的平衡；无机盐中钙、磷比例的平衡；酸性食物和碱性食物之间的平衡；动物性食物与植物性食物之间的平衡等。平衡膳食的观点运用于烹饪，主要体现在以下几个方面：

(一)烹饪原料的选择注重多样化

中国烹饪采用的原料十分广泛，其营养价值各不相同，如动物性原料禽类、畜类等含有丰富的优质蛋白质、饱和脂肪酸以及脂溶性维生素，但常缺乏碳水化合物、水溶性维生素与膳食纤维。为了使各种营养素都能满足人体的需要，最基本的要求是选择的原料种类应多样化。在选择原料时，应按每种原料所含的营养素种类和数量进行合理选择和科学搭配，使各种烹饪原料在营养素的种类和数量上取长补短、相互调剂，改善和提高菜肴的营养水平，以达到平衡

膳食的要求。因此,在选择烹饪原料时,除选择肉类及其制品外,还应注意选择下述原料:

1.蔬菜和水果

新鲜的蔬菜和水果含有丰富的水溶性维生素和无机盐,深色蔬菜,特别是黄色和红色蔬菜中含有丰富的胡萝卜素、维生素 C、维生素 B_2。动物性原料中加入有色蔬菜,既可补充动物性原料中含量不足的维生素和矿物质,又可中和动物性原料在体内代谢后产生的酸性物质,对调节人体内的酸碱平衡起重要作用。

2.豆类及豆制品

豆类含有丰富的优质蛋白,并含有一般动物性原料缺乏的维生素 B_1、维生素 B_2、不饱和脂肪酸和必需脂肪酸。另外,大豆及其制品中含有丰富的无机盐,如钙和磷,而且比例也适合人体的需要。豆制品在加工过程中,除去了妨碍人体消化吸收的物质如植酸类物质、抗胰蛋白酶和过多的膳食纤维,所以豆制品是人体蛋白质和无机盐的一个良好来源。

3.禽蛋类

禽蛋蛋白质含量丰富,生物利用率高。此外,它含有易被人体吸收、利用的钙、磷、铁等矿物质、必需脂肪酸、卵磷脂、维生素 A、维生素 D 及 B 族维生素。

4.菌菇类

菌菇类味道鲜美,其营养价值具有一定的特殊性,除了富含蛋白质、矿物质和水溶性维生素外,它还含有降低胆固醇、抗癌和抗衰老的生物活性物质如香菇多糖等,日常饮食中包含一荤一素一菇,是健康的膳食搭配。

(二)营养素之间比例达到平衡

1.三大产能营养素之间的平衡

蛋白质、脂肪和碳水化合物是产生热能的三大营养素。人体每天所需总热能的 55%～65% 来自碳水化合物,20%～30% 来自脂肪,10%～15% 来自蛋白质,这种热能构成比既经济又合理,符合人体的需要。

2.热能消耗量与维生素 B_1、维生素 B_2 和尼克酸之间的平衡

维生素 B_1 与维生素 B_2 都是人体代谢酶的辅酶成分,与能量代谢有密切关系。尼克酸在体内构成辅酶Ⅰ和辅酶Ⅱ,是组织代谢中非常重要的递氢体。这三种维生素与人体的能量代谢关系密切,其供给量应根据能量消耗按比例供给,维生素 B_1、维生素 B_2 和尼克酸之间的比例约为 1∶1∶10。

3.饱和脂肪酸与不饱和脂肪酸之间的平衡

动物性脂肪中饱和脂肪酸的含量较高,植物油中不饱和脂肪酸含量较高,这两种脂肪酸对人体的生理功能各有特点,不饱和脂肪酸熔点低、消化吸收率高,还含有必需脂肪酸,营养价值较高。饱和脂肪酸熔点高,消化吸收率较低,营养价值较低。不饱和脂肪酸有助于降低心血管系统疾病的发生,而饱和脂肪酸摄入过多会增加糖尿病、高血脂等的发病率。饱和脂肪酸、多不饱和脂肪酸和单不饱和脂肪酸的比例最好为 1∶1∶1。

4.酸性食物和碱性食物之间的平衡

人体有强大的酸碱缓冲系统,虽然体内新陈代谢每天都会产生酸性和碱性物质,但通过缓冲系统的调节能维持其酸碱度在正常水平。日常膳食中我们应该注意食物的酸碱性,尽量使它们维持平衡,以减少人体的负担。食物是酸性或碱性,取决于它们在体内完全氧化分解后的

产物属于碱性还是酸性。蛋白质不能被完全氧化,其分解产物呈酸性,故为酸性食物。有些食物如柠檬、柑橘等虽有酸味,但当它们在体内完全氧化后,主要产生碱性元素如钠、钾、钙、镁等,故为碱性食物,蔬菜和水果基本上都属碱性食物。

膳食中酸性食物和碱性食物应保持一定的比例,酸性食物或碱性食物摄入过多、过少都对人体不利。虽然由于饮食引起的酸中毒或碱中毒非常罕见,但饮食的酸性或碱性会影响尿液的酸碱度。正常尿液一般为弱酸性,尿液的酸碱度改变对结石的形成有一定的影响。通过调节饮食,改变尿液的酸碱度,可预防尿道结石形成。如尿酸盐结石患者,除应少吃含嘌呤丰富的食物如肝、肾、豆类以减少尿酸外,还应多吃碱性食物如蔬菜、橘子、甘薯等以降低尿液酸度。关于食物的酸碱性及摄入后对人体健康的影响,有待循证研究。

二、《中国居民膳食指南》和平衡膳食宝塔

"民以食为天",膳食是人体健康的物质基础,研究显示膳食构成和许多疾病的发生存在相关性。为了引导民众合理选择并科学搭配食物,达到平衡膳食、促进健康的目的,卫生部委托中国营养学会制定了膳食指南(DG)。膳食指南根据营养学原则,针对不同年龄、不同性别、不同生理状况、不同劳动强度的各种人群提出了合理膳食基本要求。

《中国居民膳食指南》(2007)以最新的科学证据为基础,密切结合我国居民膳食营养的实际情况,对各年龄段的居民摄取合理营养,避免由不合理的膳食带来疾病具有普遍的指导意义。今后10～20年,是中国改善国民营养健康的关键战略时期,全社会要广泛参与,大力推广和运用《中国居民膳食指南》,进一步提高国民营养健康素质,为全面建设小康社会奠定坚实的人口素质基础。

(一)《中国居民膳食指南》十条内容

1.食物多样,谷类为主,粗细搭配

人类的食物是多种多样的。各种食物所含的营养成分不完全相同,每种食物至少可提供一种营养物质。平衡膳食必须由多种食物组成才能满足人体对各种营养素的需求,达到合理营养、促进健康的目的。

食物可分为五大类:第一类为谷类及薯类谷类包括米、面、杂粮,薯类包括马铃薯、甘薯、木薯等,主要提供碳水化合物、蛋白质、膳食纤维及B族维生素。第二类为动物性食物,包括肉、禽、鱼、奶、蛋等,主要提供蛋白质、脂肪、矿物质、维生素A、B族维生素和维生素D。第三类为豆类和坚果,包括大豆、干豆类及花生、核桃、杏仁等坚果类,主要提供蛋白质、脂肪、膳食纤维、矿物质、B族维生素和维生素E。第四类为蔬菜、水果和菌藻类,主要提供膳食纤维、矿物质、维生素C、胡萝卜素、维生素K及有益健康的植物化学物质。第五类为纯能量食物,包括动植物油、淀粉、食用糖和酒类,主要提供能量。动植物油还可提供维生素E和必需脂肪酸。

谷类食物是中国传统膳食的主体,是人体能量的主要来源。坚持谷类为主是保持我国传统膳食结构良好的一面,它能够避免高能量、高脂肪和低碳水化合物膳食的弊端。人们应保证每天摄入适量谷类食物,一般成年人每天以250～400g为宜。另外,要注意粗细搭配,经常吃一些粗粮、杂粮和全谷类食物。稻米、小麦不要研磨得太精,以免所含维生素、矿物质和膳食纤维流失过多。

2.多吃蔬菜水果和薯类

蔬菜水果含能量少,也是维生素、矿物质、膳食纤维和植物化学物的重要来源;薯类含有丰

富的淀粉、膳食纤维以及多种维生素和矿物质。富含蔬菜、水果和薯类的膳食有助于保持肠道正常功能,提高免疫力,降低患肥胖症、糖尿病、高血压等慢性疾病的风险,因此蔬菜、水果和薯类是人类平衡膳食的重要组成部分。我国成年人推荐每天吃蔬菜 300～500g,水果 200～400g,并注意增加薯类的摄入。

3.每天吃奶类、大豆或其制品

奶类营养成分齐全,构成比例适宜,容易消化吸收。奶类除含丰富的优质蛋白质和维生素外,含钙量也较高,而且易于吸收,是膳食钙质的很好来源。各年龄人群适量饮用奶类有利于骨骼健康。建议每人每天平均饮奶 300mL。有脂代谢异常、超重或肥胖倾向者应选择低脂或脱脂奶。

大豆含有丰富的优质蛋白质、必需脂肪酸、维生素和膳食纤维,而且含有磷脂、低聚糖以及大豆异黄酮、植物固醇等多种植物化学物,可适当增加其摄入量,建议每人每天摄入 30～50g 大豆或相当量的豆制品。

4.常吃适量的鱼、禽、蛋和瘦肉

鱼、禽、蛋和瘦肉均是人类优质蛋白、脂类、脂溶性维生素、B族维生素和矿物质的良好来源,是平衡膳食的重要组成部分。畜肉类铁含量高且易于被吸收利用;鱼类、禽类脂肪含量一般较低,但不饱和脂肪酸含量丰富,特别是鱼类;蛋类富含优质蛋白质,各种营养成分齐全,是很经济的优质蛋白质来源。

目前,我国部分居民食用动物性食物较多,尤其是饱和脂肪酸和胆固醇含量较高的猪肉。日常生活中应该提倡适当多吃鱼、禽肉,少吃猪肉,特别是高脂肪高能量的肥肉和猪油。我国各地区经济发展不平衡,还有部分居民摄入动物性食物的量还不够,应该适当增加。

5.减少烹调油用量,吃清淡少盐膳食

脂肪是人体能量的重要来源,还可提供必需脂肪酸,有利于脂溶性维生素的消化吸收,但是脂肪摄入过多是引起肥胖症、脂代谢异常、动脉粥样硬化与心脑血管病等多种慢性疾病的重要危险因素。食盐摄入量也与高血压的发病密切相关。食用油和食盐摄入过多是我国城乡居民共同存在的营养问题。为此,建议我国居民应养成吃清淡少盐膳食的习惯,即膳食不要太油腻,不要太咸,不要摄食过多的油炸、烟熏与腌制食物。建议每人每天烹调油用量不超过 25～30g;食盐摄入量不超过 6g(包括酱油、酱菜等所含的食盐量)。

6.食不过量,天天运动,保持健康体重

合理的进食量和运动量是保持健康体重的两个主要因素。如果进食量过大而运动量不足,多余的能量就会在体内以脂肪的形式积存下来,增加体重,导致超重或肥胖症;相反,进食量不足,摄入能量少可引起体重过低或消瘦。体重过高和过低都是不健康的表现,易导致多种疾病,影响寿命。所以,应保持进食量和运动量的平衡,使摄入的各种食物所提供的能量能满足机体需要,而又不造成能量过剩,维持体重在适宜范围。中国肥胖问题工作组专家建议我国成人健康体重为体质指数(BMI)维持在 18.5～23.9。

正常生理状态下,大部分人的食欲可以有效控制其进食量,只有少部分人食欲调节不敏感,满足食欲的进食量常常超过实际需要量。另外,还有少部分人因心理因素存在食量过度现象。近年来人们生活方式改变,身体活动减少,蛋白质和脂肪摄入却相对增加,我国超重和肥胖症发病率逐年增加与此密切相关,这也是心脑血管疾病、糖尿病和某些肿瘤发病率增加的主要原因。运动不仅有助于保持健康体重,还能够降低患高血压、脑卒中、冠心病、2型糖尿病、大肠癌、乳腺癌和骨质疏松症等慢性疾病的风险,同时还有助于调节心理平衡,有效减轻压力,缓解抑郁和焦虑的症状,改善睡眠,因此应该改变久坐少动的不良生活方式,养成天天运动的好习惯,建议成年人每天进行累计相当于步行6000步以上的运动量,如果身体条件允许,最好进行30分钟中等强度的运动。

7.三餐分配要合理,零食要适当

合理安排三餐的时间及食量十分重要,应尽量做到进餐定时定量。早餐提供的能量应占全天总能量的25%~30%,午餐应占30%~40%,晚餐应占30%~40%。每个人可根据职业、劳动强度和生活习惯进行适当调整。一般情况下,早餐在6:30—8:30,午餐在11:30—13:30,晚餐在18:00—20:00进行为宜。每天要吃早餐,并保证营养充足合理,午餐要科学吃好,晚餐要适量平衡。不暴饮暴食,不经常在外就餐,尽可能在家进餐,营造家庭轻松愉快的就餐氛围。三餐之外的零食作为营养补充,可以合理选用,以水果类和坚果类为佳,但摄入零食的能量应包含在全天能量之中。

8.每天足量饮水,合理选择饮料

水是人类每天膳食的重要组成部分,是一切生命必需的物质,在生命活动中发挥着重要功能。体内水的来源有饮水、食物中的水和体内代谢水。水的排出主要通过肾脏,以尿液的形式排出,其次是经肺呼出、经皮肤和随粪便排出。正常情况下,进入体内的水和排出的水基本相等,处于动态平衡。平时要主动补水,不要感到口渴时再喝水。饮水应少量多次,最好选择白开水、茶水等。饮料品种多样,需要合理选择,如乳饮料和纯果汁饮料含有一定量的营养素和有益成分,适量饮用可以作为膳食的补充。某些饮料添加了一定量的矿物质和维生素,适合热天户外活动和运动后饮用。某些饮料只含糖和香精香料,口感虽好但营养价值却不高,大量饮用会在不经意间摄入过多能量,造成体内能量过剩;饮后如不及时漱口刷牙,残留在口腔内的糖还会在细菌作用下产生酸性物质,损害牙齿健康。有些人尤其是儿童青少年每天饮用大量含糖的饮料代替白开水或矿泉水,这是一种不健康的习惯,应当改正。

9.如饮酒应限量

在节假日、喜庆和交际的场合,饮酒是一种习俗,可适量饮用,但应控制量,如无节制地饮酒,尤其是不含其他营养素,基本上是纯能量食物的高度白酒,会使食欲下降,营养素摄入量减少,长期饮酒可致多种营养素缺乏、急慢性酒精中毒、酒精性脂肪肝,严重时还会造成酒精性肝硬化。经常过量饮酒还会增加患高血压、脑卒中等疾病的风险,并可导致交通事故及家庭暴力的增加,对个人健康和社会安定都是有害的,应该严禁酗酒。

另外,饮酒还会增加患某些癌症的危险。建议成年人如饮酒应尽可能选用低度酒,并控制量,一天饮用酒的酒精量男性不超过25g,女性不超过15g。孕妇和儿童、青少年应忌酒。

10.吃新鲜卫生的食物

健康人一生需要从自然界摄取大量的食物,人体一方面从这些食物中吸收各种营养素以满足生长发育、新陈代谢、繁衍后代的需要,另一方面又需防止食物中的有害因素诱发食源性疾病。

食物放置时间过长容易引起变质,产生对人体有害的物质。食物还可能因生物学污染、化学性污染、物理性污染含有或混杂各种有害因素而导致食物中毒。吃新鲜卫生的食物是防止食源性疾病、实现食品安全的基本措施。正确采购食物是保证食物新鲜卫生的第一关。烟熏食品和部分加色食品可能含有苯并芘或亚硝酸盐等有害成分,不宜多吃。

食物合理储藏可以保持新鲜,避免受到污染。高温加热能杀灭食物中的大部分微生物,延长其保存时间。食物冷藏温度常为 4～8℃,只适于短期贮藏;冻藏温度低达-12～-23℃,可保持食物新鲜,适于长期贮藏。科学烹调加工是保证食物卫生安全的一个重要环节。注意应保持良好的个人卫生以及食物加工环境和用具的洁净,避免食物在烹调时的交叉污染。另外,有一些食物含有天然毒素,例如河豚鱼、毒蕈、含氰苷类的苦味果仁和木薯、未成熟或发芽的马铃薯、新鲜黄花菜和四季豆等。为了避免误食中毒,一方面需要学会鉴别这些食物,另一方面应掌握对不同食物进行浸泡、清洗、加热等去除毒素的方法。

(二)中国居民平衡膳食宝塔

中国居民平衡膳食宝塔是《中国居民膳食指南》(2007)专家委员会根据《中国居民膳食指南》结合中国居民的膳食结构特点设计的。它把平衡膳食的原则转化成各类食物的重量,并以直观的宝塔形式表现出来(图 3-1)。它明确指出居民食物分类的概念、每天各类食物的合理摄入范围及适宜的身体运动量,便于中国居民充分理解和在生活中应用。

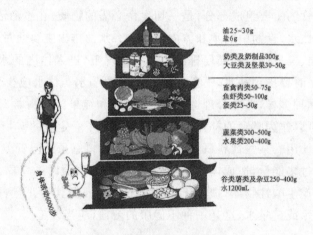

图 3-1　中国居民平衡膳食宝塔

(三)中国居民平衡膳食宝塔的合理应用

1.确定自己的食物需要

平衡膳食宝塔建议的每人每天各类食物适宜摄入量范围适用于一般健康成人,应用时要根据个人年龄、性别、身高、体重、劳动强度、季节等情况适当调整。

2.同类互换,调配丰富多彩的膳食

人们选用多种多样的食物不仅是为了获得均衡的营养素,也是增进食欲、满足自己的美味享受。宝塔每一层中都有许多的食物品种,因每种食物属同一类,其所含营养成分相似,在日常膳食中可以互相替换。

3.合理分配三餐食量

中国多数地区居民习惯于一天吃三餐。三餐食物量的分配及间隔时间应与作息时间和劳动状况相匹配,特殊情况可适当调整。现代社会部分人忽视早餐的质和量,甚至不吃早餐,这是不科学的生活习惯,应予以改正。

4.因地制宜充分利用当地资源

我国各地的饮食习惯及物产不尽相同,因地制宜充分利用当地资源能更有效地应用平衡膳食宝塔。例如牧区奶类资源丰富,可适当提高奶类摄取量;渔区可适当提高鱼及其他水产品摄取量;农村山区则可利用山羊奶以及花生、瓜子、核桃、榛子等资源。由于地域、经济或物产所限无法采用同类互换时,也可用豆类替代乳类、肉类,选用蛋类替代鱼、肉类。

5.养成良好的饮食习惯,且长期坚持

膳食营养对健康的影响是长期的,不合理饮食与慢性非传染性疾病的发病密切相关。中国居民应该运用平衡膳食宝塔知识,自幼养成良好的饮食习惯,长期坚持不懈,充分发挥膳食营养对健康的重要促进作用。

第二节　常用食物的营养与选择

食物是各种营养素的载体,是人类赖以生存的基础。不同种类的食物提供的营养素不尽相同,对人类健康有不同的营养学价值和意义。评价一种食物的营养价值,一般是对食物营养素的数量和质量进行总体评价,如系统地评价食物中所含营养素种类、含量、功能因子及生物利用率等。

一、食物分类

食物根据来源可以分为动物性食物、植物性食物和矿物性食物三大类,根据其营养素含量的特点又可以分为谷类、薯类、豆类、蔬菜水果类、坚果类、菌藻类、畜禽肉类、鱼类、奶类、蛋类等。每一类食物都有各自的营养素。只要在日常膳食中把这几类食物合理地搭配,就可以获得充足而平衡的营养。

不同种类的食物营养素含量和种类不同,其营养价值也不一样。所谓食物的营养价值,是指食物中所含的能量和营养素能满足人体需要的程度,包括营养素的种类是否齐全、营养素的含量是否丰富以及比例是否合理、营养素是否容易被人体消化吸收和利用等几个方面:

在评价食物营养价值时,国际上常常采用"营养素密度"这个概念,即食物中某营养素满足人体需要的程度与其能量满足人体需要程度之比值。一般来说,如果一种食品能量值相对较低,而营养素含量相对较丰富,则认为其营养价值较高。

营养素密度的概念也可以表述为食物中相应于1000kcal能量含量的某营养素含量。其计算公式为:

营养素密度＝(一定数量食物中的某营养素含量/同量食物中的能量含量)×1000

随着社会经济的发展和生活水平的提高,人们体力劳动强度下降,生活中的家务劳动也逐渐减轻,于是能量消耗渐渐减少,如不注意控制膳食中的能量、增加体力活动,很容易使体重超出理想范围。另一方面,若一味节食,减少食物摄入量,又可能会造成营养素缺乏而影响健康。如果能够注意摄入营养素密度较高的食物,便可以在保证合理能量的前提下获得充足的营养素供应。除了需要控制体重的人之外,食量不大、能量需求低的老年人也应优先摄入营养素密度较高的食物。

美国营养机构在营养素密度理论的基础上,结合人体的实际需要,提出了食物的"营养质量指数"(INQ)的概念,这一指数比上述的营养素密度更加直观和实用,从 INQ 值的大小可判断该食物营养质量的高低。

INQ 的计算方法如下:

$$能量密度 = \frac{一定数量食物提供的能量}{能量推荐摄入量 RNI 标准}$$

$$营养素密度 = \frac{一定数量食物中某种营养素的含量}{相应营养素的推荐摄入量 RNI 标准}$$

$$INQ = \frac{营养素密度}{能量密度}$$

评价标准如下:

INQ＝1,表示食物提供营养素的能力与提供能量的能力相当,二者满足人体需要的程度相等,为"营养质量合格食物"。

INQ＜1,表示该食物提供营养素的能力小于提供能量的能力,长期食用此食物,会发生该营养素不足或能量过剩的危险,为"营养质量不合格食物"。

INQ＞1,表示该食物提供营养素的能力大于提供能量的能力,为"营养质量合格食物",并且特别适合超重和肥胖症患者选择。

INQ 最大的特点就是可以根据不同人群的营养需求来分别计算食物的营养价值。同一种食物,可以做到因人而异。如评价以下三种食物对一个 30 岁男性中体力劳动者的 INQ 值,结果如表 3-1。

表 3-1 食物营养成分及营养质量指数对比(100g 食物)

能量和营养素	RNI 或 AI	面条(富强粉,煮)		大白菜		猪瘦肉	
		含量	INQ	含量	INQ	含量	INQ
能量(kcal)	2700	109	1.0	17	1.0	143	1.0
蛋白质(g)	80	2.7	0.8	1.5	3.0	20.3	4.8
钙(mg)	800	4.0	0.1	50	9.9	6	0.1
铁(mg)	15	0.5	0.8	0.7	7.4	3.0	3.8
锌(mg)	15	0.21	0.4	0.38	4.0	3.0	3.8
维生素 A(μg RE)	800	—	0	20	4.0	44	1.0
维生素 C(mg)	100	—	0	31	49.2	—	0
维生素 PP(mg)	30	1.8	1.5	0.6	3.2	5.3	3.3

由表 3-1 可以看出,面条中除维生素 PP 的 INQ 值大于 1 外,其余各种营养素 INQ 均小于 1;而大白菜由于其能量含量低,所以各种营养素的 INQ 值均大于 1,为"营养质量合格食物"。

二、各类食物的营养

(一)谷类及其制品

谷类在人类膳食中占有重要比例,是人体能量的主要来源,也是维生素 B_1、尼克酸和蛋白质的重要来源,此外它还提供少量矿物质和脂肪。

谷类的子粒都有相似的结构,最外层是种皮,其内是谷皮、糊粉层、胚乳,谷粒的一端有胚芽。谷类种子含淀粉量在 60％ 以上,蛋白质含量在 7％～13％ 之间,少数品种可高达 15％ 以上。大部分谷类食品的蛋白质中赖氨酸含量较低,蛋白质的生物利用率不高,发育期的儿童青少年仅靠谷类不能获得足够的优质蛋白质。谷类中所含的主要维生素是硫胺素、核黄素、尼克酸、维生素 B_6 和维生素 E。黄色的谷类种子如玉米、小米等含有一定数量的胡萝卜素。谷类中不含维生素 B_{12}、维生素 C、维生素 D 和维生素 A。

未精制的谷物子粒中富含 B 族维生素和多种矿物质,由于这类营养素主要存在于谷粒的表层,经碾磨加工之后,大部分留在糠麸之中,因此精白米、富强粉的营养价值受到一定影响。经常食用全麦食品、糙米、粗粮、杂粮,不仅能增加主食的多样性,还可有效地改善人体的营养平衡。

(二)豆类及其制品

豆类包括大豆和多种干豆,属营养价值较高的一类食物,其中大豆是植物性食物中营养素含量最为丰富的食物之一,其蛋白质含量高达 35％～40％,脂肪含量高达 25％～30％,还有不少碳水化合物。各种干豆蛋白质和脂肪含量低于大豆,但仍是膳食中蛋白质、B 族维生素和矿物质的良好补充来源。豆类资源丰富、价格低廉,是我国居民蛋白质等营养素的重要来源,同时也是老年人、糖尿病患者、心血管疾病患者的有益食品。

大豆可以制成多种豆制品,如豆腐、腐竹、腐乳、豆豉、豆奶粉等,在我国居民的膳食中占有重要地位。大豆中提取的大豆蛋白是重要的食品添加物,是谷类制品、肉类制品中的常用添加辅料,用以改善其营养价值并提高产品品质。营养学家鼓励中国居民多食用大豆制品,如经常饮用豆奶等。

干豆包括红豆、绿豆、豌豆、蚕豆、扁豆、芸豆等,其特点是淀粉含量在 60％ 左右,脂肪含量通常不超过 1％,蛋白质含量在 20％ 左右,其蛋白质中富含赖氨酸,而缺乏含硫氨基酸,建议豆类与谷类同食,充分发挥蛋白质的互补作用。另外,豆类属高钾低钠食物,对高血压、水肿患者有益;豆皮中含有丰富的膳食纤维,对帮助人体排出体内代谢产物有一定作用。

多种豆类中含有一些抗营养因子和过敏物质,如蛋白酶抑制剂、凝集素和抗维生素等,这些物质在加热处理之后可被破坏而失活。因此,豆类不可生食,必须彻底煮熟。豆类中含有较多的低聚糖类物质,它们不能被人体所吸收,在肠道内被微生物发酵产气,因使人感到腹胀而被称为"胀气因子"。近年来研究表明,豆类中所含低聚糖类物质不会对健康造成严重影响,而且是肠内有益菌"双歧杆菌"的生长促进因子。

(三)蔬菜水果类食物

1.蔬菜类

蔬菜是植物的根、茎、叶、花等可食部位,能为人体提供多种水溶性维生素、矿物质、水以及膳食纤维。

蔬菜的含水量大多在 90％ 以上,其蛋白质含量低于 3％,脂肪含量低于 1％。除薯类和藕等少数蔬菜之外,绝大多数蔬菜中的淀粉含量都很低,属于低能量食品。蔬菜中含有除维生素 D 和维生素 B_{12} 之外的维生素,其中 B 族维生素的含量不是很高,但维生素 C 和胡萝卜素含量非常丰富。绿叶蔬菜中的维生素 K 含量也较高,其含量与绿色的深浅度呈正相关。

我国居民身体所需的维生素 A 大部分由蔬菜中的胡萝卜素转化而来,绿叶蔬菜也是膳食

中维生素 B_2 的重要来源之一。中国居民的水果消费量不高,膳食中的维生素 C 主要来源于蔬菜,因此提倡在膳食中摄入充足的蔬菜对保证维生素的供应十分重要。

蔬菜富含各种矿物质,是钾、镁、钙等的重要膳食来源,也是调节体液酸碱平衡的重要食物类影响因素。中国居民膳食中的铁主要为非血红素铁,其吸收利用率较低,蔬菜中含有丰富的维生素 C,可以促进铁的吸收,对保证铁的生物利用起很重要的作用。

许多绿叶蔬菜富含钙元素,如油菜、芥兰、木耳菜、雪里蕻、苋菜等,每 100g 中的钙含量可达 100mg 以上。但是菠菜、空心菜、雪里蕻等带有涩味的蔬菜中含有较多草酸,容易与钙、铁等矿物质结合,降低它们的生物利用率。烹调加工时最好先将这些蔬菜在沸水中焯一会,去除大部分草酸,然后捞出炒食或凉拌。注意:焯菜时间不应过久,否则会造成维生素 C 大量损失。

深绿色嫩茎叶类蔬菜所含营养素最为丰富,是胡萝卜素、维生素 C、维生素 B_2、钙、铁、镁等各种营养素的良好来源。光合作用越强,叶绿素越多的叶片,其胡萝卜素的含量也越高,每 100g 新鲜蔬菜中胡萝卜素可达 2～4mg,维生素 C 含量更高,可达 20mg 以上,维生素 B_2 含量为 0.1mg 左右。此外,橙黄色蔬菜如胡萝卜、南瓜、红心甘薯等胡萝卜素含量也较高,浅色蔬菜中胡萝卜素和各种矿物质含量相对较低。

2.水果类

水果是富含水分和糖分的植物果实。水果中所含的营养素与蔬菜类似,但数量和比例有一定差异。

水果含水量达 85％以上,碳水化合物含量在 10％以上,高于除薯类、藕等茎类植物以外的各种蔬菜。成熟水果中的碳水化合物主要是蔗糖、果糖、葡萄糖。唯有香蕉中含有一定量的淀粉,其碳水化合物含量高达 20％,必要时可作为膳食能量的重要来源之一。水果中蛋白质含量多在 1％以下,香蕉中含量可大于 1％。

水果富含维生素 C 和各种矿物质,但多数水果的维生素和矿物质含量远不及绿叶蔬菜。维生素 C 含量较高的水果主要有鲜枣、猕猴桃、黑枣、草莓、山楂和柑橘类等,其中 100g 鲜枣维生素 C 含量可达 200mg 以上,某些野果的维生素 C 含量还要高,如 100 克酸枣中的维生素 C 含量可达 800mg 以上。苹果、桃、梨、杏和海棠等水果的维生素 C 含量相对少些,100g 鲜果中的维生素 C 含量常少于 10mg。胡萝卜素含量较高的水果有芒果、枇杷、黄杏等。另外,水果中的钙、铁等矿物质的含量常低于蔬菜。水果作为一种享受性食物,在膳食中占有一定地位,其特点是食用方便,口味诱人,富含果胶、有机酸、芳香物质,有增进食欲的作用。水果在食用前无需烹调,所含营养素不会过多损失。

(四)坚果类食物

坚果一般分两类:一是树坚果,包括杏仁、腰果、榛子、核桃、松子、板栗、白果、开心果、夏威夷果等;二是种子,包括花生、葵花子、南瓜子、西瓜子等。

含油坚果的蛋白质含量较高,一般在 13％～35％,如花生为 25％,葵花子为 24％,西瓜子仁为 32％。栗子蛋白质含量较低,仅 5％左右。坚果类蛋白质的限制氨基酸因品种而异,例如,花生、葵花子的限制性氨基酸是蛋氨酸和异亮氨酸,其质量不如大豆蛋白,但是可以与小麦粉很好地营养互补;芝麻的限制性氨基酸为赖氨酸,核桃的限制性氨基酸为赖氨酸和含硫氨基酸,可以和大米一起食用,提高蛋白质的生物利用率。

含油坚果的脂肪含量可高达 40%～70%。花生是最常见的坚果,它含油量达 40%,是重要的食用油来源;葵花子和核桃的含油量达 50% 以上;松子仁的含油量更高,达 70%。坚果类含有的卵磷脂具有补脑益智的作用,必需脂肪酸含量也较高。

脂溶性维生素与油脂相伴,含油坚果中的维生素 E 十分丰富,B 族维生素的含量也较高,杏仁中还含较多核黄素。

含油坚果含铁、锌、铜、锰、硒等各种微量元素高于大豆,更远高于谷类。芝麻除含有特别丰富的铁、钙之外,还含有芝麻酚等抗衰老物质,堪称坚果中的营养珍品。黑芝麻还含有大量的锰。因此,芝麻历来在我国被视为传统保健品。

坚果类虽为营养佳品,但因为大部分坚果脂肪、热能含量很高,不宜大量食用,以免引起消化不良或肥胖等问题。花生的黄曲霉毒素污染问题也需引起重视。

(五)菌藻类食物

菌藻类食物包括食用菌和藻类。食用菌是指供人类食用的真菌,自然界有 500 多个品种,常见的有蘑菇、香菇、银耳、木耳等。藻类是无胚、自养、以孢子进行繁殖的低等植物,供人类食用的有海带、紫菜、发菜等。

菌藻类食物富含蛋白质、碳水化合物、矿物质、维生素和膳食纤维。蛋白质含量以发菜、香菇和蘑菇最为丰富,可高达 20%。蛋白质中氨基酸组成比较均衡,必需氨基酸含量占蛋白质总量的 60% 以上。脂肪含量低,约 1%。碳水化合物含量一般为 20%～35%。膳食纤维丰富,可高达 25%～30%。

菌藻类食物中维生素 B_1 和维生素 B_2 含量比较高。胡萝卜素含量差别较大,在紫菜和蘑菇中含量丰富,其他菌藻类食物中含量较低。菌藻类食物中微量元素如铁、锌、硒等含量也丰富,约是其他食物的数倍甚至十余倍。海产植物如海带、紫菜等还含丰富的碘,每 100g 干海带中碘含量可达 36mg。

菌藻类食物除了提供丰富的营养素外,还具有明显的保健作用。研究发现,蘑菇、香菇和银耳中含有生物活性多糖,具有提高人体免疫功能和抗肿瘤的作用。香菇中的香菇嘌呤,能抑制体内胆固醇合成、促进胆固醇分解和排泄,因而具有降血脂作用。黑木耳能抗血小板聚集,防止血栓形成,有助于防治动脉粥样硬化。海带因含有大量的碘,临床上常用来治疗缺碘性甲状腺肿。海带中的褐藻酸钠盐,有预防白血病和骨癌的作用。

(六)畜、禽肉类和鱼类食物

肉类食物中畜肉指牛、猪、羊等,禽肉指鸡、鸭、鹌鹑等,一般将动物内脏也算在肉类中,鱼类则包括淡水鱼和海鱼。肉类食品是优质蛋白质、脂肪、B 族维生素、铁和其他微量元素的重要来源。

肉类中的蛋白质、维生素和无机盐的含量与动物的种类、年龄、肥育度和部位有很大关系。幼畜的肉和内脏含脂肪较少,而老畜的肉脂肪含量较高。禽肉中蛋白质含量较高而脂肪含量较低,其脂肪的饱和程度也相对较低。畜肉脂肪中饱和脂肪较多,还含有一定量的磷脂和胆固醇。鱼类是蛋白质的良好来源,其含量通常在 15%～20%。不同鱼类所含脂肪的数量差异较大,大部分鱼类是高蛋白低脂肪的食物。肉类中的蛋白质生物效价比较高,是膳食中优质蛋白的重要来源,也可以与植物蛋白质互补。动物的蹄筋、肉皮主要由结缔组织构成,其蛋白质以胶原蛋白、弹性蛋白为主,缺乏色氨酸、蛋氨酸等人体必需的氨基酸,其营养价值相对较低,但有利于人体皮肤等的健康。

肉类含有丰富的B族维生素,但维生素 A、D、E 的含量均很低。肉类中最重要的矿物质是铁,主要以血红素铁的形式存在,锌、铜、硒等微量元素也较多。肉类中矿物质的吸收利用率比植物性食物高。肉类中钙的含量低,而骨中富含钙,但在煮汤时难以溶解出来,当加入足够的醋时,能使骨汤的含钙量相对增加。

大部分鱼类脂肪含量在 10%以下,每 100g 鱼肉中的能量在 100kcal 左右,约为猪肉的 1/3。例如,带鱼含蛋白质 18%,脂肪含量为 5%,远低于瘦猪肉。少数鱼类富含脂肪,如大马哈鱼、鳗鱼等,其脂肪含量在 10%以上。

鱼类的脂肪与畜类脂肪不同,鱼类含饱和脂肪酸较少,含长链不饱和脂肪酸较多。后者具有预防动脉粥样硬化、降低血脂和胆固醇的作用。鱼油中的二十二碳六烯酸(DHA)还有促进大脑发育的作用。鱼类含有一定量的胆固醇,脂肪含量高的鱼所含胆固醇高于脂肪含量少的鱼。鱼子中的胆固醇含量也较高。

鱼类的维生素 B_1 含量低于肉类,这与鱼中所含的硫胺素酶促使维生素 B_1 降解有关。鱼类的维生素 A 含量高于肉类,食用鱼类可补充一定数量的维生素 A。例如,食用 100g 鲮鱼肉可获得维生素 A 125mg,相当于成年男性一日需要量的 15%。某些海鱼的肝是维生素 A、维生素 D 的丰富来源,但过量食用鱼肝油可发生维生素 A、维生素 D 中毒。鱼类中的铁含量与肉类相当或略低,但钙含量高于肉类,海鱼还富含碘、硒等微量元素。在膳食中选用鱼类替代部分肉类,既可改善口味,又能改善营养平衡,对身体是有益的。

(七)牛奶及其制品

牛奶和乳制品是膳食中蛋白质、钙、磷、维生素 A、维生素 D 和维生素 B_2 的重要来源,是中国居民迫切需要提高摄入量的重要食品。

乳类脂肪中含有较多碳原子数在 10 以下的挥发性短链脂肪酸,使牛奶具有特殊的风味。牛奶脂肪中的共轭亚油酸、酪酸和神经鞘磷脂等脂类成分具有一定预防肿瘤的作用。乳类脂肪是自然界中共轭亚油酸的重要食物来源之一,每 100g 牛奶含共轭亚油酸 240~2810mg。

牛奶中的淡淡甜味来自乳糖,牛奶中乳糖含量约 4.5%,是其中唯一的碳水化合物。乳糖对钙、铁、锌的吸收有益,可促进肠道细菌合成 B 族维生素,并促进肠内双歧杆菌的繁殖,抑制有害细菌。部分人群因消化道中缺乏乳糖酶,不能消化牛奶中的乳糖,可出现"乳糖不耐症",在摄入牛奶之后会出现腹胀、腹泻等症状。该类人群可以饮用经乳酸发酵的酸奶,或饮用经乳糖酶处理后的无乳糖乳制品。

牛奶是天然的补钙食品,如果不经常食用乳类食品,膳食中的钙供应往往难以达到营养素参考摄入量标准。牛奶中的钙、磷含量高且比例合适,牛奶含有的维生素 D、乳糖、必需氨基酸等还可促进钙的吸收,使其吸收利用率达 50%~60%。

(八)蛋类及其制品

蛋类及其制品也就是禽类的卵及其加工制品,鸡蛋、鸭蛋、鹅蛋、鹌鹑蛋等都是膳食中蛋白质、维生素 A、维生素 B_2 的重要来源。蛋类营养全面,易于烹调,在烹调处理中营养素损失很少,是很好的天然营养食品。蛋类的蛋白质含量为 11％～13％,略低于肉类。鸡蛋的蛋白质是常见食物蛋白质中质量最佳的一种,生物价为 94,其氨基酸比例合理,符合人体需要,常被作为评价食物蛋白质营养价值时的参考蛋白质。如果按蛋白质含量计算,鸡蛋在各种优质蛋白质食物来源中价格最低、生物利用率最高。由于鸡蛋中富含蛋氨酸,可以与豆类食品一起食用,起到蛋白质互补作用。

鸡蛋黄和蛋清分别占鸡蛋可食部分的 1/3 和 2/3,脂肪、维生素和矿物质主要集中在蛋黄。鸡蛋的脂肪含量为 9％～11％。卵磷脂含量十分丰富,与蛋黄中的蛋白质以乳化态存在,容易消化与吸收。蛋黄中的胆固醇含量很高,达 2000mg/100g。

蛋黄中含有较丰富的维生素 A、维生素 D、维生素 E 和 B 族维生素,其中维生素 B_2 含量较高。蛋黄的黄色主要来源于核黄素和类胡萝卜素,家养鸡从青草、青叶中获得较多的类胡萝卜素,因此蛋黄颜色较深。蛋黄中含有多种矿物质,其中钠含量较高。因为蛋黄中含有妨碍铁吸收的卵黄高磷蛋白,所以铁的吸收利用率较低,仅为 3％左右。鸡蛋中的钙主要存在于蛋壳中,可食部分钙含量并不高。

第三节　烹饪食物与营养

一、烹饪食物的合理选择和配伍

中国烹饪十分注重对烹饪原料的选择和配伍,这也是中国烹饪的主要特点之一。

合理营养指膳食中应含有人体需要的全面营养素,即蛋白质、脂类、碳水化合物、维生素、矿物质和水。六大营养素和热能的摄入应能满足人体维持生命和从事劳动的需要,能提供组织细胞生长发育和修复的材料并维持机体的正常生理功能。摄入的食物应易于消化、吸收与利用;食物中应不含对人体有害的物质。

烹饪原料的选择和配伍是否合理对食物原料的营养价值有很大影响,主要有以下几个方面:

(一)合理选择和搭配对食欲、消化、吸收的影响

食物原料的营养素之间可相互作用,提高或降低人体对其他营养素的消化、吸收和利用率。例如,脂溶性维生素在有脂肪存在的情况下可增加吸收率,故在烹调含脂溶性维生素多的食物时,若与脂肪含量高的原料搭配,不但可改善菜肴的风味,还可增加脂溶性维生素的吸收。如羊肉与胡萝卜一起烹调,不仅能降低羊肉的膻味,还可增加胡萝卜中胡萝卜素的吸收。

通过选用适当的烹调方法或调节两种原料的用量可改善菜肴的营养价值,如菠菜中含有草酸、植酸等可干扰其他烹饪原料中微量元素的吸收。在烹饪菠菜豆腐时,可先将菠菜烫洗除去草酸和植酸,减少草酸等对豆腐中钙吸收的影响,也可通过适量减少菠菜或增加豆腐用量的方法,提高钙的摄入、吸收和利用。大米缺乏赖氨酸,大豆富含赖氨酸而色氨酸相对不足,玉米色氨酸含量丰富。大豆、玉米、大米单独食用时,其蛋白质的生物价分别为 57、60、57,但当三者按 20％：40％：40％的比例混合食用时,其蛋白质生物价可提高到 73％,与猪肉相当,因此既大大提高了蛋白质的利用率,又避免多吃肉类导致的胆固醇、脂肪摄入过高等问题。

每一种食物原料对人体的营养作用都存在利弊两个方面,不能因为某种食物原料存在对

人体消化、吸收不利的因素就完全否定或弃用,选择食物原料时应注意扬长避短,合理搭配。

(二)合理选择和搭配满足人体的营养需要

不同的生理状况对营养素的需求有一定的差别,必须根据就餐者的生理特点,选择合适的食物原料,以保证营养素的供给与需要相匹配。正在生长发育的青少年对蛋白质的需要量大,质量要求也高,膳食中宜多供给动物性蛋白;轻体力劳动者和脑力劳动者,脂类的供给量不宜过多;重体力劳动者可适当增加脂肪的供给比例,以满足体力劳动时耗能增加的需要。

食物原料选择与个体身体健康状况也有关系。健康人群选择食物原料只要符合或满足人体的生理需要即可,但不同疾病的患者选择食物时,应避免某些食物或营养素对其病情产生不良影响。如胆囊炎、胰腺炎患者应避免选择高脂肪、高蛋白的原料,食物宜清淡、易消化吸收,既能满足人体对各种营养素的需求,又不会增加患者胰腺和胆囊的负担,避免诱发疾病急性发作。糖尿病患者的膳食应避免烹饪原料含有过多的糖类和能量,有助于控制血糖,稳定病情。冠心病、动脉粥样硬化的患者应尽量避免高脂肪和高胆固醇食物,防止病情恶化,甚至发生脑血管病变。

烹饪原料的选择应根据平衡膳食的要求,结合就餐者的生理、健康状况及饮食习惯等多种因素,既要满足生理需要,又要符合营养要求,最终有利于身体健康与长寿。

烹调方法对营养成分的影响。烹饪不仅可以使食物具有令人愉悦的色、香、味、形,促进人们的食欲,还能杀菌消毒,保证食品的安全卫生,同时经烹饪后的食物还有助于被人体消化、吸收。然而,食物中各种营养素的组成和含量也会受烹饪的影响而产生不同程度的变化,一般来说,维生素最易被破坏而损失,各种矿物质次之,蛋白质、脂肪和碳水化合物损失相对较少。

(三)烹饪过程中营养素的损失

1.营养素的丢失

营养素的丢失是指烹饪原料在某些物理因素,如日光、盐渍、淘洗等作用下,营养物质可通过蒸发、渗出或溶解于水中而遭受损失。

(1)蒸发:主要是通过日晒或热空气的作用,使食物中的水分蒸发、脂肪外溢而干枯。在此过程中,维生素 C 损失较大,食物的鲜味也受到一定的影响。

(2)渗出:食物的完整性受到损伤,或人工加入食盐,改变了食物内部渗透压,使其水分渗出,某些营养物质也随之外溢,从而使营养素如脂肪、维生素等不同程度损失。

(3)溶解:食物在初加工、切配过程中,经不恰当地洗切、浸泡、长时间炖煮等,使水溶性维生素和蛋白质溶解于水中,随淘洗水或汤汁丢弃,因而造成营养素的损失。

2.营养素的破坏

食物中营养素的破坏是指食物因受物理、化学或生物因素的作用,其所含营养物质分解、氧化、腐败、霉变等,使食物失去原有的特性。营养素破坏的主要原因是食物保管不善或加工方法不当等。

(1)高温作用:食物在高温烹调时,如油炸、油煎、熏烤或长时间炖煮等,食物受热面积大、时间较长,较易破坏营养素。例如油炸食物,维生素 B_1 可损失 60%,维生素 B_2 可损失 40%,尼克酸可损失 50%,维生素 C 几乎 100% 被破坏。

(2)化学因素:配菜不当,如将含鞣酸、草酸多的食物与蛋白质、钙含量高的食物一起烹制或同食,则可形成鞣酸蛋白、草酸钙等不易被人体吸收的物质,降低了食物的营养价值。烹调过程中,不恰当地使用食用碱,可使食物中的 B 族维生素和维生素 C 受到破坏。动物类脂肪,在光、热的作用下会氧化酸败,同时还能使脂溶性维生素受到破坏。

(3)生物因素:主要是食物自身生物酶的作用和微生物的侵袭,如蛋类的胚胎发育、蔬菜的呼吸作用和发芽食物的霉变或腐败变质等,都可造成食物食用价值的改变。

(四)各种烹调方法对营养素的影响

1.煮

将原料放入多量的汤汁或清水中,先用旺火煮开,再用温火煮烂的烹调方法。采用这种烹调方法时,汤液中溶解了许多水溶性物质,如维生素 B_1、维生素 C 及矿物质(钙、磷)等,糖类及蛋白质在加热过程中部分水解,而脂肪无显著变化。蔬菜采用这种烹调方法时,尽管很少或根本不损失胡萝卜素,但 30%的维生素 B_1 和 60%的维生素 C 会受到破坏。

煮沸时间的长短、煮沸前食物的处理方法对营养素的损失有影响。烹调时间越长,维生素损失越多。烹调时间与维生素 C 保留率的关系详见表 3-2。食物的表面积愈大,它们溶解在汤汁中的水溶性营养素就愈多,把食物切细、切碎,不仅增加了食物的表面积,而且使食物中的某些酶释放,增加了食物与酶接触的机会,因此汤汁中营养素含量丰富,如丢掉汤汁,也就损失了部分营养素。

表 3-2　烹调时间与维生素 C 保留值的关系

烹调时间(min)	维生素 C 保留值(%)			
	球茎甘蓝	甘蓝	胡萝卜	马铃薯
20	49	—	35	—
30	36	70～78	22	53～66
60		53～58		40～45
90	—	13		17

2.蒸

主料经过加工切配、加调料后,上屉蒸熟的烹调方法。用蒸的方法烹调,食物与水的接触比煮沸要少,可溶性物质的损失相对比较少,但如烹调时间较长,因加热引起维生素分解的量也随之增加。

3.炖

将原料在开水内焯去血污后,放入锅内,加上调味品和水,加盖,先用旺火烧开,再改用温火炖到酥烂的烹调方法。慢炖所发生的变化与煮沸时相似,不过速度较慢,食物中的蛋白质温和变性,处于容易消化的状态,坚韧的胶原蛋白在与热水长时间接触中变成了可溶的明胶,使汤具有黏性,食物变得柔软,所以炖法特别适合于含结缔组织较多的肉类。干果在炖煮之前需要浸泡,炖煮时,纤维素软化,蛋白质轻微变性,可溶性物质溶解在煮液中。由于采用低温,并且果酸的存在使煮液的酸碱度低于 7,这样维生素 B_1 和维生素 C 的破坏较少。另外一种烹调方法煨对食物原料的影响与炖相仿。

4.焖

主料经煎或炸后,放入辅料、调料、高汤,用小火焖到一定时间勾芡而成的烹调方法。采用该法,主料需先煎或炸,故蛋白质、脂肪、维生素都有不同程度的损失。加热时间的长短会影响烹饪原料中维生素的含量。食物经焖煮后,消化吸收率有所提高。

5.烤

主料经过腌渍或加工成半熟制品后,放入烤炉,利用辐射热将原料烤熟的烹调方法。烤分明火烤和暗火烤两种。明火烤即在火上直接烤原料,因火力分散,故烤制时间较长,从而使维生素受到较大的损失。暗火烤又叫烘,炉内保持高温,使原料的四周均匀受热,容易烤透,与明火烤相比营养素破坏较少。

6.卤

原料经过焯水后,放入卤汁中烹制适当时间,使味道渗入原料内的烹调方法。卤菜的原料大多采用肉类及其内脏或豆制品等,部分蛋白质、维生素、矿物质会溶于卤汁中,所以应该很好地利用卤汁,提高食物的利用率。

7.熘

加工成型的主料,经挂糊油炸或经滑熘,再另起油锅煸炒辅料,然后加上主料再勾芡翻炒而成的烹调方法。食物原料的外面裹一层糊,再经油炸或油滑时,因糊受热而成焦脆的外壳,从而使原料所含的汁液、鲜味不易外溢,既保护了烹饪原料的营养素,又增加了风味。

8.爆

主料加工改刀,经过油炸、油滑或水焯后,另起油锅,用葱、蒜炝锅,放入主料,勾芡出勺的烹调方法。这是一种旺火快速加热的烹调方法。营养素的损失较少,是一种常用的较好的烹调方法。

9.炸

原料加工改刀、挂糊后,用油炸熟的烹调方法。炸烹饪原料时油温较高,营养素有不同程度的损失,尤其是维生素,油炸要比煮沸损失更多。

挂糊油炸是保护营养素、增加美味的一种方法。挂糊就是炸前在原料表面裹上一层淀粉或面粉调制的糊,使原料不与热油直接接触,以减少蛋白质、维生素等营养素的损失。它可使油不浸入原料内部,而原料所含的汁液、鲜味也不容易外溢。故原料虽经油炸,但外焦里嫩,另有风味。烘、烤、炸三种不同烹调方法对 B 族维生素的影响详见表 3-3。

表 3-3　烘、烤、炸时肉类 B 族维生素的保留值(%)

肉类	烹调方法	B 族维生素的保留值(%)		
		维生素 B_1	维生素 B_2	尼克酸
猪肉	烘、烤	40～70	74～100	65～85
	在烘架上炙烤	70	100	85
	油炸	50～60	77	75～97
牛肉	烘、烤	41～64	83～100	72
	在烘架上炙烤	59～77	77～92	73～92
	油炸	89	98	92

10.炒

炒是广泛使用的一种烹调方法。锅内放少量油,用葱、姜炸锅,放入主料炒至半熟,再加入辅料和调料炒熟的烹调方法。炒菜时要急火快炒,即用高温短时间炒,可以减少维生素的损失。注意不要过早放盐,否则,不仅影响成熟时间,还会出现较多的菜汁而增加维生素的破坏。炒菜时可用淀粉勾芡,使汤汁浓稠。绿叶蔬菜中含有大量胡萝卜素,用油烹制后能增加其吸收率。

11.熏

将主料加调料经过煮熟或蒸熟后,在熏锅内放上木屑或茶叶以及其他食用香料,把煮好的主料放在熏锅架子上盖上盖,锅底加热,使香料燃烧产生浓烟,吸附在被熏原料表面上的烹调方法。熏制食物防腐能力较强,食物表面有适度的焦皮,具有独特的风味。鱼、肉类等经熏制后会产生某些对人体有害的物质,维生素 C 的损失较大。在熏肉、鱼、肠时,不宜用明火直接熏,应用管道通干热蒸气熏。

12.煎

主料挂糊或不挂糊,放在油锅内用小火煎至两面呈金黄色后,再加上辅料和调料煎熟而成的烹调方法。煎用油少,可是油温比煮、炖要高,对维生素有较大破坏,如在原料外裹上一层糊,则能减少维生素的损失。

二、烹饪原料在加工过程中营养素的损失

(一)主食

我国膳食中谷类占有重要的地位,每天总热量的 60%～70% 来自谷类食物,所以保护其中所含的营养素非常重要。

1.米饭

烹制米饭前的淘米过程可使某些能溶于水的营养素流失。大米搓洗次数愈多,浸泡时间愈长,淘米水温愈高,各种营养素损失也愈多。所以,应尽量减少淘洗次数,最多不要超过 3 次;淘米时不宜强力揉搓,水温也不宜过高。淘米对营养素的损失率详见表3-4。

表3-4　淘米过程中营养素的损失

营养素	损失率(%)	营养素	损失率(%)
矿物质	70	蛋白质	16.7
硫胺素	29～60	脂肪	42.6
核黄素＋尼克酸	23～25	糖类	2.0

米饭的制作方法不同,营养素损失的多少也不一样,如捞饭即把米放在水中煮到半熟后再将米捞出蒸熟,这种方法做成的米饭会损失大量的维生素、矿物质、蛋白质和糖类,不宜采用。应该用焖或煮的方法做米饭。若由于风俗习惯吃捞饭,米汤不应弃掉。另外,熬粥时要盖上锅盖,煮开后改用小火,以免营养素大量破坏。捞米饭和蒸米饭营养成分的比较详见表3-5。

表3-5　捞米饭和蒸米饭营养成分的比较(500g)

营养成分	捞米饭	蒸米饭	损失率(%)
脂肪(g)	0.5	2.5	80.0
碳水化合物(g)	128.0	136.0	5.9
磷(mg)	215.0	155.0	42.7

营养成分	捞米饭	蒸米饭	损失率（%）
铁（mg）	2.0	5.0	60.0
维生素 B_1（mg）	0.1	0.2	50.0
维生素 B_2（mg）	0.05	0.1	50.0
尼克酸（mg）	1.5	2.5	40.0

2.面食

和大米一样,面食的制作方法不同,其营养素的损失差别也很大（表 3-6）。做面食时应注意:第一,发酵面加碱不要太多,碱多了会破坏维生素,同时影响外观和口味。第二,炉温不宜太高,炸油条、烤烧饼、烤点心时,炉温太高也会破坏许多营养素。面条、水饺的汤汁不应丢弃,以减少营养素的损失。

表 3-6　面食不同制作方法对营养素的影响

面食制作方法	营养素	损失率（%）
煮面条	维生素 B_1、维生素 B_2	35
	蛋白质	2～5
烙饼	维生素 B_1	20
烤烧饼	维生素 B_1	30
炸油条	维生素 B_1	100
	维生素 B_2	45
	尼克酸	45
蒸馒头	除维生素 B_2 外	几乎没有损失

(二)副食

1.蔬菜类原料

蔬菜可供给人体丰富的矿物质、维生素及膳食纤维等人体生长和体内生理功能调节不可缺少的营养素,而不合理的烹调加工可使这些营养素受到不同程度的损失。①不合理的洗菜方法:蔬菜先切后洗,维生素和矿物质可通过切口溶解到洗菜水里而丢失;菜切得越碎,冲洗的次数越多,用水浸泡的时间越长,则营养素损失也越多。②挤菜汁:烹调前先用开水将菜稍烫一下,捞出来挤去菜汁,然后再烹调或作馅,这样做导致了菜中大部分水溶性维生素的丢失。另外,在炒菜时加水过多,使维生素溶解在菜汤里,吃菜弃汤也增加了水溶性维生素的损失。③加热破坏:加热的温度越高、时间越长,维生素损失越多。炒菜时加少量醋对维生素 B、维生素 C 有一定的保护作用。炒菜时,避免使用铜制炊具如铜锅、铜勺,因铜会加快维生素 C 的破坏。炒菜要现炒现吃,盐和酱油也最好在菜起锅前加入,尽量减少烹调时间,这些都有利于维生素的保护和保留。部分蔬菜油炒后维生素 C 和胡萝卜素的损失率详见表 3-7。

表 3-7　蔬菜油炒后维生素 C 和胡萝卜素的损失率(％)

名称	处理及烹调方法	损失率(％)	
		维生素 C	胡萝卜素
绿豆芽	水洗,油炒 9～13min	41	2
韭菜	切成段,油炒 5min	48	6
油菜	切成段,油炒 5～10min	36	24
雪里蕻	切成段,油炒 7～9min	31	21
菠菜	切成段,油炒 9～10min	16	23
大白菜	切成小段,油炒 12～18min	43	—
番茄	去皮,切块,油炒 3～4min	6	5
青椒	切成丝,油炒 1～5min	22	11
胡萝卜	切成丝,油炒 6～12min	—	21
土豆	去皮,切丝,油炒 6～8min	46	—

2.动物性原料

动物性食物可提供丰富的优质蛋白质、矿物质和脂溶性维生素,能促进人体生长发育,增进健康。动物性食物烹调后,蛋白质、脂肪等营养素含量变化不大,而且容易被消化吸收。动物性食物烹调方法多种多样,加热的温度和时间有较大差别,营养素在不同的烹调方法中被破坏的程度也不同,尤其是维生素。不同烹调方法对动物性食物中维生素的影响详见表 3-8。

表 3-8　不同烹调方法对动物性食物中维生素保存率的影响(％)

动物性食物	烹调方法及处理情况	维生素 B_1	维生素 B_2	尼克酸	维生素 A
猪肉	炒肉丝:切成丝,油炒 1.5～2.5min,加酱油	87	79	55	89
	红烧肉:切成块,用油炒 3min,加入酱油、水,大火煮沸后用小火煨半小时	40	62	50	68
猪肝	炒猪肝:切成片,加入团粉、酱油,拌匀油炒 3min,加水少许	68	99	83	59
	卤猪肝:将大块猪肝放入沸水中,加调味品约煮 1h,改刀	45	63	45	50
鸡蛋	炒鸡蛋:去壳,打匀,加盐适量,用油炒 1～1.5min	87	97	100	93
	煮鸡蛋:将鸡蛋放水中,大火煮沸 5min	93	97	96	98

肉类食物如鸡、鸭、鱼、肉等都含有丰富的维生素,因易溶于水而流失,烹调时应先洗后切,且最好连汤一起食用。

为了减少肉类和其他动物性食物营养素的损失,建议采用急火快炒的烹调方法,或在烹调时加入适量淀粉挂糊、上浆、勾芡,这样既可保护各种营养素少受损失,又能保持食物色、香、味、形俱佳,促进食欲又增加营养。

三、烹饪过程中减少营养素损失的措施

(一)保护措施

1.挂糊上浆

挂糊是把淀粉和水或蛋清调制成黏稠的糊,再把原料放在糊内拖挂,将糊均匀地裹在原料上。上浆是把淀粉、蛋清、调味品等直接加在原料中一起调拌。上浆或挂糊的原料下锅后,直接与高温油接触的不是原料本身,而是原料最外层的浆或糊,遇热即形成外壳,保护原料并减少原料中水分和营养素的溢出;原料不直接与锅底接触,蛋白质不会骤热变老、烧焦;减少维生素因高温而破坏。烹制的菜肴不仅色泽好、味道鲜嫩、营养素损失少,而且消化吸收率也较高。

2.加醋忌碱

维生素 B_1、维生素 B_2、维生素 C 等怕碱不怕酸,在酸性环境中比较稳定。凉拌蔬菜提前放醋,还有抑菌作用。烹饪动物性原料,如红烧鱼、糖醋排骨等,可先放醋增加原料中钙的溶解,从而促进钙在人体内吸收。骨头敲成碎段加醋少许煮汤,也可促进钙的溶解和吸收。

平时熬粥或煮牛肉、豆类、粽子时,为加速食物熟软,有时会加碱,这会增加食物中营养素尤其是水溶性维生素的破坏,应尽量避免。炒牛肉为了使肉质鲜嫩,可放入从木薯中提取的酶制剂。

3.酵母发酵

制作发面食品,要尽量采用鲜酵母或干酵母。面团经过酵母发酵后,不仅可增加面粉的B族维生素,还可破坏面粉所含的植酸盐。面团发酵有两种方法:传统的面粉发酵和鲜酵母发酵。前者因乳酸菌和醋酸菌等杂菌产生的有机酸含量高而需要加碱中和,后者不产生多余的有机酸,不用加碱。有些面团在发酵时产酸过多必须加碱中和,加碱的量应以中和过多的酸为准,不宜多加,否则B族维生素、维生素 C 等容易被破坏。采用蒸和烙的方法制作面食,维生素破坏较少,用煮和炸的方法,维生素损失相对较多。

4.勾芡

勾芡是在菜肴接近成熟时,将调好的水淀粉淋入锅内,使汤汁黏稠,增加汤汁对菜肴的附着力。勾芡可减少营养素的损失和破坏。

5.旺火急炒

减少营养素损失的烹饪原则是:火大油热快炒,加热时间要短。副食原料经旺火急炒,能缩短菜肴熟的时间,可使原料营养的损失率大大降低。例如,猪肉切成丝,旺火急炒,维生素 B_1 损失率为 13%、维生素 B_2 为 21%、维生素 PP 为 45%;而切成块用文火炖,维生素 B_1 损失率为 65%、维生素 B_2 为 41%、维生素 PP 为 75%;又如西红柿去皮切成块,经油炒 3~4min,维生素 C 的损失率为 6%;而大白菜切成块,油炒 15min,维生素 C 的损失率则达 43%。叶菜类采用旺火急炒,维生素 C 的平均保存率可达 60%~70%,胡萝卜素的保存率则可达到76%~96%。旺火急炒时加盐不宜过早,否则渗透压增大会使水溶性营养素外移而易被氧化或流失。

(二)加工措施

1.清洗

各种食物原料在烹饪前一定要清洗。清洗能减少微生物、寄生虫卵和杂物,使食物干净卫生。但米在淘洗时,为减少维生素和矿物质的流失,应尽量减少淘洗次数,且淘洗时不要用热

水,也不用两手搓洗。清洗各种蔬菜时,应洗后再切,且不宜在水中浸泡过久。

2.切配

各种烹饪原料如果切得太碎,原料中易氧化的营养素与空气接触的机会增多,营养素的氧化破坏也随着增多。原料应尽量做到现切、现烹、现做、现吃,以保护营养素少受氧化而损失。对烹饪原料切配的数量应当估算准确,如果原料切配得过多,不及时烹饪,则会增加营养素在保存期的氧化。蔬菜炒熟后放置 1h,维生素 C 损失 10%,放置 2h 损失 14%,放置 3h 后回锅烹煮,损失率更大。

3.水烫

有些菜肴制作过程中需水烫处理,注意一定要火旺、水沸,加热时间短。如果原料多,要分次下锅,使水温不低于 80℃。由于火旺、水沸,原料在沸水中翻个身即可捞出,这样能减轻原料色泽的改变、减少维生素的损失。蔬菜原料含有某些氧化酶易使维生素 C 氧化破坏,氧化酶在 50～60℃时活性最强,温度达到 80℃以上则活性减弱或灭活,一般旺火加工后维生素 C 的平均保存率为 84.7%。若放在冷水中煮熟,维生素 C 要损失 40%。蔬菜经过沸水烫后,虽然损失一部分维生素,但同时除去较多的草酸,有利于钙、铁在体内的吸收。另外,原料出水后,不要挤去汁水,这会使水溶性维生素大量丢失。水烫动物性原料,也需旺火和沸水,食物因骤受高温,蛋白质凝固而保护营养素不外溢,注意也不要切得太细。

第四章 特殊人群的营养护理

第一节 婴幼儿、儿童和青少年的营养护理

一、婴幼儿营养护理

出生 1～12 个月为婴儿期,包括新生儿期(断脐至生后 28 天);1～3 岁为幼儿期。婴儿期是一生中生长发育最迅速的时期,一般 1 岁时的体重为出生时的 3 倍,身长为出生时的 1.5 倍。幼儿期生长发育虽不及婴儿期迅速,但亦是非常旺盛的阶段,这一时期是完成从以母乳为主营养到以食物为营养的过渡期,也是养成良好饮食习惯的关键时期。婴幼儿期良好的营养,是一生体格和智力发育的基础,亦是预防成年慢性疾病如动脉粥样硬化、肥胖症、冠心病等的关键时期。

营养是保证婴儿正常发育和身心健康的物质基础。正常母乳的营养构成及营养素含量是最适宜婴儿营养需要的食品。母乳非常适合于生长发育迅速、生理功能尚未完全发育成熟的婴儿。纯母乳喂养能满足 6 个月龄以内婴儿所需要的全部液体、能量和营养素。因某种原因不能用纯母乳喂养时,宜首选婴儿配方食品喂养。婴儿生长至 4～6 个月时,无论用人乳、牛乳或代乳品喂养,已逐渐不能满足婴儿生长发育的需要,应及时增加各种辅食以弥补奶类的不足。添加辅食的原则为"逐步适应、由稀到稠、由少到多、由细到粗、由一种到多种、用勺喂养"。在添加辅食过程中,应观察儿童的体重增长、精神状况及大便消化情况,出现异常问题应及时调整。

幼儿膳食应特别注意各种营养素与能量的合理供给,膳食要平衡,特别要保证富含蛋白质、维生素、无机盐的食品的摄入。每日应提供粮谷类 100～150g,鱼、肉、禽、蛋类或豆制品(以干豆计)100～130g,蔬菜、水果类 150～250g;每日牛奶至少 350mL;每周进食 1 次富含铁和维生素 A 的动物肝脏,1 次富含碘、锌的海产品。多食黄绿色蔬菜和新鲜水果,以增加胡萝卜素、维生素 C 和铁的摄入。幼儿的食物应单独制作,质地应细、软、碎、烂,避免刺激性强和油腻的食物。食物烹调时还应具有较好的色、香、味、形,并经常更换烹调方法,以刺激小儿胃酸的分泌,促进食欲。一般可安排早、中、晚三餐和餐间的两次点心。选用婴幼儿食品时要注意强化婴幼儿生长发育所需的维生素、矿物质、氨基酸等各种营养素。婴幼儿以乳类食品为主,但牛奶喂养容易缺乏维生素 A、维生素 D 及维生素 C;母乳喂养则容易缺乏维生素 D。4～6 个月以上的婴儿若不及时添加辅食,有可能造成多种维生素缺乏,所以在婴幼儿食品,如奶粉、米粉中强化维生素是很有必要的。另外,断奶后的婴幼儿由于添加辅食的质和量存在问题或对营养素吸收尚不完全,容易发生某些微量元素如铁和锌等的缺乏,进而导致缺铁性贫血或

低锌血症,因而有必要进行强化补充。

婴幼儿合理选择营养强化食品十分必要,在选择时要注意以下几个方面的问题:

1.选择合理的强化剂量

要根据中国居民营养素参考摄入量规定的各年龄段营养素参考摄入量来确定。营养素在人体内有一定的含量与比例,如果超出正常的范围,可能会出现不良反应,如食用过量维生素A、维生素D,可引起毒性反应;氨基酸摄入长期不平衡,会降低人体抵抗力。食品强化某种营养素剂量必须根据食品的营养成分与人体对该种营养素的合理需求而决定。对于6个月以上的婴儿,因母乳提供的营养素已不能满足其生长发育的需要,必须添加辅食,在辅食中的营养素强化剂量应是各年龄段的营养素参考摄入量减去母乳供给量。

2.注意各营养素之间的平衡

婴幼儿摄取的食物中如某种营养素缺乏或不足,需要由强化食品进行补充。应正确掌握缺什么补什么的原则,否则,一种营养素摄入过多,会造成其他营养素吸收减少或排出增加。如钙摄入过多会导致磷排出增加;糖摄入过多会导致维生素 B_1 消耗增加;补锌过多会降低铁的吸收等。

3.选择营养强化食品要有明确的针对性

我国居民的饮食结构容易造成维生素 A、维生素 D、维生素 B_2 及钙的缺乏;饮食过于精细、常吃精白米和面及喜欢吃"捞饭"的人群更容易发生维生素 B_1 缺乏;北方地区人群在缺乏新鲜蔬菜和水果的季节,常见维生素 C 摄入不足;远离海洋的内陆居民,易出现碘摄入不足;婴幼儿生长发育迟缓、食欲不振、毛发枯黄、有异嗜癖的表现可能与锌缺乏有关。要针对不同人群、不同情况来选择不同的强化食品。鉴于婴幼儿的喂养特点,对婴幼儿食品要考虑维生素D 的补充,以预防婴幼儿佝偻病的发生,并减少对今后生长发育的影响。

4.若同时存在多种营养素缺乏,应做好有计划地强化干预

医护人员应全面了解婴幼儿存在的营养问题、主要的临床表现,分析缺乏营养素的种类和程度。可以先强化缺乏最严重的营养素,再强化其他营养素。如同时存在多种营养素缺乏,而且已经影响到婴幼儿的正常生活或出现系列较严重的临床症状,则应入住医院,给予肠外营养支持,及早纠正营养失衡状况。

二、儿童营养护理

3岁至6～7岁小学前称为学龄前期,6岁至12岁称为学龄期。此年龄段儿童与婴幼儿期相比,生长发育速度相对减慢,但仍保持稳步的增长,脑及神经系统持续发育并逐渐成熟。与成人相比,儿童仍处于迅速生长发育阶段,因其活泼好动而需要更多的营养。

学龄前儿童每日食谱参考如下:200～300mL 牛奶(不要超过 600mL);谷类 150～200g,以取代乳类成为主食;1 个鸡蛋;100g 无骨鱼、禽或瘦肉及适量的豆制品;150g 蔬菜和适量水果。每周补充 1 次富含铁和维生素 A 的猪肝和富含铁的猪血,1 次富含碘、锌的海产品。学龄前期儿童的咀嚼和消化功能仍低于成年人,应以家庭膳食为主,膳食单独制作为宜,蔬菜切碎,瘦肉加工成肉末或细小的肉丁,尽量减少食盐和调味品的食用。烹调多采用蒸、煮、炖等方法,制成质地柔软、容易消化的膳食。每天的食谱要更换品种及烹调方法,尽量1周内不重复,并注意色、香、味的合理搭配。学龄前期儿童宜采用"三餐两点"制供给食物,早、中、晚正餐之间加适量点心,保证儿童的营养需要,又不过多增加胃肠道负担。学龄前儿童好奇心重,注意力容易分散,同时喜欢模仿,具有很大的可塑性,这是培养个人良好生活习惯的重要时期。家长应注意培养其不偏食、不挑食、少零食和细嚼慢咽、不暴饮暴食、口味清淡的健康饮食习惯及良好的卫生习惯。

学龄期儿童独立活动的能力逐渐增强,可以接受成人的大部分饮食,只是在用膳时应给予多方面的关心和呵护。学龄期儿童的能量供给要充足,以满足其生长发育的全面需要。首先要保证早餐的质量,食量相当于全日量的1/3,并坚持在上午课间加餐。每日膳食要有鱼、肉、蛋、奶、豆类和蔬菜的合理搭配摄入,主食需保质保量,不应偏食、挑食。注意多吃富含铁和维生素C的食物,积极预防缺铁性贫血的发生。少吃零食,控制食糖摄入量,饮用水以白开水或矿泉水为宜,不提倡选用碳酸饮料。鼓励儿童每天进行充足的户外活动以增强体质和耐力,提高身体的柔韧性和协调性,保持健康体重,预防和控制肥胖症,这对今后常见慢性病的发生也有一定的预防作用。户外运动还能增加皮肤日光照射,有利于体内维生素D合成,以保证骨骼的健康发育。儿童的营养状况直接与儿童的抗病能力有关,对于容易患感冒、上呼吸道感染或时有腹泻发生的儿童,应加强营养。

三、青少年营养护理

青少年期是指11~12岁到18岁这一阶段,是人体生长发育的第二个高峰期,是从儿童到成人的过渡阶段。这一阶段最突出的特点是生长发育迅速。青少年期身体特征是身高、体重、体型、肌肉组织及外形都有明显的变化,全身的组织和器官都从稚嫩走向成熟,器官功能也逐渐完善。青少年活动量大,学习负担重,对能量和营养素的需求都超过成年人,应该重视平衡膳食,做好合理营养。每餐或每份膳食中能量和各种营养素要种类齐全、数量充足、比例合适。

(一)供给充足的能量,满足生长发育的需要

谷类是我国膳食中主要的能量来源,青少年能量需要量大,每日需400~500g,个人又因活动量的大小而有所不同。主食可根据个人嗜好、饮食习惯、家庭环境与经济状况选用不同的种类。同时要注意粗细搭配,经常选用粗粮和杂粮,如玉米、小米、番薯与马铃薯等。

(二)保证足够的蛋白质、矿物质和维生素

蛋白质是构建人体组织器官、调节生长发育和性成熟所需激素的原料,蛋白质摄入不足会影响青少年的生长发育。青少年每日摄入的蛋白质应有50%为优质蛋白质,鱼、肉、蛋、奶、豆类是膳食中优质蛋白质的主要来源,青少年每天的食谱中应含有充足的动物性食物和大豆类食物。

矿物质在构成人体结构、调节人体代谢、促进生长发育等方面发挥着重要作用。钙、铁、锌、碘等元素在青春期需要量最多,也最容易缺乏。钙是建造骨骼和牙齿的重要成分,青春期骨骼发育迅速,需要摄入充足的钙。中国小学生钙的摄入量普遍不足,尚不到适宜摄入量的一半,因此青少年应每日摄入一定量含钙丰富的食物,如奶类、鱼虾类与豆类食品,及时补充钙以

满足生理需求。铁是造血的原料,长时间缺铁可导致缺铁性贫血,还会使人体抵抗力下降,对学习和智力也会有一定影响。中小学生缺铁性贫血较为普遍,应注意补充含铁丰富且吸收利用率较高的食物,如动物肝脏、动物血、瘦肉等。锌有助于促进青少年生长发育、大脑发育和性成熟,平时应注意摄入含锌丰富的食物,如海产品、肉类、核桃、松子等。碘是合成甲状腺素的原料,甲状腺素是人体内重要的内分泌激素,它调节甲状腺功能与能量代谢,促进生长发育。青少年期应该常选用富含碘的海产品如海带、紫菜等,以增加碘的摄入,维持正常甲状腺功能。青少年对各种维生素的需求量较大,如平时不重视补充很容易出现维生素缺乏症。目前较容易缺乏的有维生素 B_1、维生素 B_2、维生素 C、维生素 A 和维生素 D 等,应注重在饮食中加以补充与调整。

(三)注意平衡膳食,参加体力活动,避免超重或肥胖和盲目节食

青少年是长身体的重要阶段,应做好食物多样化,坚持以谷类为主,保证足量、均衡的营养,以满足生长发育的需要。当前部分青少年因膳食结构不合理,摄入高能量膳食,多余的能量在体内转变成脂肪而导致超重或肥胖。相反,部分女性青少年因追求苗条身材而盲目节食,能量和营养素长期摄入不足,引起体内代谢紊乱,抵抗力下降,严重者可出现低血钾、低血糖而影响学习和生活。个别甚至发展到厌食与心理障碍。

青少年要保持适宜的体重,应做好平衡膳食,少吃高能量的食物,如肥肉、糖果和油炸食品等,同时要增加体力活动,保持能量的摄入和能量消耗达到平衡。

(四)重视早餐的合理搭配

青少年学习任务十分繁重,大脑处在高度的紧张状态,为此,需要消耗大量的能量和营养素。葡萄糖是大脑能直接利用的能量,青少年经常不吃早餐或早餐吃得不合理,人体处于饥饿状态,大脑血糖供应不足,会导致上课注意力难以集中、反应不快或迟钝、记忆力下降从而影响学习效率。当前学生不吃早餐或早餐随便应付的现象非常普遍,应引起高度重视。

青少年的体质强弱与营养直接相关,其营养素的全面摄入与平衡需要长期坚持。青少年处于重要的生长时期,该年龄段营养问题应得到社会、学校与家庭的共同关心和支持。

第二节　老年人的营养护理

2009 年,中国 60 岁以上老年人达 1.67 亿,占总人口的 12.5%。中国人口老龄化形势严峻。人体衰老是不可逆转的发展过程,随着年龄的增加,老年人器官功能逐渐衰退,容易发生代谢紊乱,导致营养缺乏病和慢性非传染性疾病的危险性增加。营养不良或营养过剩、紊乱有可能加速衰老的速度,而合理的营养有助于延缓衰老,防止各种老年常见病,达到健康长寿和提高生命质量的目的。针对老年人的生理特点和营养需求,《中国老年人膳食指南》在一般人群膳食指南的基础上补充了以下建议。

(一)食物宜粗细搭配、松软、易于消化吸收

老年人消化器官生理功能有不同程度的减退,咀嚼功能和胃肠蠕动减弱,消化液分泌减少,因此食物宜细软、易于消化吸收。但是随着人们生活水平的提高,食物加工也日益精细化,老年人摄入主食、粗粮减少,而摄入油脂及能量增加导致 B 族维生素、膳食纤维和某些矿物质供给不足,老年人发生便秘、高血压、血脂异常、心脏病、糖尿病等的危险性也增高。因此老年人选择食物应粗细搭配,食物烹制宜松软易于消化,但又应该适当增加粗粮摄入。粗粮含丰富的 B 族维生素、膳食纤维、钾、钙、植物化学物质,建议老年人每天最好进食 100g(2 两)粗粮或全谷类食物。在适合老年人咀嚼的前提下,要兼顾食物的色、香、味、形;注意烹调的方法,以蒸、煮、炖等为主,避免油腻、腌制、煎、炸、烤的食物。宜选用食物有米面及其制品,如面包、馒头、麦片、花卷、稠粥、面条、馄饨,细软的蔬菜、水果、豆制品、鸡蛋、牛奶以及鱼虾、瘦肉和禽类等。

(二)合理安排饮食,提高生活质量

家庭和社会均应努力改善老年人的饮食质量、进餐环境和进食情绪,使老年人在进餐时保持愉悦的心情,摄入丰富均衡的食物,保证足量的营养素以满足机体需要,促进老年人身心健康、减少疾病,延缓衰老,提高生活质量。研究表明老年人和家人、同伴一起进餐与单独进餐相比,更加享受食物和进餐过程,而且和家人、朋友一起进餐还会促进消化液的分泌,增进食欲,促进消化。

老年人随着年龄增加,生理功能减退,可出现不同程度的免疫功能和抗氧化功能降低以及其他健康问题。老年人活动量减少,消化功能衰退,导致食欲减退,更容易使老年人健康和营养状况恶化。因此应注意摄入营养全面的均衡饮食。老年人蛋白质合成减少、蛋白质利用率降低,应鼓励其选用优质蛋白质;老年人胆汁酸减少,酶活性降低,消化脂肪的能力下降,故摄入脂肪供能应占总能量的 20% 左右为宜,并以植物油为主;老年人糖耐量降低,胰岛素分泌减少,血糖调节作用减弱,易发生高血糖,故不宜多用蔗糖;老年人随着年龄增加,骨矿物质不断丢失,骨密度逐渐下降,女性绝经后由于激素水平变化致骨质丢失更为严重,另一方面老年人钙吸收能力下降,如果膳食钙摄入不足,更容易发生骨质疏松和骨折,故应注意钙和维生素 D 的补充;此外,锌是老年人维持和调节正常免疫功能所需;硒可提高机体抗氧化能力,与延缓衰老有关;适量的铬可使胰岛素充分发挥作用,并使 LDL-C 降低,HDL-C 升高,均应注意摄入。另外,补充维生素对老年人健康也很重要,如维生素 A 可减少老年人皮肤干燥和上皮角化;β-胡萝卜素能清除过氧化物,有预防癌症、增加免疫力的功能,可延缓白内障发生;维生素 E 有抗氧化作用,能减少体内脂质过氧化物,消除脂褐质,降低血胆固醇浓度;维生素 C 有延缓血管硬化的作用。老年人应经常食用富含各类矿物质和维生素的食物。

(三)重视预防营养不良和贫血

老年人由于生理、心理和社会经济情况的改变,消化功能下降,开始出现牙齿、口腔问题,因孤独等原因可能情绪不佳,再加上体力活动减少,可能致食欲减退,摄取营养素不足而造成营养不良。老年人随着年龄增长出现不同程度的老化,包括器官功能减退、基础代谢降低和身体成分改变等,常存在不同程度和不同类型的慢性疾病,更容易出现系列的营养问题。老年人最常见的营养问题是营养不良和贫血。2002 年中国居民营养与健康状况调查报告表明,60 岁

以上老年人低体重（BMI<18.5kg/m²）的发生率为 17.6%，是 45～59 岁年龄段的 2 倍；贫血患病率为 25.6%，也远高于中年人群。因此老年人应重视预防营养不良与贫血。

1.预防老年人的营养不良与体重不足

老年人为预防出现营养不良，应注意：①保证充足的食物摄入，提高膳食质量。食物宜品种多样化且易于消化吸收。应注意保证奶类、肉类、鱼虾类和大豆制品的摄入，根据个人喜好烹制合乎口味的膳食，以保证能量和优质蛋白质的摄入，使体重维持在正常范围。②适当增加进餐次数。老年人由于胃肠功能减退，一次进食较多容易消化不良，可少量多餐，每天进餐4～5次，这样既可以保证需要的能量和营养素，又可以使食物得到充分吸收利用。对于已经出现营养不良或低体重的老年人，更应逐步增加摄入量，使消化系统有一个适应过程。③适当使用营养素补充制剂。部分老年人由于生理功能下降及疾病原因不能从膳食中摄取足够营养素，特别是维生素和矿物质，可适当使用营养素补充制剂。④及时治疗原发病。老年人支气管炎、肺气肿、肿瘤、心脑血管疾病、胃肠疾病等发病率增加，这些疾病容易导致营养不良，因此，积极治疗原发病是改善营养状况的重要措施。⑤定期称量体重，监测营养不良。体重减轻是老年人营养不良的主要表现，若体重突然急剧下降可能是一些重大疾病发生的前兆，因此应当经常称量体重。

2.防治老年人贫血

老年人为防治贫血，应注意：①增加食物摄入。贫血的老年人应增加食物摄入量，包括主食和各种副食，以保证能量、蛋白质、铁、维生素 B₁₂、叶酸的供给，提供造血的必需原料。②调整膳食结构。部分老年人偏向素食，膳食中动物性食物摄入少，而植物性食物含铁少，且利用率低，因此这部分老年人应注意适量增加肉类、鱼类、动物血和肝等的摄入。新鲜的水果和绿叶蔬菜，可提供丰富的维生素 C 和叶酸，有促进铁吸收的作用，建议足量摄入。另外，吃饭前后不宜饮用浓茶，以减少其中鞣酸等物质对铁吸收的干扰。③选用含铁的强化食物如强化铁的酱油、强化铁的面粉和制品等。国内外研究表明，食物强化是改善人群铁缺乏和缺铁性贫血最经济、最有效的方法。④适当使用营养素补充制剂。当无法从膳食中获得充足的营养素时，可以有选择地使用营养素补充制剂，如铁、B 族维生素、维生素 C 等。⑤积极治疗原发病。除了膳食摄入不足以外，有些慢性疾病也可导致贫血。因此必要的时候需要到医院查明病因，积极治疗原发性疾病。

(四)多做户外活动，维持健康体重

2002 年中国居民营养与健康状况调查结果显示，我国城市居民经常参加锻炼的老年人仅占 40%，不锻炼者高达 54%。大量研究证实，活动少、能量摄入多引起的超重和肥胖是高血压、高血脂、糖尿病等慢性非传染性疾病的独立危险因素。老年人适当多做户外活动能延缓骨骼、肌肉、消化、呼吸、心血管、中枢神经等各系统功能的衰退，还可使皮肤接受充足的光照，有利于体内维生素 D 合成，可预防或延缓骨质疏松症的发生。

老年人运动应掌握四项原则：①安全。老年人体力下降，协调功能和视力、听力也减弱，因此，运动时首先要考虑安全，避免有危险性的项目和动作。运动强度、幅度不宜太大，动作要简单、舒缓。②全面。老年人应选择多种项目或能锻炼全身的运动项目,使全身各关节、肌肉群和多个部位受到锻炼。锻炼时注意上下肢协调运动、身体左右侧对称运动。③自然。老年人运动方式应自然、简便,不宜做负重憋气、过分用力、头部旋转摇晃的运动,尤其是有动脉硬化和高血压的老年人,更应注意避免。④适度。老年人应根据自己的生理特点和健康状况选择适当的运动强度、时间和频率。每周可户外锻炼 3~5 次,每次至少 30min,运动强度以轻微出汗、自我感觉舒适为度。世界卫生组织(WHO)推荐的最适宜锻炼时间是上午 9:00－10:00 或下午 16:00－18:00。

第三节　孕妇与产妇的营养护理

一、孕妇营养护理

妇女从妊娠期开始到哺乳期,由于孕育胎儿、分娩胎儿及分泌乳汁喂养婴儿的需要,对各种营养素的需要量较平常增加。妊娠期、哺乳期是需要加强营养的特殊生理阶段。孕妇的营养状况是否良好,关系到妊娠过程、胎儿和婴儿的正常生长发育。在孕妇严重营养不良时,早产与新生儿低出生体重发生率增加,胎儿先天性畸形发生率增加,围生期婴儿死亡率增高,影响胎儿,婴儿的体格和智力发育。孕妇营养状况还会影响本人的健康,营养不良的孕妇容易出现呼吸道、泌尿道感染,严重时可引起先兆子痫等并发症。目前,随着人民生活水平的不断提高,孕妇的营养问题越来越受到人们的关注,部分孕妇因饮食结构不合理,能量摄入过多,导致胎儿体重过大甚至造成难产。胎儿出生体重过重也是儿童单纯性肥胖症的危险因素之一。

怀孕早期是婴儿重要器官形成的关键时期,该期胚胎发育迅速,对营养的需求加大,但因部分孕妇会出现早孕反应,影响食物摄入,所以在孕前期妇女就应特别重视营养,储备足量的营养素,以保证怀孕后胎儿和自身能够得到最佳的营养。

(一)孕前期的膳食营养指导

1.多摄入富含叶酸的食物或补充叶酸

妊娠的头 4 周是胎儿神经管分化和形成的重要时期,此期叶酸缺乏可增加胎儿发生神经管畸形及早产的危险。育龄妇女应从计划妊娠开始尽可能早地多摄取富含叶酸的食物并从孕前 3 个月开始每日补充叶酸 400μg,并持续至整个孕期。

2.常吃含铁丰富的食物

孕前缺铁易导致早产、孕期母体体重增长不足以及新生儿低出生体重,故孕前女性应储备足够的铁为孕期利用。建议孕前期妇女多摄入含铁丰富的食物,缺铁或贫血的育龄妇女可适量摄入铁强化食物或在医生指导下补充小剂量的铁剂。

3.保证摄入加碘食盐,适当增加海产品的摄入

妇女围孕期和孕早期碘缺乏均可增加新生儿发生克汀病的危险性。健康妇女孕前和孕早期除摄入碘盐外,还建议每周至少摄入 1 次富含碘的海产品。因甲状腺疾病较为复杂,且与女性生育密切相关,建议育龄妇女孕前最好检查甲状腺功能,特别是既往有自然流产史的女性,

应排除甲状腺疾病再备孕。

4.戒烟、禁酒

夫妻一方或双方经常吸烟或饮酒,不仅影响精子、卵子的发育,造成精子或卵子的畸形,还会影响受精卵在子宫的顺利着床和胚胎发育,导致流产。酒精可以通过胎盘进入胎儿血液,造成胎儿宫内发育不良、中枢神经系统发育异常、智力低下等,所以孕前 3～6 个月需要戒烟、禁酒。

(二)孕期的营养指导

怀孕头 3 个月为孕早期,是胚胎发育的初期,胚胎生长速度较缓慢,孕妇膳食中热能及各种营养素的需要量与孕前没有太大的差别,但由于早孕反应(恶心、呕吐、厌食、厌油、偏食)会影响营养素的摄入。该期孕妇体重一般增加较少。

1.孕早期膳食营养要求

(1)按照孕妇喜好,选择促进食欲的食物。食物以清淡为宜,以减少怀孕早期的妊娠反应,使孕妇摄取足量食物,满足其对营养的需要。

(2)选择容易消化的食物如粥、面包干、馒头、饼干、甘薯等,以减少孕期呕吐。

(3)想吃就吃,少食多餐。怀孕早期反应较重的孕妇,不必像常人那样强调饮食的规律性,应根据孕妇的食欲和反应的轻重及时进行调整,采取少食多餐的办法,保证进食量。比如睡前和早起时,吃几块饼干、面包等点心,可减轻呕吐,增进食量。

(4)保证摄入足量碳水化合物。怀孕早期应摄入足量谷类或水果,保证每天至少摄入 150g 碳水化合物(约合谷类 200g)。为防止酮体对胎儿早期脑发育的不良影响,孕妇完全不能进食时,也应静脉补充至少 150g 葡萄糖。

(5)多摄入富含叶酸的食物并补充叶酸。怀孕早期叶酸缺乏可增加胎儿发生神经管畸形及早产的危险。妇女应从计划妊娠开始时就尽可能早地多摄取富含叶酸的食物。受孕后每日应继续补充叶酸 400μg,至整个孕期。

(6)戒烟、禁酒。孕妇吸烟或经常被动吸烟可导致胎儿缺氧、营养不良和发育迟缓。孕妇饮酒,酒精可以通过胎盘进入胎儿血液,造成胎儿宫内发育不良、中枢神经系统发育异常、智力低下等。

孕 4～6 个月为孕中期,孕妇体重增长迅速,可增加体重 4～5kg。

2.孕中期膳食营养要求

(1)保证充足的能量。孕 4～6 个月时,胎儿生长开始加速,母体子宫、胎盘、乳房等也逐渐增大,加上早孕反应可能导致的营养不足,孕中期需要保证充足的能量。

(2)保证充足的鱼、禽、蛋、瘦肉、海产品和奶的供给。鱼、禽、蛋、瘦肉和奶是优质蛋白质的良好来源,其中鱼类还可提供 ω-3 多不饱和脂肪酸,蛋类尤其是蛋黄是卵磷脂、维生素 A 和维生素 B_2 的良好来源,有利于胎儿健康发育。

(3)注意铁的补充。孕中期妇女血容量及红细胞迅速增加,并持续到分娩前,同时胎儿也需要一定的铁储备,因此妊娠妇女宜从孕中期开始增加铁的摄入量,多摄入含铁丰富且吸收率又较高的食物,包括动物肝脏和血、肉类、鱼类等,必要时可在医生指导下补充小剂量的铁剂。

(4)禁烟戒酒,少吃刺激性食物。烟草、酒精对胚胎发育的各个阶段都有明显的毒性作用,容易引起早产、流产、胎儿畸形等。有吸烟、饮酒习惯的妇女,孕期必须禁烟戒酒,并要远离吸烟环境。同时少吃刺激性食品,如咖啡、浓茶等。

3.孕末期膳食营养要求

孕7～9个月为孕末期,孕妇体重增加5kg,整个孕期总体重增加12kg。该期胎儿组织、器官迅速增长,脑细胞分裂增殖加快,骨骼开始钙化,同时孕妇子宫增大、乳腺发育速度增快,孕妇对蛋白质、能量以及维生素和矿物质的需要量明显增加。

(1)补充长链多不饱和脂肪酸。人类脑组织是全身含磷脂最多的组织,孕20周开始,胎儿脑组织分裂加速,作为脑细胞结构和功能成分的磷脂需要量增加,磷脂上的长链多不饱和脂肪酸如花生四烯酸、二十二碳六烯酸为脑细胞生长和发育所必需。胎儿发育所需要的长链多不饱和脂肪酸在母体体内可由必需脂肪酸亚油酸和亚麻酸合成,也可由鱼类、蛋类等食物直接提供。在孕末期应多摄入含长链多不饱和脂肪酸丰富的食物,以满足胎儿生长发育的需要。

(2)增加钙的补充。孕28周胎儿的骨骼开始钙化,对钙的需要量增加。孕妇若孕末期不注意钙的补充,产后骨密度会明显低于同龄妇女,而且,孕期低血钙也会增加孕末期毒血症的危险性。孕妇应注意摄入海带、虾皮、芝麻酱、紫菜、豆腐丝等富含钙的食物,必要时可在医生指导下补充钙剂。

(3)适量身体活动,保证适宜的体重增长。孕妇应适时监测自身体重,并根据体重增长的速率适当调节食物摄入量。同时还可根据自身情况进行一定量的低强度身体活动,如散步、做体操等。

二、产妇营养护理

(一)分娩时膳食营养要求

分娩是指成熟胎儿及其附属物由母体娩出体外的过程。原则上,第一产程(从规律宫缩开始到宫口开全)可选用细软或流质食物,如挂面、饼干、藕粉、面包等。第二产程(从宫口开全到胎儿娩出)可给予果汁、蛋汤等流质,也可给予巧克力等高能量食物,必要时可从静脉输入葡萄糖以保证能量的供给。正常分娩后产妇可进食适量易消化的半流质食物,如红糖水、藕粉、水蒸蛋、蛋花汤等。分娩时若会阴撕裂伤Ⅲ度缝合,应无渣膳食1周左右,以保证肛门括约肌不会因排便再次撕裂。剖宫术的产妇术后24h内给予流质饮食,但忌用牛奶、豆浆、大量蔗糖等胀气食品。产妇在分娩过程中失血较多,需要补充造血的重要原料,如蛋白质和铁等。我国传统习惯往往只强调动物性食物的摄入,如鸡、肉、鱼、蛋等,而很少甚至基本不吃蔬菜与水果,容易造成维生素C与膳食纤维的不足,过多的蛋白质、脂肪摄入也会加重肾脏负担。

(二)哺乳期膳食营养要求

胎儿娩出后,乳母需要充足的营养以供产后体力恢复与器官修复,并保证分泌数量充足、营养丰富的乳汁。一般情况下,哺乳期妇女每天分泌600～800mL乳汁以满足孩子喂养,当营养供应不足时,乳母消耗自身的能量与营养来满足婴儿对乳汁的需要。因此,为满足母体自身需要并分泌足量乳汁,乳母一定要摄入充足的营养。乳母每日能量须在孕前的基础上增加500kcal,蛋白质比孕前增加20g,每日钙摄入可增至1200mg。

(1)增加鱼、禽、蛋、瘦肉及海产品摄入。动物性食品如鱼、禽、蛋、瘦肉等可提供丰富的优质蛋白质,摄入优质蛋白质有助于乳汁分泌并提高乳汁的质量。乳母每天应摄入总量为100～

150g 的鱼、禽、蛋、瘦肉,以保证优质蛋白质占总蛋白质的 1/3 以上,如因经济或环境条件限制,也可充分利用大豆类食品提供蛋白质和钙。同时产妇还应多吃些营养丰富的水产品,如海鱼脂肪中富含二十二碳六烯酸(DHA),牡蛎富含锌,海带、紫菜富含碘,乳母多吃些海产品对婴儿的生长发育有益。

(2)摄入足够的新鲜蔬菜、水果。有些地区产后妇女有禁吃蔬菜和水果的习惯,应予以纠正。产妇每天应摄入 500g 以上的绿色、黄色新鲜蔬菜和水果。

(3)适当增饮奶类,多喝汤水。奶类含钙量高,并且易于吸收利用,是钙的最好食物来源。乳母每日若能饮用牛奶 500mL,则可从中得到 600mg 优质钙。必要时乳母也可在保健医生的指导下适当补充钙制剂。烹调方面,宜多选用带汤的炖菜,如鸡汤、鸭汤、猪蹄汤、鲫鱼汤等。

(4)产褥期食物种类宜多样化,摄入能量应适度。产褥期的膳食同样应是多样化的平衡膳食,以满足营养需要为原则,无须特别禁忌,但也不宜过量。

(5)忌烟酒,避免喝浓茶和咖啡。乳母吸烟(包括间接吸烟)、饮酒对婴儿健康有害,哺乳期应继续忌烟酒、避免饮用浓茶和咖啡。

(6)科学活动和锻炼,保持健康体重。哺乳期妇女除注意合理膳食外,还应适当运动,如可做产后健身操等,这样可促使产妇机体早日复原,恢复健康体重。哺乳期妇女进行一定强度的、规律性的身体活动和锻炼不会影响母乳喂养的效果。

第四节　高温与低温环境作业人群的营养护理

高温环境作业人群营养护理

根据环境温度及其和人体热平衡之间的关系,通常把 32℃ 以上的工作环境或 35℃ 以上的生活环境称为高温环境,如夏天露天作业、冶炼、机械工业的铸造、印染、纺织、造纸的蒸煮作业等常处于高温环境。高温环境与人体处于一般常温下不同,人的体温和环境温度之间温差缩小,高温下的人体不可能像常温下通过简单的体表辐射来散发代谢所产生的热,而必须通过生理上的适应性改变来维持体温的相对恒定,这种适应性改变可使蛋白质分解加速、消化功能下降、钾钠大量丢失致无机盐代谢紊乱、水溶性维生素丢失等。故高温环境下作业人员的营养和饮食必须加以合理的调整,使人体能更好地适应高温环境中的生活和生产劳动。

(一)能量

在高温环境中,基础代谢发生改变,一般认为膳食中能量的供给应至少增加 10%。以成年男性轻体力劳动者为例,每日应供给能量 2860kcal 以上,可适当供给含盐较多的食物和营养价值较高的动物性食物和豆类蛋白质。

(二)蛋白质

处于 35~40℃ 高温环境时,人体因从汗液中排出大量的氮而易出现负氮平衡,而失水又促进组织蛋白分解,尿氮排泄量增多。此外,高温下粪便中排出氮也增多。一般认为在高温条件下蛋白质的摄取量应占膳食中总能量的 12%~15%。蛋白质的供给量要充分,建议补充优质蛋白质占总蛋白质比例不低于 50%,以满足机体对必需氨基酸的需求。

(三)水和无机盐

人体在高温环境中为散发热量而大量出汗,每天出汗量可达 3~5L,汗液中 99% 为水,0.3% 为无机盐,还有少量氨基酸,人体如不及时补充水和无机盐就会中暑。水的补充以补偿出汗丢失的水量、保持体内的水平衡为原则。补充水分方法宜以少量、多次为好,这样能使排汗减慢,水分蒸发减少,也可防止食欲减退。补充饮料的温度以 3~10℃ 为宜,切忌暴饮和大量摄入冰水。

在补水的同时,还需补充适量的无机盐,否则会使体内的水与电解质进一步失衡。无机盐的补充以食盐为主,在高温下每日由汗水中排出的食盐可高达 25g,若不及时补充,严重时可引起循环衰竭和热痉挛等。每日补充盐一般需 15~25g,但由于每个人的出汗情况不同要因人而异。用含盐饮料补充食盐时,氯化钠的浓度以 0.1% 为宜。

随同汗液排出的还有钾、钙、镁和锌,其中最应注意的是钾元素。在高温环境中长时间缺钾最容易中暑,应及时补充,可以多吃富含钾的食物,如黄豆、黑豆、绿豆、小豆等豆类。食物中所含钾易溶于水,在烹调或加工中要防止损失。

锌在汗液中排出量相当多,如不及时补充,将会出现食欲减退,从而影响其他营养素的摄入,导致耐暑力下降。高温环境中,每升汗液排出锌约 1mg,以每天排汗 5L 计算,则每日损失锌达 5mg 左右。成年人在高温环境中工作,每天锌的供给量应提高到 20mg,可多饮汤类作为补充水及无机盐的重要措施,膳食中的菜汤、肉汤、鱼汤可交替选择。餐前先饮少量的汤还有助于提高食欲。

大量出汗人群,宜在两餐之间补充一定量的含盐饮料。对那些在气温及辐射热特别高的环境下作业的人群,尤其是在刚进入高温环境的最初几天,如人体对高温环境适应不良,可补充含有钠盐、钾盐、钙盐、镁盐、氯盐、硫酸盐、磷酸盐、柠檬酸盐、乳酸盐和碳酸氢钾的混合盐片。

(四)维生素

处于高温环境下的人群,汗液和尿液中排出水溶性维生素较多,其摄入量也应适当增加。一般来说,维生素 B_1 的供给量为 2.5~3mg/d,维生素 B_2 的供给量为 2.5~3.5 mg/d,维生素 C 的供给量为 150~200mg/d。维生素 A 对体温有调节作用,高温环境中的人群维生素 A 供给每天可增加到 1500μgRE。

高温环境下人群的能量及营养素供给要适当增加,但由于消化功能下降影响食欲,因而按照合理膳食的原则设法提高食欲很重要。在烹调时需注意菜肴的色、香、味,经常变换菜谱以保持花色品种多样化;注意主副食的合理搭配,精心烹制谷薯类、豆类、鱼类、畜禽肉类、蛋类等可口的菜肴,以补充优质蛋白质及 B 族维生素;选择无机盐尤其是钾盐和维生素含量丰富的各类新鲜蔬菜和水果,水果中的有机酸可刺激食欲,有利于食物在胃内消化。对于高温环境作业的人群,其营养护理主要在于做好强化膳食合理搭配的同时,重视预防因高温而导致的水、电解质平衡紊乱,以免因机体内环境破坏而发生疾病或急性意外事件。

低温环境指气温在 10℃ 以下的外界环境,常见于寒带或海拔较高地区的冬季及冷库作业等。低温环境下胃酸分泌增多,食欲增强,同时胃排空减慢,食物的化学消化过程充分。低温环境对机体的生理功能和物质代谢会产生一定的影响,包括短时间引起的应激反应和长时间在低温下的适应性改变。低温环境下人体的生理和代谢改变会导致其对营养有特殊要求,应予以合理调整。

(五)能量

寒冷地区人体的总热量需求较温带同等劳动强度者为高,具体可因寒冷程度、防寒保温情况和体力活动的强度而不同。低温环境中的人体基础代谢率可增加 $10\%\sim15\%$,所需总热能可达 $5500\sim6000$kcal,显著高于常温环境下的 3400kcal。低温环境下人体营养素代谢发生明显改变,主要是以碳水化合物供能为主,逐步转变为以脂肪和蛋白质供能为主。低温环境下人体对脂肪的利用增加,较多的脂肪供给可增加人体对低温的耐受,脂肪供能比应提高至 $35\%\sim40\%$。碳水化合物能增强人体短期内对寒冷的耐受能力,作为能量的主要来源,供能百分比应不低于 50%。低温环境下人体容易出现负氮平衡,蛋白质供能以 $13\%\sim15\%$ 为宜,其中含蛋氨酸较多的动物蛋白质应占总蛋白质的 45% 左右,因为蛋氨酸是甲基的供体,而甲基对提高耐寒能力十分重要。

谷类食物对低温环境下的人员较为重要,每日的摄入量应不少于 $450\sim750$g。空腹时人体对寒冷较为敏感,容易被损伤,摄入充足食物时体内产热增多,耐寒能力可增强。因此,每日正餐以外应适当地增选含能量高的食物以增加摄入的能量,增强抗寒能力。

(六)蛋白质

富含蛋白质的食物应以优质的动物蛋白质为主,以保证充足的必需氨基酸特别是具有提高耐寒作用的蛋氨酸的供给。在食谱安排时要保证鱼类、禽类、肉类、蛋类、豆类及其制品的供应。同时可适当选用富含高蛋白和不饱和脂肪酸的坚果类,如核桃仁、花生仁等食品。

(七)维生素和矿物质

低温环境下人体对维生素的需要量要比常温下有所增加。低温环境下,人体能量消耗增加,与氧化产能有关的维生素 B_1、维生素 B_2 及尼克酸需要量也增加,建议每日维生素 B_1 供给量为 $2\sim3$mg;维生素 B_2 供给量为 $2.5\sim3.5$mg,尼克酸供给量为 $15\sim25$mg。维生素 C 和维生素 A 有利于增强人体对寒冷的耐受能力,每日可供给维生素 C $70\sim120$mg,供给维生素 A 1500mg。另外,寒冷地区的人群户外活动减少,日照时间短,使人体内维生素 D 合成不足,每日应补充维生素 D 10mg。

低温地区食物供应不足,新鲜的蔬菜和水果较少,低温环境作业人群常存在矿物质,特别是钙和钠摄入不足;应注意及时补充。钙缺乏的主要原因是膳食钙供给不足、户外活动少、日照短使体内维生素 D 合成不足而影响钙的吸收,故应尽可能增加富含钙的食物,如多选用奶或奶制品、鱼虾类、豆及其制品等。低温环境中摄入一定量的食盐,可使人体产热功能增强,寒带地区居民食盐的供给可稍高于常温生活的居民而不影响其血压。

低温环境下人群应多摄入富含维生素 C、胡萝卜素和钙、钾等矿物质的新鲜蔬菜和水果。如果新鲜蔬菜、水果、蛋、奶、肝等食物摄取量不足,则较易发生维生素 C、维生素 A、维生素 B_2 等的缺乏,可在营养师指导下,合理补充维生素制剂或膳食补充剂。

第五节　辐射作业人群的营养护理

电离辐射是由能引起物质电离的带电粒子、不带电粒子或电磁构成的辐射。天然存在的电离辐射主要来自宇宙射线及地壳中的铀、镭、钍等。非天然的电离辐射可以来自核试验、核动力生产、医疗照射和职业照射等。与其有关的职业有：核工业系统的核原料勘探、开采、冶炼与精加工，核燃料及反应堆的生产、使用及研究；农业部门的照射培育新品种，蔬菜水果保鲜，粮食贮存；医疗行业的 X 线透视、照相诊断、放射线核素对人体脏器测定、对肿瘤的照射治疗等；工业部门的各种加速器、射线发生器及电子显微镜、电子速焊机、彩色显像管、高压电子管等。

长期从事辐射作业的人群容易发生各种营养素代谢紊乱，人体器官发生病理改变；同时体内营养素代谢紊乱又减弱了人体对辐射的抵抗能力。重视合理营养，可以减少辐射对人体的损伤。

一、辐射作业人群的营养特点

（一）能量

电离辐射能抑制脾脏和胸腺线粒体的氧化磷酸化，长期受到小剂量照射的人群应适当增加能量供给，避免因能量不足使机体对辐射敏感性增加。急性放射病患者在疾病初期、假愈期、极期均要适当增加能量供给，在恢复期供给充足的能量还可使体重增加，有助于康复。

（二）蛋白质

蛋白质的生理功能是由蛋白质的构象决定的。辐射会引起蛋白质构象发生变化，进而影响其功能。高蛋白质膳食可减轻辐射对人体的损伤，尤其是补充利用率高的优质蛋白，可以减轻辐射损伤促进康复。原则上应在保证总能量摄入充足的前提下，增加蛋白质摄入，蛋白质供能宜占总能量的 12%～18%，应尽量选用生物价较高的优质蛋白质，这对改善体内代谢有一定的积极作用。另外，补充一定量的胱氨酸、蛋氨酸和组氨酸也可减少电离辐射对机体的损伤。人体受到辐射损伤后，胶原蛋白的代谢受到破坏，皮肤、骨骼与肌肉中可溶性胶原蛋白降解较多。补充胶原蛋白对防治辐射损伤引起的出血症状有明显效果，这可能与胶原蛋白可减轻人体血管受辐射而致的损伤有关。辐射作业人群的膳食中可以适当增加含胶原蛋白丰富的猪蹄、牛筋等食物。

（三）脂肪

电离辐射作用于脂肪，使多不饱和脂肪酸发生过氧化并生成氢过氧化物，从而影响生物膜功能，促进生物膜的老化。同时，照射会使体内自由基的生成与清除失去平衡，自由基浓度增高，也会加重脂质过氧化。如机体接受较大剂量射线照射，体内甘油三酯的合成加快，分解减少，血清中甘油三酯、磷脂和胆固醇含量增加，可出现脂代谢异常。

膳食脂肪的供给量不宜过高，可占总能量的 20% 左右。但必需脂肪酸应适当增加，有利于放射损伤的防护，可适当选用花生油、橄榄油等植物油来降低辐射损伤的敏感性。

(四)碳水化合物

碳水化合物中的羟基可被转化成自由基。虽然人体被照射后出现胃肠功能改变,吸收功能下降,可使血糖和糖原含量降低,但实际上照射会促使氨基酸糖异生作用增强,引起肝糖原增加,患者常出现高血糖。

各种糖类对放射线损伤的营养效应可能因其消耗吸收或利用率的差异而有所不同,葡萄糖比蔗糖、淀粉、糊精的防护效果好,果糖防治辐射损伤效果更好。果糖不仅可使放射损伤所致的肝中毒减轻,而且当与叶酸和维生素 B12合用时,还可使被照射人体的红细胞增加,所以放射性工作人员应多摄入果糖和葡糖糖含量丰富的水果。碳水化合物的供能量以占总能量的 $60\%\sim65\%$ 为宜。

(五)矿物质

电离辐射可影响矿物质的代谢,辐射作业人群可补充适量的矿物质,如具有抗氧化、抗辐射作用的硒等。但过多的矿物质,特别是微量元素,对人体反而可能有害。

(六)维生素

辐射易造成人体内维生素的缺乏或不足。辐射产生大量的自由基,对有抗氧化作用的维生素 C 和维生素 E 等影响较大。研究发现腹部进行放射治疗的患者 $4\sim10$ 周后,血中维生素 C、维生素 E 和叶酸、维生素 B12等含量都有不同程度减少。水溶性维生素如 B 族维生素、维生素 C 对于改善人体代谢、防治放射损伤,降低机体对放射线的敏感性都具有一定的作用。人体照射之前和照射之后,都应及时补充抗氧化维生素,如维生素 C、维生素 E 和β-胡萝卜素以及维生素 K、维生素 B1、维生素 B2、维生素 B6 或泛酸等,尽可能减轻自由基对人体的损伤。接触放射线的作业人员除进食营养素丰富的食物外,还可酌情补充维生素制剂,以弥补食物来源的不足。

二、辐射作业人群的营养维护

辐射作业人群膳食中应该供给充足的能量,并保证优质蛋白质摄入,可多吃肉、蛋、牛奶等含优质蛋白质丰富的食物,改善照射后产生的负氮平衡;适量摄入脂肪,以富含必需脂肪酸和油酸的油脂为佳,如葵花子油、大豆油、玉米油、茶子油或橄榄油等植物油;碳水化合物供给应充足,适当选用防护辐射效果较好的富含果糖和葡萄糖的水果;摄入富含无机盐和抗氧化维生素的蔬菜,如卷心菜、胡萝卜、马铃薯、番茄、海带和水果等,可改善照射后维生素 C、维生素 B 或烟酸代谢的异常。另外,油菜、青菜、芥菜、萝卜等十字花科蔬菜和酵母、蜂蜜、杏仁、银耳等食物均具有一定的防辐射损伤功能;绿茶富含茶多酚等抗氧化物质,有利于加快体内自由基和放射性物质的排泄,可适当补充这些食物。

第五章 临床急救问题的营养支持

第一节 急性出血的营养支持

急性出血是临床常见的紧急问题。患者因出血部位和出血量不同,丢失的营养素不一样,最终导致机体营养状况也不同。急性出血常见的有消化道疾病引起的呕血、呼吸道疾病引起的咯血和某些原因所致的腹内脏器破裂出血。呕血最常见的原因是胃和十二指肠溃疡、肝硬化并发食管和胃底静脉曲张、慢性胃炎、胃癌、胃黏膜脱垂等。咯血是指喉部以下的呼吸器官出血经咳嗽动作从口腔排出,最常见的大咯血原因为支气管扩张。腹腔内出血的常见原因有肝血管瘤破裂、脾肿大因外伤致破裂、宫外孕等。此外,还有因脑血管破裂引起的脑出血等。

一、急性出血的营养问题与护理

(一)积极开通静脉输液

急性出血患者收治时应马上开通静脉输液,先给予缓慢滴注5%葡萄糖溶液或5%葡萄糖氯化钠溶液(又称糖盐水)500mL,待主治医生询问病情、病史或急诊检测血糖排除糖尿病后,再调整滴速或更换溶液。严重的急性出血患者可因短时间内大量失血而死亡,也可因及时输液、补充体液和营养素而得到救治并逐渐恢复健康。部分患者需要急诊手术以解决出血的根本原因,如脾脏破裂、宫外孕导致的腹腔内出血需手术治疗;急性胃出血时需做急诊胃镜找到出血点;交通事故引起的心脏破裂或肢体挤压伤引起的血管破裂更是需要急诊手术予以抢救。

(二)尽快做好血型鉴定和备血

急性出血患者一个重要的抢救治疗措施是输血。在常规做好血型检查、配血和输血后,患者短时间内得以补充血容量,同时获取输入血液中的各种营养成分,病情将会趋向稳定。临床护士需勤观察患者的神志和生命体征,尤其需重点监测患者血压,并及时做好记录。

如果患者的血型一时无法配好或血源紧张,护士可遵医嘱在静脉滴注的5%葡萄糖溶液或5%葡萄糖氯化钠溶液500mL中加入维生素C、维生素B_6、10%氯化钾,并酌情补充维生素K制剂。护士还应继续观察患者的病情,包括出血情况,如出血量、血的颜色和状态、有无凝固,以及患者的生命体征和尿量等。对上述观察到的病情,护士应及时做记录,并向主管医生或值班医生汇报。

二、急性出血的营养支持原则

(一)正确输血、严密观察

患者接受输血后病情一般将趋向稳定。输血过程中护士要加强严密观察和巡视,一旦发现有输血反应的迹象,要及时向值班医生报告,并再次仔细检查血型与配血单,确认有无存在差错。如果患者出现输血反应,护士应马上向值班医生汇报并进行紧急处理,以防止发生严重的后果。

（二）胃肠内营养

急性出血患者体内处于不同程度的失水状态，待患者病情稳定、无活动性出血后，如神志清醒，可给予少量的温开水，可从 20mL 开始逐步增加，同时观察有无反应。由于失血也会带走部分的钾、钠、氯等矿物质，护士可酌情在温开水中加少许食盐，既解决患者口渴，又补充一定量的营养素。

1.膳食原则

除消化道急性出血处于禁食期的患者之外，凡是神志清醒者，均应鼓励经口摄食，可根据不同病情酌情选用半流质、流质、软饭或普食，并坚持平衡膳食、个性化膳食的原则。护士应提高急性出血患者的科学饮食依从性，调适其心理状态，争取第一时间恢复患者的膳食营养，以适应病情的康复需求，缩短住院天数，减少医疗费用。

2.配餐原则

在膳食配餐上，应重视患者的正常能量供给，同时适当提高蛋白质的供应。无肾脏疾病的患者蛋白质以 $1.2\sim1.6g/(kg\cdot d)$ 配给，有利于出血器官的创面修复。优质蛋白质的比例可增加至 50%。

脂肪供应可参考患者的理想体重，原则上膳食脂肪能量控制在占总能量的 $25\%\sim30\%$ 为宜。但要注意饱和脂肪酸与不饱和脂肪酸、ω-3 不饱和脂肪酸和 ω-6 不饱和脂肪酸的供给比例。

碳水化合物的供给要科学合理，应坚持以谷类为主的膳食模式。可根据患者病情与喜好，在不同餐次中供给流质、半流质、软食或普食，以保证每日碳水化合物供给的质和量。

微量元素的提供应全面合理并坚持食补为主、膳食补充剂为辅的原则，重视摄入富含维生素 C、维生素 K、B 族维生素和矿物质钙、钾等食物。此外，还需注意食物的温度不宜过高或过低，以免损伤消化道黏膜。

（三）静脉营养

出血患者入院后，应以最快速度开通静脉通道，为静脉输血、输液和用药提供必要的途径。通过静脉途径输注各种营养素即静脉营养（也称肠外营养）支持对维持生命、迅速止血及其他辅助治疗也很重要。

（1）先选用 5% 葡萄糖溶液或 5% 葡萄糖氯化钠溶液 500mL 静脉输入，同时对患者出血情况做动态观察。输液的滴速要根据病情而定，特别是老年患者和心肺疾病患者，切忌滴速太快而引起不良反应。另外，糖尿病患者静脉输液时应慎用葡萄糖溶液。

（2）有输血指征的患者最好的营养支持方法是输入新鲜血液。新鲜血液的及时输入，不仅可以补充患者的血容量和各种营养素，而且有助于止血。输血时应严格按规定做好血型鉴定、配血和核对工作，以免发生事故。

患者有输血指征，但血源有困难的情况下，可遵医嘱暂时使用低分子右旋糖酐或中分子右旋糖酐 $500\sim1000mL$，以补充血容量，同时在使用过程中密切观察。

（3）输血补充血容量后，患者生命体征好转，此时要注意患者体内的酸碱平衡状态。代谢性酸中毒患者应及时补充碳酸氢钠等碱性液体。

部分患者因较长时间出血或禁食，可导致体内电解质紊乱，应监测体内血钾、血钠等水平，及时补充不足的营养素。尤其是对钾的补充,不仅要及时,而且要静脉缓慢滴注,静脉推注要慎用,否则将发生致命性后果。临床上静脉补钾还需同时监测尿量。大出血重症患者记录24h液体出入量很重要。

对于急性出血患者,一般经过急性的止血、输血并寻找到出血的病因及时采取措施,同时加强胃肠内或胃肠外的各种营养素补充,病情会逐渐趋向稳定。经过有计划的治疗,患者会理想地得到全面康复。

三、临床案例

患者,男,66 岁,工人,反复咳嗽、咳痰 20 年,痰中带血 3 天,咯血 1 天入院。2 天前自觉喉痒咳嗽,时见痰中带血丝,鲜红色。痰为白色,时见黄绿色。今日始咯鲜红色血 200mL 左右。无明显胸痛胸闷,时见低热。体检:身高 160cm,体重 63kg,血压 132/82mmHg,头颅无异常,巩膜无黄染,唇无发绀,甲状腺无肿大,心率 82 次/min,律齐,两肺呼吸音粗,左下肺偶尔闻及干性啰音。腹软,肝脾未及,腹部无压痛,两下肢无明显水肿。个人嗜好:抽烟 20 年,无酒嗜好。初步诊断:慢性支气管炎伴感染;支气管扩张咯血。

(一)营养护理要点

(1)根据患者的身高、体重及全身情况,可见该患者平时营养状态良好。可进一步检查血红蛋白、血白蛋白和球蛋白等指标。

(2)该患者为呼吸道出血,一般情况下不会直接影响摄食,护士应鼓励其经口进食,同时护士还应了解患者的膳食习惯、饮食嗜好,以利于个性化科学配餐。

(3)目前患者咯新鲜血 200mL 左右,护士应注意观察其生命体征和神志,并反复提醒患者发生咯血时要保持头侧位状态,预防因咯血引起的窒息意外。如患者再次发生咯血,应及时记录其咯血量、血的颜色及血中的混合物。未咯血时或咯血的间隔期,护士可以鼓励患者适量饮用温开水,温度以 10~20℃为宜。

(4)根据患者的精神状况、食欲与病情选择用膳。病情稳定、咯血停止、精神状态良好者,可选择普食。配餐原则上是一日三餐主食,可选软米饭、面条、米粉、馒头、水饺等。早餐加配牛奶或豆奶,中餐配鱼类、豆腐和两种蔬菜,晚餐配肉类、蛋类、菌菇类,餐间可选配白木耳羹、红枣米仁和水果类。

(5)患者大咯血后精神比较紧张,少部分患者甚至存在焦虑或抑郁情绪,出现食欲减退,应鼓励患者坚持三餐用膳。如患者进食较少不能满足机体需要,应加强肠外营养支持,也可以在葡萄糖溶液或葡萄糖氯化钠溶液中加用维生素 C、维生素 B_6,某些患者还可补充氨基酸。

(二)营养护理提示

1.急性出血患者的全身营养状况主要是目测评估

鉴于急性出血患者的病情较急,一般无法马上开展进一步的检查,故应重视患者脸色、体型、腰围、腹围和身高、体重等指标的评估。同时,遵医嘱化验血常规、血小板、血型与肾功能、肝功能和血脂全套等。

2.做好急性出血患者与医生之间的协调与沟通

尽可能保持周围环境安静,包括劝说患者的家属要镇静,医护人员对患者的诊治要认真有序,分工明确。接诊的护士对待患者要有爱心和耐心,应加强患者的心理护理。护士在做好急诊医生得力助手的同时,还要注重医生与患者及其家属间的协调和沟通。

3.注重急性出血患者的个性化营养护理

急性出血患者病情各异,应给予个性化的营养支持,既要重视通过静脉途径输注营养素的肠外营养支持,尽快让出血患者康复,又要掌握营养配餐原则,切实做好在非禁食期间的胃肠内营养。消化道出血患者更要做好科学的配膳,既达到患者的营养需求,又要预防因饮食不当引起的消化道再出血。同时护士还应对患者及其家属做好营养护理必要性和营养要点的健康教育。

第二节　急性感染的营养支持

急性感染在临床上十分常见,如感冒、肺部感染、泌尿道感染、胆道感染等,其病因常为病毒或细菌。患者多伴有发热、乏力、精神不佳、纳差等症状。由于体内发生感染的器官不同,临床症状表现也会不同,但临床上急性感染的患者其营养支持原则基本上是相同的。

一、急性感染的营养问题与护理

(一)鼓励喝水,保持体内水的平衡

急性感染的患者,一般都有发热症状,体温在 38℃ 以上甚至高达 40℃,患者会因发热出汗丢失大量水分,部分使用退热剂的患者还会因大量出汗导致休克。因此,护士应鼓励发热患者多饮用温开水,这样不但可以补充因汗液丢失的水分,也可增加尿液带走热量,利于机体散热降温。

(二)补足能量,宜低至高

急性感染患者除高温消耗能量外,其病变器官的感染变化致临床出现的局部疼痛等也会增加人体能量的消耗,因此,应根据患者的病情和理想体重来补足能量。患者病情较稳定时应抓紧提供适量以碳水化合物为主的食物;感染尚未控制而处于高热时,患者食欲较差,可选用流质,每隔 3h 1 次,一天 6 次左右;病情缓解患者食欲好转后可改为半流质或软食。患者宜在愉悦的环境中就餐,具体食物内容可根据患者的个人嗜好和平时饮食习惯来定,以增进患者的食欲。

(三)碳水化合物食物供给宜多样化

患者处于急性感染伴高热和疼痛等症状时,食欲减退,可能会有挑食等表现,旁人要给予理解。为了帮助患者适应体内的系列变化,护士应最大程度地给予营养支持,可根据患者喜爱提供品种丰富且易于消化吸收的各种主食,以增进患者食欲,促进营养素均衡摄入。

(四)蛋白质、脂肪的供应要科学化

急性感染患者仍要遵从平衡膳食的原则,如因疾病原因需限制蛋白质、脂肪的摄入量,要做到"人人皆知",包括医生、护士、营养师、患者及其家属都要知情了解。护士应遵从医嘱和营养师建议,决不盲目指导,更不要随意提供食物。

蛋白质和脂肪的主要来源是肉类、蛋类、鱼类、豆类及奶类等,这些食物可与富含维生素 C、β-胡萝卜素的各种蔬菜相配,经切块、切丝或切片后,多种类、多色彩混合烹调,以保证患者

摄入足量均衡的各种营养素。

因消化系统疾病导致的急性感染患者其蛋白质和脂肪摄入量要科学合理。急性胰腺炎、急性胆囊炎、急性胆囊炎胆石症患者,即使在禁食期结束后仍要慎选富含脂类的食物,同时要注意选择合理的烹调方法,避免采用油煎、油炸、油炒等方法,少用烹调植物油,忌用动物油,饮食宜清淡。

(五)全面补充微量元素

急性感染患者由于发热、纳差,会存在不同程度的微量元素失衡,临床上常出现口角炎、舌炎、口腔溃疡等,要注意及时补充维生素 B_1、维生素 B_2、维生素 B_6 或补充复合维生素 B 和维生素 C,可改善上述病症。急性感染患者因为食欲差,进食量减少,特别是急性腹泻患者还会直接影响到体内钾、钠、氯等元素的水平,应及时抽静脉血送验血电解质,避免因血钾、钠过低而发生不良后果。

二、急性感染的营养支持原则

(一)肠外营养

通过静脉输注营养素的肠外营养是急性感染患者不可缺少的营养补充途径。特别是急性感染伴高热持续不退患者往往有恶心、呕吐或腹泻症状,精神状态差,更应及时开通静脉,全面补充营养素。

肠外营养应注意补充水、钾、钠、B族维生素和维生素 C 等。临床上常先选用 5% 葡萄糖氯化钠溶液或 10% 葡萄糖溶液;酌情加用 10% 氯化钾溶液,如每 500mL 溶液中可加 10% 氯化钾 10mL,同时静脉补充维生素制剂如维生素 B_5 和维生素 C 等。具体可根据患者的病情,定期送验血电解质,及时根据化验报告单,酌情补足缺少的营养素。

急性感染患者在营养支持的同时,都应及时检查,尽早明确病因,进行合理的药物治疗。对临床症状和体征要仔细观察和护理,并做好病情记录。如发现问题要马上向主治医生或值班医生汇报并及时处理。

(二)胃肠内营养

急性感染患者,在经过静脉用药和营养支持之后,临床症状都会有不同程度的改善。静脉营养支持的患者只要病情允许都应尽早改为胃肠内营养。不能胃肠内营养的患者应定期复查相关指标,观察病情进展。少部分患者因存在心理问题而害怕进食,应及时与主管医生取得联系,共同分析做好患者的心理调适,解除不正确的认识。对心理问题严重者,应及时请心理医生会诊,对应做好必要的干预。总之,患者尽快配合胃肠内营养支持,可缩短治疗时间,减少医疗费用。

胃肠内营养的原则是在平衡膳食基础上根据患者的病因及症状酌情配餐。选择有助于疾病治疗康复的膳食,食量从少到多,食物种类从单一到多种。在调整过程中,要时刻注意观察患者用膳后的反应,如有无恶心、呕吐、腹痛、腹泻等消化道不良症状以及呕吐内容物和大便的性状等。

三、临床案例

患者,女,45 岁。因畏寒发热伴右上腹疼痛半天,呕吐 3 次入院。患者前一日晚餐因参加婚宴多吃了油腻的食物,同时喝了 1 瓶啤酒。约在当晚的 23 点自觉有畏寒感,上腹部隐痛,喝温开水约 150mL。半小时后全身发热、面部发红,自测体温 38.7℃。后出现右上腹疼痛且以胀痛为主,时见疼痛加剧伴恶心,未呕吐。自服胃炎冲剂一包,病情未缓解。右上腹疼痛持续无法安睡,一直到次日凌晨 3 时,测体温 39℃,又喝温开水 100mL 后呕吐 2 次,自觉疲乏而睡。凌晨 5 时因右上腹疼痛难以忍耐,呕吐 1 次,又服胃炎冲剂一包,片刻后卧床不能入睡。次日8 时去医院急诊。

追问病史,曾患胆囊炎 2 年,先后发作两次,服药后缓解。无其他慢性疾病。

体检:身高 158cm,体重 70kg,巩膜无黄染,咽喉无充血,颈部未触及肿大淋巴结,心率 118次/min,律齐,未闻及杂音,两肺呼吸音无异常。腹软,肝肋下 1cm,质软,无触痛,右上腹压痛明显,无反跳痛,莫非氏征阴性,两肾区无叩击痛,两下肢无水肿。初步诊断:慢性胆囊炎急性发作。

(一)营养护理要点

1.计算理想体重

根据患者的身高与体重,可以判定该患者属肥胖症。理想体重＝158－105＝53kg。该患者实际体重 70kg,体重指数为 28kg/m²,达到肥胖症标准。过去曾患胆囊炎并发作 2 次。该患者应控制能量摄入,护士进一步全面了解患者饮食习惯后应帮助调整其食谱,并给予营养指导。

2.低脂半流质膳食

因患者有胆囊炎,胆囊的功能存在障碍,为减少胆汁分泌,减轻胆囊的负荷,宜选用低脂膳食。考虑患者发病后发热、呕吐,消化功能欠佳,宜选用半流质,既可以减轻患者消化道的负担,又有利于保护胃黏膜,还可适量地补充水分。

3.适当补充能量

患者胆囊炎发作时,可因右上腹疼痛、发热而影响进食,故能量的供给受到一定影响,但发热患者,尤其是高热患者的基础代谢率增高,消耗能量增加,患者因腹痛出现的焦虑、呻吟或频繁翻身也均会增加能量的消耗。鉴于该患者体重已经超标,可适量补给能量,但应注意限量。该患者补充能量宜采用胃肠内营养和静脉营养相结合的方式,最大程度减轻胃肠道负担。

4.鼓励胃肠内营养

待患者疼痛减轻、体温恢复正常时,应尽可能鼓励患者改用普食。可先选择软食,但不宜选用水饺或馄饨等油脂较高的食物,副食应以清蒸鱼、豆腐、各类蔬菜为主。饮食宜清淡,少用烹调油。

患者完全康复以后,应重视对体重的科学管理,制订一个减重计划,限制能量、碳水化合物和饱和脂肪酸的摄入,力求通过 4~6 个月时间,使体重达到或接近理想体重。

(二)营养护理提示

1.急性感染患者的全身营养状况评估

急性感染患者需行全身营养状况评估,这对营养支持的实施有指导作用。在患者病情允许的条件下,可称体重、测身高、测腰围和腹围,大致了解患者的全身营养状况。鉴于病情需要也可送验血常规、尿常规、血沉、血培养与肝肾功能等检查。

2.重视急性感染患者的水摄入

急性感染患者一般都有不同程度的发热,虽然热型不同,但发热患者多饮水不仅可以补充因发热出汗丢失的水分,还可以增加因尿液排出带走的热量,有利于降低体温。在饮水的同时,如病情许可,患者也可沐浴,既能保持皮肤清洁,又可辅助降温。水的摄入以温开水、淡茶水为主,不能以含糖饮料来代替,也不宜饮用过多冷开水或冰水,饮用以每两小时 1 次为宜。

3.认真做好个性化的营养护理

急性感染患者的病情、体质和营养状况都不相同,患者静脉营养时,护士应遵照医嘱合理配制营养液;胃肠内营养时,可请营养师进行会诊,根据患者的饮食习惯、个人喜好和病情制定科学合理的营养食谱,鼓励患者及时用膳,以促进早日康复。必要时也可给予膳食补充剂。

第三节　急性中毒的营养支持

急性中毒是常见的急诊问题,医护人员必须迅速地对患者做出正确诊断并予以处理。有明确的毒物接触史,且临床表现符合该毒物的中毒症状时,诊断可在短时间内明确。无法及时诊断的病例,可能存在一定的生命危险。由于中毒的原因不同患者的临床表现各异,处理的方法、营养支持方案也存在较大的差异。急性中毒患者要尽快确认病因,及时抢救生命,同时予以营养支持。

一、急性中毒的营养问题与护理

(一)迁离中毒场所,用水冲洗皮肤

当医护人员接触患者时,要保持清醒的头脑,注意四周环境,包括患者身上的气味、口袋里有无药瓶及家人或陪护人员的神色等。煤气中毒常有发生,这类患者只要及时搬移离开中毒环境,呼吸新鲜空气,病情很快就可以得到好转;其他毒物要根据接触途径与毒物种类及时进行处理,包括污染毒物的衣服,应以最快的速度脱去,并用温开水洗净皮肤表面的遗留毒物。如误服毒物,应进一步送至医院急诊室急诊处理。

(二)用水催吐洗胃

凡口服毒物属非强酸强碱或其他腐蚀剂的清醒患者应指导其尽快饮水 600～1000mL,而后用筷子或压舌板刺激患者的咽喉部,引起迷走神经兴奋,诱发呕吐,尽可能把胃内的毒物吐干净,可根据吐出物的气味来判断具体毒物以及胃内冲洗干净程度,严重者应及时加用催吐药。口服毒物 4～6h 内的患者要尽快进行洗胃,洗胃适用于依从性差的患者或口服洗胃不成功的患者。

部分患者经上述方法处理后,还需要用泻药进行导泻,以清除已进入肠道的毒物,减轻临床症状,减少毒物对人体器官的损害,促进早日康复。

(三)主要中毒症状与毒物

急性中毒的临床症状与毒物作用于人体的器官以及造成的损害程度有关。虽然毒物的种类、接触剂量、接触途径和毒性作用等都不同,但中毒后第一时间的处理及其效果都与生命息息相关。医院急诊室护士常常第一时间接触中毒患者,应该全面掌握常见中毒症状与毒物的关系和急性中毒的抢救原则,做好及时抢救中毒患者的准备。主要中毒症状与毒物的关系,详见表 5-1。

表 5-1　主要中毒症状与相关毒物

主要中毒症状	相关毒物	主要中毒症状	相关毒物
昏迷	安眠药、酒精、有机磷农药、亚硝酸盐、阿托品类、一氧化碳、二氧化碳、砷、苯、硫化氢等	呕吐腹痛或伴腹泻	有机磷、酒精、桐油、汞、砷、铅、强酸、强碱等,细菌性食物中毒等
抽搐	中枢神经兴奋剂、氰化物、有机磷农药、有机氯农药、氟化物、氯丙嗪、硫化氢等	流涎	有机磷农药、毒蕈、毒扁豆碱、毛果芸香碱等
瘫痪	一氧化碳、河豚、肉毒素、碳酸钡等	瞳孔扩大	阿托品类、颠茄、酒精、碱、氰化物、桐油等
呼吸困难	二氧化碳、氰化物、亚硝酸盐、一氧化碳、硫化氢等	瞳孔缩小	阿托品类、安眠药、氯丙嗪、吗啡类、毒扁豆碱、毛果芸香碱、毒蕈、咖啡因、驱蛔灵等
呼吸缓慢	安眠药、吗啡类等	皮肤潮红	阿托品类、颠茄、酒精、亚硝酸异戊酯、硝酸甘油、烟酸、一氧化碳等
肺水肿	有机磷农药、氨水及刺激性气体吸入等	皮肤、黏膜发绀	亚硝酸盐、氰化物、苯胺、硝基苯类、萘、磺胺类等
喉水肿	强酸、强碱、漂白粉、氨水及刺激性气体吸入等	皮肤湿润	毛果芸香碱、毒扁豆碱、吗啡类、酒精、五氯酚钠等
特殊气味	酒精、氨水、松节油、来苏尔、樟脑、有机磷农药等	皮肤干燥	阿托品类、颠茄、肉毒素等
心动过速	阿托品类、颠茄、氯丙嗪等	血红蛋白尿与黄疸	蚕豆病、蜂蛇咬伤、毒蕈、硫化氢等
心动过缓	洋地黄类、利血平、奎宁、夹竹桃、蟾蜍、毒蕈等	精神失常	阿托品类、颠茄、异丙嗪、安眠酮、灭虫宁、氯(合)霉素、溴化物、利血平、汽油等

二、急性中毒的营养支持原则

(一)静脉营养

不管是哪种毒物引起的急性中毒,经常规处理以后,一般均要尽快开通静脉,一方面可使解毒药物尽快地通过静脉输注进入体内,以对抗毒物的毒性作用,另一方面也可通过静脉及时补充各种营养素,以增强患者的抗毒能力。

1.补足水,促排泄

中毒患者静脉开通后,至少 3 天内每天要补足体内需求的水量。可选用 5％葡萄糖溶液、5％葡萄糖氯化钠溶液、10％葡萄糖溶液、生理盐水或林格氏液,每天用量可酌情考虑 2000～2500mL,具体要根据中毒的毒物、毒物的进量及中毒的严重程度而定。对于老年患者、心肺功能不佳的患者,静脉滴注的速度不宜过快,要加强床旁观察和病情记录,如每天液体出入量是否平衡,有问题及时与主管医生交流和沟通。

2.补充微量营养素

中毒的原因可为误服某种食物或药物,也可因心理问题而自服安眠药或有机农药等,这些毒物一旦进入人体,不仅增加解毒器官负担而且还会损害组织细胞。在静脉输注的溶液中加用维生素 B_6、维生素 C,可保护器官的功能和组织的黏膜层,保护血管预防出血,保证机体在中毒环境下能正常参与氨基酸、糖和脂肪的代谢。

急性中毒患者可出现消化道症状,影响食欲和进食量,部分患者对进食还有抗拒心理。临床上要监测患者的血钾、血钠与血气等指标,一般可在静脉输注的葡萄糖溶液和葡萄糖氯化钠溶液中加用 10％氯化钾,以满足机体对钾、钠的生理需求。

3.积极采用解毒的药物

开通的静脉随时输注解毒药物,尽快缩短毒物在人体内的停留时间,减轻毒物对人体的器官损害。

(二)胃肠内营养

急性中毒患者严重者神志不清,处于不同程度的昏迷状态而无法进食。大多数患者神志清醒,只是存在某些心理问题而不愿进食。此时,护士的重要工作之一是对患者做细致耐心的心理护理,积极鼓励患者摄入足够的食物和水分,以尽快促进康复。

1.遵照平衡膳食原则配餐

对能进食的中毒患者,护士应坚持以人为本,结合患者喜好、膳食习惯和医院条件,尽最大努力提供营养丰富的食物,做到主食与副食的合理搭配、多种颜色的食物互补,并可适当增加餐次。积极做好患者家属的协调工作,协助患者尽快恢复正常的膳食。

2.增加水的摄入

急性中毒患者除静脉营养以外,凡是能口服的患者,都要鼓励多饮白开水、茶水、菊花水、矿泉水等饮料,特别是白开水。每天摄入水量至少 2000mL,不仅可以补充水分,还能促进体内毒物的排泄。另外,应少用碳酸饮料和咖啡类饮料,晚间也不宜饮用过多茶水。

3.增加各种新鲜蔬菜和水果的摄入

新鲜蔬菜和水果不仅含有丰富的维生素 A、维生素 B 和维生素 C,而且含有较多的水分和矿物质。患者每天可摄入 3~4 种不同颜色的蔬菜和水果,补充体内所需的各种营养素,同时也有利于毒物的排泄。

4.适当增加膳食纤维的摄入

急性中毒患者采取系列的抢救措施以后,对已经进入体内的有毒物质只有通过加强代谢、促进排泄的方法才能减轻对器官的损害。中毒患者的每日膳食纤维摄入量可比正常人增加 10~15g,以促进毒物从大便中快速排泄。

三、临床案例

患者,女,28 岁,待业。因夫妻争吵在一小时前约晚上 8 时左右,自服农药(药名与剂量不详),家属发现后急送某院急诊室。无心、肝、肾疾病史。

体检:神志清,问之不答,两眼瞳孔等大,对光反射存在,可闻及农药味,血压 120/74mmHg,心率 90 次/min,律齐,两肺听诊无殊。腹软,肝脾未及,两肾区无叩击痛。急送验尿常规、肝肾功能和血电解质。

(一)营养护理要点

(1)鼓励患者反复口服温开水 300~500mL,指导患者用手指或筷子轻抠咽喉部,刺激呕吐,如呕吐的胃内容物仍带有农药味,应继续口服温开水催吐直至农药味完全消失。

(2)开通右手静脉,滴注 10％葡萄糖溶液 500mL,解毒药化入溶液中。开通左手静脉,滴注 5％葡萄糖氯化钠溶液 500mL,加入维生素 B_6 100mg,维生素 C 2.0g,调节滴速为70～80滴/min,继续观察神志、心率和血压等指标。

(3)患者情况逐步稳定后,在口服温开水的同时,给予含水分较多的水果,如鸭梨、西瓜等。4h 后患者可能会有饥饿感,可提供各类食品,包括稀饭、面条或糕点等。

(4)继续严密观察生命体征,待上述 1000mL 液体滴完,可遵医嘱再次输入同样液体并留观。详细记录入院后各时间点的静脉补液量与口服开水总量,并记录尿次和尿量。

(二)营养护理提示

1.评估急性中毒患者的全身营养状况。

急性中毒患者只要神志清,就可以了解其身高、体重,并测量其腰围和腹围,结合血红蛋白、白蛋白等实验室检查结果,可判定急性中毒患者的全身营养状况。患者情绪稳定时,也可以询问患者,了解其进食习惯和喜好。

2.增加水摄入,尽快减轻中毒症状。

对急性中毒患者能较好配合者,应仔细、耐心地对其讲解水的摄入对解毒的作用,鼓励患者主动大量饮水,并教会患者有效的催吐方法。由于这类患者与其家属间可能会存在不和谐的因素,因此,护士应做好患者的心理护理,同时帮助其更换沾有毒物的潮湿衣裤,以减少毒物的吸收并增加患者治疗时的舒适度。

3.做好急性中毒患者的营养配餐。

急性中毒患者用水催吐的同时还需静脉内使用解毒药物,并根据患者的全身营养状况,进行必要的静脉内营养和胃肠内营养支持。静脉内营养应遵照医嘱执行,坚持患者缺什么补什么的原则,主要补充葡萄糖、氨基酸、脂肪乳等,同时还应注意钾、钠、氯及维生素类的补充。能够胃肠内营养的患者应坚持平衡膳食原则,可请营养师会诊,给予科学合理的配餐。患者家属不宜将外卖食物提供给患者,以防食物不洁等因素加重患者的消化道损伤。

第四节　急性昏迷的营养支持

昏迷是大脑皮层和皮层下网状结构发生高度抑制的一种状态,是脑功能严重障碍的表现。其发生原因可分为全身性疾病和颅内疾病两类。其中全身性疾病有急性感染性疾病、内分泌与代谢性疾病、水电解质平衡紊乱、中毒等;颅内疾病有感染性疾病、脑血管疾病、脑占位性疾病、闭合性颅脑损伤与癫痫等。昏迷分为轻度昏迷、中度昏迷和深度昏迷三个阶段。

一、急性昏迷的营养问题与护理

不管什么原因引起的急性昏迷,维持患者生命都是营养与护理的首要目标。只有维持生命,才能进一步分秒必争地寻找病因予以治疗,为此应积极努力做好营养护理。

(一)优选静脉放置留置管

昏迷患者接受营养的重要途径是静脉营养。护士接诊患者后,应以最快的速度开通静脉,而且尽可能选择留置针,以免因短期内反复多次进针而增加患者的痛苦,也可预防后续因静脉一时不能开通而影响患者用药与抢救的问题。

(二)放置鼻饲管

昏迷患者无法经口补充能量和各种营养素。为了保证昏迷患者的营养供给以维持生命，在征得昏迷患者家属的同意后，应尽快放置鼻饲管，并根据患者的身高、体重、病情及各项临床检查数据，通过鼻饲管给予合理胃肠内营养，满足人体对能量和各营养素的需求。

(三)口腔的清洁与压疮的预防

昏迷患者无法主动进行口腔清洁和翻身。护理的重要工作之一是每天规范地给患者做口腔护理，同时帮助患者勤翻身，做好压疮的预防工作。特别是夏天或昏迷患者大小便失禁时，更要仔细认真。每天清洁皮肤前都需先检查皮肤有无红、肿或破损，再根据不同的表现进行针对性处理。

二、急性昏迷的营养支持原则

(一)静脉内营养

急性昏迷患者病情又重又急，在第一时间接诊急性昏迷患者时，应以最快的速度开通静脉，静滴5‰葡萄糖氯化钠溶液或生理盐水500mL，以便医生紧急用药。但须记住，急性昏迷患者一定要常规送验血糖，避免因静脉输注葡萄糖而使糖尿病酮症或非酮症高渗性昏迷的患者病情加重。糖尿病患者在静脉开通前需先做指尖血糖快速检查，以便合理用药，其他患者静脉营养用药也要根据病因、病情与各种实验室检查遵医嘱执行。

昏迷患者经抢救未能苏醒者，要加强静脉营养，提供必要的氨基酸、脂肪乳和葡萄糖，可静滴葡萄糖氯化钠溶液、林格氏液并补充适量的氯化钾、维生素 B_6 和维生素 C 等以维持患者生命。

(二)胃肠内营养

患者所需能量可根据病情及患者的营养状况而供给，原则上宜先以每天每千克体重25kcal开始，再根据病情变化进行调整。食物供给应以米汤、麦汁、黑米汁、玉米汁等谷类流质为主，并辅以各种水果汁和蔬菜汁，不但方便鼻饲管灌注，也有利于患者的消化和吸收。同时，护士还应记录患者的24h液体出入量，包括鼻饲管灌注量、静脉输入液体量和尿量等。

患者用鼻饲管进行胃肠内营养只是一种过渡方法，一旦患者神志恢复，可以自主进食，即可拔掉鼻饲管，逐渐从流质、半流质、软食过渡到普食。

三、临床案例

患者，男，54岁，农民。因口干、多尿、消瘦，当地诊断"2型糖尿病"10年，口服降糖药(具体不详)治疗，多次复查空腹血糖，控制均不理想。一个月前接受住院治疗，空腹血糖和餐后血糖均控制在理想水平后出院。出院后按医嘱口服优降糖5mg，每日2次至今。今日傍晚约5时许，患者自觉头昏、乏力、胸闷而去阳台透气，当推门时即跌倒，后被家人发现呼之不应而送医院急诊。

体检：神志不清，呼之不应，血压124/70mmHg，呼吸20次/min，脉搏92次/min，两侧瞳孔等大，对光反应好，心率92次/min，律齐，两肺呼吸音略粗，肝脾触诊不满意，两下肢轻度水肿，左下肢下段有1cm×1.5cm溃疡愈合疤痕。5min后，血糖报告2.0mmol/L。

(一)营养护理要点

(1)第一时间检测血糖。该患者为糖尿病患者，昏迷原因有两种可能，一种是高血糖昏迷，另一种是低血糖昏迷,其急性处理原则完全相反。该患者出院才一周,而且血糖控制理想状态下出院,目前使用降糖药物优降糖,当天未进晚餐,有可能是低血糖引起的昏迷,但同时还应请神经内科会诊,排除颅内病变。

(2)待血糖报告后,酌情处理。该患者快速血糖报告 2.0mmol/L,明确是低血糖。因已开通静脉滴注 5% 葡萄糖溶液,可同时缓慢静推 50% 葡萄糖溶液 20mL,再继续静滴 10% 葡萄糖溶液,低血糖可得到纠正。使用高渗葡萄糖后应马上复查血糖,然后根据血糖的水平酌情处理。

(3)低血糖昏迷纠正比较容易,但须注意不能为纠正低血糖而出现高血糖,同时要分析引起低血糖的原因。该患者出院一周,口服优降糖 2 片,2 次/d,估计是住院血糖控制理想后,目前口服优降糖的剂量偏大,同时要排除患者在饮食控制方面是否有问题存在。

(二)营养护理提示

(1)评估急性昏迷患者的全身营养状况。急性昏迷患者的营养状况,可通过目测并结合测腰围、腹围等来判断。目测项目包括观察患者面色、颜面有无水肿、巩膜有无黄染、双下肢有无水肿等。切实做好血中相关营养素测定也十分重要,如血生化、血常规、尿常规、大便常规等有助于了解患者有无贫血与出血倾向。肝肾功能测定可了解患者体内蛋白质代谢情况。同时,血糖、血脂测定也很重要。

(2)预测昏迷时间超过一周者,应插鼻饲管。认真做好患者家属工作并征得同意,即对患者插入鼻饲管,必要时请营养科急会诊,制定合理的胃肠内营养方案。鼻饲管灌注营养液操作要规范,可指导患者家属协助处理。

(3)配合医生做好昏迷患者的静脉内营养,监测患者营养状况,避免患者因营养不当而导致病情加重甚至死亡。每天记录与营养相关的各类指标和 24h 液体出入量,加强昏迷患者的床旁巡视,与家属及时交流,掌握第一手临床资料,有问题及时向主管医生报告。

第六章　营养健康教育

健康教育是公认的能促进健康的一项重要工作。通过健康教育,能帮助健康人群、亚健康人群和患者较好地掌握疾病防治的相关医学基础知识。目前,随着医疗卫生体制改革的深入和医疗保险制度的完善,我国的健康教育工作包括营养健康教育工作已经逐步逐地区地系统发展。健康教育的组织工作是做好营养健康教育的关键,直接关系到营养健康教育的实施和效果。营养健康教育组织者不仅应有医学和健康管理的知识,还要有较强的组织管理能力,同时还应具备一定的奉献精神。

第一节　营养健康教育的组织与管理

一、营养健康教育的组织

健康教育是指通过有计划、有组织、有系统的社会医学教育活动,促使人们自愿采取有利于健康的行为,减少或消除影响健康的危险因素,做到预防疾病、促进健康、提高生活质量和生命质量。健康教育的目的是提高全体受教育者的保健意识和自我保健能力,改变群体或个体的不良饮食习惯和行为方式。

不同的营养健康教育项目的具体教育内容与受教育对象有可能都是不同的,针对健康人群和某种疾病患者的营养健康教育就有很大差异。如糖尿病营养健康教育是针对糖尿病患者及其家属,宣传糖尿病治疗的关键是延缓并发症的发生与发展,减少医疗费用,提高糖尿病患者的生活质量,使患者能带病延寿。营养健康教育的受益面广,它不仅能减轻国家、社会、家庭与个人的经济负担,更重要的是能够提高人们的健康文化素质,提高国民体质。

营养健康教育的组织工作十分重要,首先要做好健康教育项目的整体设计。健康教育按照目标区域分为城市健康教育、农村健康教育、学校健康教育、工厂健康教育、社区健康教育、医院健康教育等;按目标人群可分为儿童、青少年健康教育、中老年健康教育、妇女健康教育、职业人群健康教育及患者健康教育等;按疾病又可分为糖尿病健康教育、高血压健康教育、肥胖症健康教育、艾滋病健康教育、性病健康教育等。对于某一个健康教育项目,首先应该规划好教育内容,其次,要挑选优秀的师资承担主讲。主讲教师应在该领域具有一定的学术地位,普通话标准,演讲能力强,善于交流沟通并能进一步启发受教育者思考,具有一定的亲和力和影响力。同时,还应具有敬业精神和奉献精神,工作责任心强,肯花大量时间利用信息化手段查阅最新资料,利用现代化教育手段准备幻灯片等,以求达到最好的健康教育效果。

二、营养健康教育的管理

营养健康教育是一项低投入、高效益的健康促进措施,是实现初级卫生保健的关键,也是卫生保健事业发展的必然趋势。通过规范管理的营养健康教育,能够帮助受教育人群提高自我保健意识,让受教育者尽快从"盲目依从型"向"自助学习型"发展。在管理营养健康教育的过程中,要主动争取各级领导和卫生行政部门的大力支持和帮助,制定各项有利于促进健康的政策与措施,增强社区卫生服务中心的医护人员、家庭成员、个人对预防疾病、促进和维护健康、提高生活质量的意识和责任感,积极开发有利于开展营养健康教育的支持系统,努力创造理想的营养健康教育环境,包括促进卫生行政部门转变观念与职能,力求从单纯的医疗卫生服务,转变为更加重视疾病预防的健康服务。在城市、乡镇及农村中广泛开展健康教育,是提高我国国民体质的基础工作之一。

营养健康教育的场地选择以靠近参加健康教育人群的住所为宜,交通要方便,利于他们出行。营养健康教育场所不宜放在没有电梯的高楼层,以免给老年人等群体带来不便。一楼较为合适,采光好且有明显标志的固定的教室,是最理想的健康教育场所。健康教育信息的发布可利用登报告示、发信息通知、社区广告通知,也可以利用电话和手机短信通知。从投入成本和产出效益考虑,一场营养健康教育的理想参与人数为 50～200 人,这样不仅教育面较广,而且方便组织管理,可以达到较好的效果。

第二节　营养健康教育的实施

营养健康教育因教育对象不同,教育内容和目的也不相同。以患者为主的营养健康教育,主要面向在医院接受诊治的患者及其家属,目的是增加患者及其家属的医学营养学知识,提高他们的自我保健意识,促进患者早日康复。以健康人群为主的营养健康教育,主要面向健康人群或处于亚健康状态的人群,目的是使他们树立无病早防、有病早治的意识,学习有关营养学知识以改善亚健康状态,预防疾病的发生。

一、营养健康教育的内容

营养健康教育要发挥临床医生、护士与营养师的团队合作精神,不同的专业人员优势互补,相互学习,向健康人群和患者做切实可行的医学科学知识教育与营养知识传播,要强调重视实际应用。

营养健康教育的内容包括营养与营养素的基本概念、营养素分类、营养素代谢与吸收、食物的营养、平衡膳食合理营养的原则、不同生理人群对营养的需求、特殊人群的营养、营养支持与评价、营养调查和食谱编制、常见疾病的营养预防和营养治疗以及中医食疗与保健品等。护士应该学习这些营养学知识并在实践中加以应用与推广。

营养健康教育的内容根据受教育对象和教育项目来确定。例如,对糖尿病患者进行营养健康教育,可包括:①糖尿病的基本概念、临床分型和临床特点。②不同类型糖尿病的营养需求。③糖尿病患者营养评价。④糖尿病的饮食营养治疗。⑤糖尿病并发症的营养预防与营养治疗。⑥糖尿病伴发疾病的康复营养支持。还可结合糖尿病的运动治疗、心理治疗以及药物治疗进行营养教育。对高血压患者进行营养健康教育,可包括:①高血压的定义、分型与临床特点。②原发性高血压的营养预防。③高血压患者的自我饮食营养管理。④高血压患者的饮食营养原则与食谱的选用。⑤高血压高危人群的营养干预措施。

讲解时需考虑教育对象的特点包括文化水平、接受能力、健康现状等,尽量做到生动形象、通俗易懂。根据时间安排可以从基础知识开始,分数个专题进行;由浅到深,既有理论知识,又有实际操作技能,最终使教育对象掌握营养知识并能应用于疾病防治和健康促进。

二、营养健康教育的技巧

健康教育的技巧使用对健康教育效果有很重要的影响。健康教育需要教育者和受教育者双方的积极参与和互动，双方的态度要认真，能互相理解。交流的技巧、互动的形式都会对健康教育效果产生一定的影响。护士应该具备相关的营养学专业知识，掌握一定量的健康教育信息，同时还应熟悉传播技巧。传播的知识应具有科学性、指导性、通俗性、针对性、实用性，传播的途径可包括语言传播、文字传播、多媒体传播等。

营养健康教育的技巧应在全程有所体现：①授课前把相关的医学、营养学知识进行科学整理，针对开设的主题，分层次、分重点地做好文字资料。②把这些文字资料制成幻灯片。在制作教育幻灯时，文字不宜太多，色彩不要太杂，适当选用照片或图画点缀，也可以插入几幅动画，以增加学员的兴趣。③在健康教育实施之前，应该对教育环境、教育对象等进行认真分析；对做好的幻灯应认真细看，可结合讲稿预演数遍，以获得理想的教育效果。

教育环境应注意突出健康教育的主题，可挂红幅、四周墙上张贴宣传画、做展台展示主题相关的实物和资料等。理想的教育者应有较好的综合素质，具有：扎实的医学、营养学专业知识和基本技能；很强的组织能力和沟通能力；全面掌握教育与传播技能；有很强的思维能力、信息处理能力；具备良好的职业道德和敬业精神。针对不同的教育对象及其特点，会应用不同的表达与表演能力，能有效利用生动的语言、动作、眼神、姿态，适时与受教育者充分交流。受教育者可以是群体，也可以是个体。由于受教育者的年龄、性别、职业、文化程度、经济状况、社会地位、道德修养以及兴趣爱好等均有可能不同，同时，他们的身体素质与心理状况也可能不一样，教育者在考虑教育内容深度和具体教育方法等方面，也应结合教育对象的特点。教育者还应注意传播的一些小技巧，如说话时的声音不宜过高或过低，语速不宜过快或过慢，使用标准普通话，必要时也可结合当地方言。讲解应通俗明了，不给受教育者增加心理压力或负担。也可采取主动的交流方式，关心受教育者，态度应热情、亲切、友好。

健康教育的实施应坚持"四性"，即科学性、思想性、趣味性、应用性。健康教育项目的定位要准，目标要明，师资要精，内容要新，态度要好，效果要佳。聘用优秀的师资非常重要，这直接关系到教育的效果。在健康教育过程中，教师应注意加强与听众的交流，让听众提问题，提高交流互动的频率，这是引起听众兴趣的重要方法之一。营养健康教育还可以利用各种食物模具生动形象地讲解营养学问题。为扩大教育面还应尽量动员患者家属共同参与健康教育，共同促进家庭成员的健康。

三、营养健康教育的实践与研究

随着我国经济快速发展，国民生活水平逐步提高，人们对健康的期望值也相应增加，对生活品质与生命质量有了更高的要求。处于不同年龄段的人群，从儿童、青少年一直到成年人、中年人与老年人，都渴望了解和掌握营养与健康的相关知识。护理人员包括医院专科护士、社区护士、家庭护士都应学会设计各类调查问卷，对教育对象的营养学知识、态度和相关行为进行了解，收集这些信息后，还要加以分析，才能针对性开展营养健康教育。

开展营养健康教育，应立足于项目制、团队制。要争取有一个可结合自己的专业、研究方向，预期能够成功解决某一问题的成熟项目，一个互相尊重、互相理解和支持，能不怕困难共同努力的层次合理的团队。营养问卷资料收齐后，数据要进行统计处理，进一步分析讨论，发现问题。团队中各成员可以分工，分别承担其中的一部分工作。问卷调查强调的是要坚持实事求是的精神,尊重每一个客观数据,然后对其进行分析研究。

营养健康教育的形式是多种多样的。现代社会正处于信息化的时代,健康教育者可以通过网络、个人博客、健康类杂志及社区的黑板报等对公众进行营养与健康的宣传教育。护士要学习撰写营养科普论文,并积极向相关的报社或健康杂志社投稿,有一定学术影响后,可以在某些健康栏目,如电视台、电台、报纸、杂志上推出自己的系列文章,主题可为营养与健康、营养与疾病、营养与长寿等。

第七章 营养与呼吸系统疾病

呼吸系统的功能是吸入新鲜空气,通过肺泡内的气体交换,使血液得到氧并排出二氧化碳,从而维持正常人体的新陈代谢。越来越多的证据表明营养状况不良不仅可以影响呼吸系统结构和功能,而且对呼吸系统疾病的发生、发展及治疗产生影响。呼吸系统疾病可以分为急性和慢性两大类。急性呼吸系统疾病的营养支持原则是满足患者高代谢状态下的营养需要从而防止蛋白的过度分解。对于慢性阻塞性肺疾病,营养支持的重点放在摄取均衡营养,维持或增加体重,维持呼吸肌肌力,防止呼吸肌肉萎缩,从而保持正常的呼吸功能。

第一节 营养不良对呼吸系统结构和功能的影响

一、营养不良对呼吸肌结构和功能的影响

呼吸肌足够的收缩力和耐力是保证正常通气必需的条件。人的呼吸肌群主要由膈肌、肋间肌和腹肌组成。呼吸肌中膈肌的消耗做功最多、消耗量最大,因此对通气功能发挥作用也最大。

营养不良导致呼吸肌(尤其膈肌)萎缩和呼吸肌力减弱。当患者体重为理想体重的71%时,与正常值比较,膈肌群纤维减少43%,膈肌厚度和面积分别减少27%和23%,呼吸肌的力量和最大通气量显著降低。

许多矿物质、电解质缺乏能影响骨骼肌功能:血磷酸盐减少与呼吸肌无力有关,严重的低磷血症能严重地损害膈肌的收缩能力。充分补充营养物质,特别是含磷的营养物质能改善膈肌收缩功能和提高ATP含量,改善呼吸肌疲劳,提高呼吸肌力量。低镁血症可导致呼吸肌无力,低镁血症患者补充镁制剂后最大吸气压和呼气压显著提高。严重的低钾血症也可导致显著的骨骼肌无力。动物实验观察到低频率、最大程度刺激膈肌时出现的进行性膈肌力量下降与血清游离钙浓度的下降一致。因此,评价营养不良患者的呼吸肌无力时不应忽视电解质和矿物质对呼吸肌的影响。

二、营养与通气驱动

机体的营养状态、营养素摄入直接影响患者的代谢率,代谢率增加可增加通气驱动,代谢率降低减少通气驱动。

在半饥饿状态下,保证最低需要的能量摄入对维持正常的通气驱动是必需的。健康男性志愿者每天仅输注3L 5%氨基酸溶液,提供500kcal能量,对照组增加了500mL 10%红花油的输注,可提供1100kcal能量,结果低能量摄入者对低氧的通气驱动降低。单一营养素亦可影响通气反应,摄入高碳水化合物比例的能量可增加代谢率和通气驱动力,正常人一次摄入产能1000kcal的碳水化合物后2~3h,其通气驱动力明显增加。增加蛋白质摄入可提高对CO_2

的通气反应,增加蛋白质摄入导致的通气驱动力增强可影响临床治疗效果。对于呼吸功能不全的患者,通气驱动增强导致患者减少体内 CO_2 潴留的呼吸努力增加,但同时增加了呼吸功,易加重呼吸肌疲劳。

三、营养不良对肺结构改变和功能的影响

营养不良影响肺发育,肺功能受到影响。低出生体重与成人时的肺功能较差有关,宫内胎儿体重增长延迟很可能抑制气道的生长。儿童时期支气管炎、肺炎或百日咳进一步降低了成人的肺功能;成人后死于慢性阻塞性肺病与出生和 1 岁时的体重过低相关。因此,改善胎儿和婴儿肺发育,降低儿童期呼吸道疾病发生,就可能降低他们成人后患慢性阻塞性肺病的危险性。

慢性营养不良能影响肺实质的结构和功能。动物实验表明,3 周时间内,因饥饿体重下降40%的大鼠,肺脏出现弹性纤维重构、肺泡腔扩大、肺泡壁表面积减少,并伴随着肺脏组织中表面活性物质中的主要成分磷脂酰胆碱的变化。营养治疗可纠正生化指标的异常,但形态学的损害不能得到完全纠正。因此,饥饿能可逆性影响表面活性物质产生和降解的平衡。

四、营养与肺免疫防御功能

营养不良者可损害机体的全身免疫功能,其中以细胞免疫功能受损尤为明显。肺的防御机制主要依赖于机体免疫功能的健全和呼吸道上皮细胞的完整。

流行病调查发现营养不良与肺炎的发展显著相关。营养不良时呼吸道内 sIgA 的减少可增加气道内细菌的黏附,进而使在气道内有细菌寄殖的住院患者发生院内获得性肺炎的机会增加。营养不良还可损害呼吸道上皮细胞的再生,呼吸道防御功能进一步减弱。营养不良致肺脏表面活性物质减少,易使肺脏萎缩,发生肺不张,损害气道对吸入的病原微生物清除能力,或改变表面活性物质在肺部促进趋化、调理吞噬和促杀菌的作用,导致肺部感染的机会增加。

第二节 慢性阻塞性肺病

慢性阻塞性肺病(COPD)是由于慢性支气管炎和肺气肿导致气流受限为特征的一类疾病。气流受阻呈进行性发展,可伴气道高反应性,并可有部分可逆性。本病发病率高,呈缓慢进行性发展,严重影响人们的劳动能力和生活质量。

COPD 患者常伴有营养不良状态,流行病学资料显示,COPD 患者营养不良的发生率为30%~71%,住院患者的发生率可高达 50% 以上。其中 1/3~1/2 的患者会出现进行性体重下降,肌肉组织减少引起呼吸肌萎缩,最终导致呼吸衰竭。营养状况是影响 COPD 患者病死率的独立危险因素。因此,有效的营养支持是 COPD 综合治疗中的重要组成部分,对降低此类患者的病死率,延长其生存期和改善其生活质量,具有十分重要的意义。

一、COPD 患者营养不良的发生机制

COPD 患者合并营养不良的机制十分复杂,虽然目前仍不十分明确,但多数学者认为其发生与能量消耗增加和摄入不足等因素有关。具体表现为以下几个方面。

(一)摄入及吸收不足

长期缺氧、高碳酸血症和心功能不全,胃肠道淤血,以及长期使用广谱抗生素,可造成COPD患者胃肠道正常菌群失调,导致消化和吸收功能障碍。同时,进餐时加重呼吸负荷,血氧饱和度下降,造成患者气促厌食,膳食摄入量减少。而长期大量的抗生素与茶碱类等药物的使用刺激胃黏膜,患者可发生药物性胃炎,引起胃肠功能紊乱,影响食物的消化和吸收。此外,COPD患者一般具有年龄偏大、咀嚼功能下降等情况,这些因素可进一步影响营养物质摄入及利用。

(二)机体能量消耗增加

近年来发现,部分COPD患者具有超高能量代谢的特点,静息代谢率(RMR)、运动生热效应、食物的热效应(TEF)等均比正常人为高。具体机制尚未完全阐明,与以下因素有关。

(1)COPD患者肺顺应性下降,气道阻力增加,使呼吸肌负荷以及呼吸做功增加,引起呼吸时氧耗量增加,造成RMR相应增加。研究表明,COPD患者每日用于呼吸的耗能为1799~3012kJ(430~720kcal),较正常人高10倍。

(2)药物作用:COPD患者常用的解痉平喘药,β_2激动剂、氨茶碱和类固醇皮质激素等药物具有一定增加机体能量消耗的作用。

(三)机体分解代谢增加

COPD患者常因建立人工气道所致的创伤、焦虑、恐惧等的刺激以及反复感染、缺氧、细菌毒素等因素,使机体产生应激反应,导致一系列神经内分泌改变,表现为甲状腺素、生长激素、皮质醇、胰高血糖素等激素分泌增加,而胰岛素分泌受到抑制。以上这些变化可引起机体糖原分解和糖异生加速、脂肪动员及周围组织蛋白分解增加,机体处在一种高代谢状态,能量消耗、尿氮排出显著增加。某些COPD患者血清中一些炎症介质(如TNF-α、IL-1、IL-6)水平也较正常人高。这些细胞因子有调节能量消耗、氨基酸代谢和肌肉蛋白分解代谢的作用。这不仅加速人体的分解代谢,而且与RMR等呈正相关,此外,有作者观察到呼吸衰竭患者,特别当机械通气时痰液中氮的丢失每日可达0.36~0.68g,相当于蛋白质2.2~4.3g/d。这种大量氮的丢失对加剧营养不良不容忽视。

二、COPD患者营养不良的分型

(一)蛋白质型营养不良

部分营养良好的COPD患者由于呼吸衰竭或多脏器功能衰竭而至病情急剧加重,此时如未给予合理营养支持,则患者常因高分解代谢或营养摄入不足,而引起蛋白质营养不良,尽管此时患者外表和人体测量值均在正常范围之内,但内脏蛋白各项指标(如白蛋白、转铁蛋白等)及淋巴细胞已出现异常。

(二)蛋白质-能量型营养不良

此为COPD患者最常见的营养不良,由于蛋白质和能量摄入都不足而使患者肌肉组织与皮下脂肪逐渐消耗,表现为体重下降,肌酐升高指数(CHI)与其他人体测量指标降低,但内脏蛋白指标仍在正常范围。

(三)混合型营养不良

具有上述两种营养不良的特征,此时患者体内蛋白、脂肪储备空虚,常伴有脏器和系统功能损伤,因而会降低患者的生存率。慢性迁延期的 COPD 患者多为蛋白质,能量营养不良,一旦急性发作特别是需机械通气的患者则很快陷入混合型营养不良。COPD 合并此型营养不良者预后极差。

三、COPD 的营养支持

(一)营养支持的目的

1.缓解期患者

指导患者具有良好的饮食习惯,进行平衡营养,改善 COPD 患者呼吸肌肌力和运动耐力,使患者的体重接近理想体重。减少并发症的发生机会和减轻其程度。

2.急性发作期或伴呼吸衰竭患者

尽量维持良好的营养状态,从而限制进行性的呼吸肌消耗,减轻负荷,恢复呼吸肌的功能,以利于患者渡过急性呼吸道感染等并发症。

(二)营养支持的时机

以尽早为原则,或在临床干预下的重要器官、系统功能基本稳定时开始。

(三)营养支持途径

总原则为患者在没有明显胃肠功能障碍时应鼓励患者尽可能经胃肠道给予营养(吞咽困难者,可给予鼻饲),当肠内营养不能满足营养摄入量时,可短期给予静脉营养。

(四)营养支持方法

大多数患者的营养支持应以调整饮食习惯和安排合理膳食为主。如创造良好进食环境,进食前可以适当休息,少量多餐,以软食为主。缺氧明显的患者可在进餐时或饭后给予氧疗。

1.能量需要

确定患者总能量的供给是营养支持的核心问题。目前尚未建立国际公认的 COPD 患者总能量摄入模式。COPD 患者基础消耗高于健康人,同时还要纠正已降低的体重,因此日需热量应保持较高水平。一般可用 Harris-Benedict 公式(HBE)推算出基础能量消耗(BEE):

男性:

$$BEE(kJ/d) = [66.47 + 13.75 \times 体重(kg) + 5.0 \times$$
$$身高(cm) - 6.76 \times 年龄(岁)] \times 4.184$$

女性:

$$BEE(kJ/d) = [655.1 + 9.56 \times 体重(kg) + 1.85 \times$$
$$身高(cm) - 4.68 \times 年龄(岁)] \times 4.184$$

根据 BEE 计算患者每日能量供应:

$$一日总能量供给(kJ/d) = BEE \times C \times 1.1 \times 1.3$$

式中:C 为校正系数(男性为 1.16,女性为 1.19);1.1 为使患者体重下降得以纠正,应再增加 10% 的 BEE;1.3 为轻度活动系数,如果卧床则为 1.2、中度活动系数为 1.5、剧烈活动系数为 1.75。

以上能量的供给主要针对的是稳定期 COPD 患者,对于急性发作期患者,还应乘以应激系数,即临床校正系数(CCF),CCF 多为经验性的,如体温每升高 1℃(＞37℃),CCF 为 1.12,严重感染或脓毒血症 CCF 从 1.1～1.3 不等。

2.确定能量供给的分配比例

①碳水化合物:通气功能障碍是 COPD 发病特征之一,因此 COPD 的营养支持时不主张摄入过多的碳水化合物,尤其是对存在 CO_2 潴留的患者应限制其碳水化合物的摄入总量。碳水化合物提供的能量占总能量的 50%~60% 为宜。如合并呼吸衰竭,严格控制碳水化合物的摄入量(占热能 50%)。②脂肪:一般脂肪供能占总能量的 20%~30%,具有严重通气障碍和呼吸衰竭的患者可适当提高脂肪的摄入量。膳食脂肪摄入时应注意调整脂肪酸的构成,以防止高脂血症的发生或网状上皮系统的损害,故供给脂肪时动物脂肪及植物脂肪以各占一半为宜。此外,在患者的高脂饮食中以中链三酰甘油(MCT)替代部分长链脂肪酸,不仅有利于患者的消化吸收,且有利于正氮平衡的恢复。③蛋白质:蛋白质供能占总能量的 15%~20%,治疗开始时为了促进氮潴留和蛋白质合成,可给予优质蛋白质 1.2~1.5g/(kg·d)。COPD 患者避免过多摄入蛋白质,过量的蛋白质摄入,因其较低的氧热价,将加重低氧血症及高碳酸血症,从而增加每分通气量及氧的消耗。在肠外营养中适当提高支链氨基酸含量及调整饮食中的必需氨基酸谱,使其接近人体必需氨基酸模式,能改善血清 BCAA/AAA 比值,对降低肺性脑病的发生率及危险性有益。④各种微量元素及维生素的补充:COPD 患者常存在各种维生素、微量元素及矿物质的缺乏,如维生素 C、维生素 E、锌、铜、钾、钙、镁、磷等。这些物质参与机体的抗氧化防御系统,或是一些酶的辅酶,缺乏时可造成氧自由基对机体的损伤或影响各种物质的能量代谢,进一步加重呼吸肌无力。磷的补充在临床上经常被忽视。⑤其他:适当补充精氨酸、谷氨酰胺、核苷酸等营养成分。

四、膳食特点

应供给清淡易消化的软食或半流质,在两餐之间可以少量多次给予浓缩食物,以避免疲乏。忌用辛辣、油腻、海腥、产气类食品。

第三节　急性呼吸窘迫综合征

急性呼吸窘迫综合征(ARDS)是指由心源性以外的各种肺内外致病因素导致的急性、进行性缺氧性呼吸衰竭。是急性肺损伤(ALI)的严重阶段。临床特点为起病急、进行性气促、顽固性低氧血症等。病变发展迅速,预后差,并可并发多脏器功能障碍(MOD),最终形成多脏器功能衰竭(MOF),甚至死亡。ARDS 的确切发病机制尚不清楚,现认为全身炎症反应综合征(SIRS)是感染、创伤等导致 ARDS 的共同途径。

一、ARDS 患者代谢状态

ARDS 患者在疾病的各个时期均有高代谢状态。其代谢改变的程度主要受到基础病变、肺损伤程度等因素的影响。具有多重代谢危象的重症患者,如败血症、损伤或全身性炎症反应综合征(SIRS)会明显加速分解代谢,同时增加能量的需要,导致严重的营养供需失衡及营养不良。有人将这些过程综合起来称为损伤或应激性代谢反应。

高代谢状态可分为两个时相。第一时相为代谢休眠期,其特征为氧耗量的降低,血液循环障碍,液体失衡和细胞内休克。这一阶段一般持续 24~36h,随后代谢水平迅速增加进入第二时相,代谢高动力期,特点为细胞活性增加、激素分泌增加、代谢增加、体温升高及氮丢失加速。通常在这一过程,患者心脏指数或氧耗量与疾病的严重程度呈比例变化。处于高代谢状态的患者常伴有发热,体温的增加常伴有代谢率的增加。体温超过 37℃,每增加 1℃,代谢率增加 10% 左右。高代谢的患者代谢消耗增加,因而能量的需要也随之增加。

蛋白质分解代谢增加是 ARDS 患者高代谢状态的显著特征之一,患者尿素氮丢失增多和肌肉萎缩。这是由于在损伤应激反应中,蛋白质分解代谢成为能量供应的优先途径。伴随着蛋白质分解的增多,患者大部分能量需要由氨基酸脱氨基作用满足。饥饿状态患者每日丢失肌肉蛋白可达 75g 或相当于 200~300g 肌肉组织。高代谢状态的患者每日丢失肌肉蛋白更多,每日丢失的肌肉蛋白量可高达 250g 或相当于 750~1000g 肌肉组织。

ARDS 患者的代谢状态与 ARDS 预后及转归密切相关。预后较好的 ARDS 可在 7~10 天内纠正高代谢状态,改善呼吸衰竭。数周甚至数月后相应的临床表现可消失,肺功能异常减轻,恢复正常。预后较差的 ARDS 则很难纠正高代谢状态,患者可出现营养不良、呼吸功能减退、反复发生呼吸道和肺部感染,甚至死亡。少数患者在肺功能衰竭之后很快死亡,此时患者不存在高代谢状态。

高代谢状态常造成 ARDS 患者并发营养不良。营养不良对呼吸功能可产生不良影响,增加 ARDS 患者的病死率,因此营养支持对 ARDS 尤其重要。

二、ARDS 的营养支持

(一)目的

防止营养不良的发生,减少并发症和缩短病程;防止蛋白质过度分解所造成的负氮平衡,通过营养支持治疗,使蛋白质代谢及能量消耗和供给达到平衡,提高抢救成功率。具体达到以下目标:①保证适当的、但不能过多的能量储备。②最大限度保存机体的肌肉组织。③建立正氮平衡。④提供适当的维生素、无机盐和脂肪。⑤提供适当的液体。

(二)营养支持的途径

ARDS 患者存在胃肠功能紊乱的现象,因此应使用肠外营养来进行营养支持。在实施肠外营养时,如果患者胃肠功能允许,可同时通过胃肠道补充营养,这有利于恢复肠道黏膜的完整性,并保持胃肠道的屏障功能。

(三)营养支持方法

1.能量的需要

ARDS 患者的总能量消耗(TEE)为 BEE 进食及寒战导致的产热作用、活动和应激反应等情况下的能量消耗总和,一般可用以下公式计算:

$$TEE = BEE \times 应激因素$$

大部分 ARDS 患者平均应激因素为 1.2;严重的高代谢患者,应激因素可增加到1.2~1.4。一般而言,ARDS 患者在接受机械通气治疗时,建议每天能量供应为 105kJ/kg。

2.合理分配营养成分

根据每日所需总能量,合理安排碳水化合物、脂肪和蛋白质的比例。目前,对 ARDS 患者营养支持时营养成分的比例分配问题尚无统一意见,一般推荐,碳水化合物占能量的百分比为

60%～70%、脂肪为20%～30%、蛋白质为20%［或1～2g/(kg·d)］。对于ARDS患者,蛋白质的摄入量不宜过多。蛋白质摄入过多可增加呼吸功能,导致呼吸肌群进一步衰竭,加重低氧血症及高碳酸血症。

3.其他

适当补充维生素、微量元素及谷氨酰胺、精氨酸、ω-3系列脂肪酸等营养成分。

(四)营养监测

有效的监测可保证合理应用营养支持,并减少并发症的发生。根据病情可每天测体重、尿酮及尿糖;每周1次评估氮平衡;每周2次检测血糖、尿素、肌酐、血清胆红素、天冬氨酸转氨酶、丙氨酸转氨酶等;每2周1次检测白蛋白、转铁蛋白、全血细胞计数等。根据监测结果随时调整营养支持方案。

第四节　乳糜胸

胸膜腔内积贮来自胸导管渗漏的乳糜液或淋巴液即谓乳糜胸。正常情况下,除右上肢和头颈部外,全身的淋巴液均输入胸导管,然后在左侧颈部注入左颈内静脉和左锁骨下静脉交接处,流入体静脉系统。导致乳糜胸的原因主要有外伤性和梗阻性。胸部外伤或者胸内手术如食管、主动脉、纵隔或心脏手术可能引起胸导管或其分支的损伤,使乳糜液外溢入胸膜腔。有时脊柱过度伸展也可导致胸导管破损。胸腔内肿瘤如淋巴肉瘤、肺癌或食管癌压迫胸导管发生梗阻,梗阻胸导管的近端因过度扩张,压力升高,使胸导管或其侧支系统破裂。根据解剖结构,阻塞或压迫发生在第5胸椎以下时为右侧乳糜胸,在第5胸椎以上时为左侧或双侧乳糜胸。

一、病理生理

胸导管的主要功能是将消化道的脂肪输注到静脉,人体摄入脂肪的60%～70%进入胸导管,包括中性脂肪、游离脂肪酸、磷脂、髓鞘磷脂、胆固醇酯等。胸导管还是正常情况下血管的蛋白质返回血循环和特殊情况下输送人体储存蛋白质进入血循环的主要途径:乳糜液中总蛋白含量约为血浆蛋白的一半,包括白蛋白、球蛋白、纤维蛋白原、凝血酶原等。乳糜液中电解质的浓度与血浆相似,也含有一些糖及非蛋白氮,并含有多种脂溶性维生素,多种抗体及多种酶。胸导管是人体淋巴细胞再循环的主要途径,每天经胸导管返回血液中的淋巴细胞数为血循环中淋巴细胞总数的10～20倍。因此,一旦胸导管破裂,大量的乳糜液外渗入胸膜腔内,必然引起两个严重的后果:其一,富有营养的乳糜液大量损失必然引起机体的严重脱水、电解质紊乱、营养障碍以及大量抗体和淋巴细胞的耗损,降低了机体的抵抗力;其二,胸膜腔内大量乳糜液的积贮必然导致肺组织受压,纵隔向对侧移位以及回心血流的大静脉受到部分梗阻,血流不畅,进一步加剧了体循环血容量的不足和心肺功能衰竭。

渗入胸膜腔内乳糜液数量多寡不一,少则每日100～200mL,多则每日3000～4000mL,这主要决定于胸导管破口的大小、胸膜腔内的负压、静脉输液量及其速度与摄入食物的性质。

二、乳糜胸治疗

常用的方法为保守治疗、外科手术治疗以及放射治疗。

(一)保守治疗

保守疗法一般适应于患者情况尚好,胸腔乳糜液每日在 500mL 之下。营养支持、充分引流、病因治疗是关键。

1.营养支持

以低脂、低钠、高蛋白及高碳水化合物饮食为原则,严格限制脂肪食物,可食用短、中链三酰甘油以代替长链三酰甘油,如棕榈油和椰子油中所含的中链三酰甘油经肠道吸收时不参与乳糜形成,直接进入门静脉系统,可减少胸导管淋巴液,促进胸导管破口愈合。胸液漏出速度快且量大者可禁食,实行全胃肠外营养。

中链三酰甘油膳食是适用于乳糜胸、乳糜尿、乳糜性腹水、高乳糜微粒血症等病症的膳食,特点如下。

(1)中链三酰甘油提供的能量至少占总能量的 20%,或占脂肪能量的 65%。

(2)食用中链三酰甘油可引起腹胀、恶心、腹泻等不良反应,因此进食要慢,采用少食多餐的办法,或用中链三酰甘油制备的食品作为加餐。

(3)中链三酰甘油由门静脉直接进入肝脏,在肝脏内能迅速氧化生成酮体,不储存在脂肪组织中,为避免酮症发生,应补充碳水化合物。

(4)可用的食物:未加油脂的主食及点心、去脂牛奶、咖啡、茶、果汁饮料、水果、蔬菜、豆制品、蛋清、蛋黄(每周不超过 3 个)、精瘦肉、鱼、禽类(每日不超过 150g)。烹调油在规定数量之内使用,采用中链三酰甘油取代。

2.缓解症状

反复胸腔穿刺抽液或胸腔闭式引流有利于缓解压迫症状,促进肺复张和瘘口愈合。

(二)外科手术治疗

现在认为成年患者每 24h 乳糜液丢失在 1000mL 以上,无减少趋势者要尽早采取手术治疗。保守治疗连续 1 周左右,如患者无好转倾向则应采取手术治疗。通过手术方法结扎破裂的胸导管或及其分支。胸导管具有丰富的侧支循环,因而胸导管结扎后不致引起淋巴管道回流的梗阻。

术前纠正患者的营养不良状态和水与电解质紊乱,术后 2~4 周内给予低脂饮食。

(三)放射治疗

适用于纵隔淋巴瘤或肿瘤所致的乳糜胸。对胸膜淋巴管照射 20Gy(2000rad),使胸导管闭合。

第八章　营养与循环系统疾病

常见的心血管疾病是高血压、冠心病和脑卒中,它们是一组以血压升高及动脉粥样硬化为基础的心血管疾病,并且这类疾病与膳食营养密切相关。与西方国家不同的是,我国心血管疾病主要类型是脑卒中、高血压,而冠心病相对较低,其中脑卒中引起的死亡最高。最常见的脑卒中包括出血性和缺血性两种病理基础不同的脑血管疾病。出血性脑卒中多在脑血管病变的基础上由血压升高而诱发,缺血性脑卒中则是在脑动脉粥样病变加上血栓形成而导致脑动脉闭塞。两种脑卒中的危险因素有共同之处,又有区别,但是与高血压和冠心病的危险因素基本相同,因此冠心病和高血压的预防策略适用于脑卒中的预防。

随着生活方式和膳食结构的变化,在过去的几十年内,我国心脑血管疾病的患病率正在快速增加,心脑血管疾病已经成为影响我国人群健康的第一号杀手。2002 年的中国居民营养与健康现状调查结果显示,我国 18 岁及以上居民高血压患病率为 18.8%,估计全国患者数超过1.6 亿。与 1991 年相比,患病率上升 31%,患者数增加约 7000 多万人。卫生部公布的资料显示:全国每年约有 300 万人死于心血管疾病,每年新发心肌梗死和脑血栓患者数分别为 50 万和 200 万。

20 世纪 50—60 年代,西方国家的心脑血管疾病的发病率达到高峰,但自 70 年代开始多数国家冠心病及脑卒中发病率及死亡率在逐步下降,美国、澳大利亚等下降尤为突出。同时经济发达的东方国家、日本心血管病尤其是脑卒中的发病率也显著下降。究其原因,与不同国家的生活方式,尤其是膳食模式的变化有密切的关系。美国等自 20 世纪 60 年代以后,通过预防措施,主要是生活方式和膳食模式的转变大大降低了心血管疾病的发病率。大量的流行病学资料提示,生活方式是心血管疾病发病率和病死率的决定因素,而膳食模式又是其中的重要环节。

第一节　高脂血症

高脂血症是促进动脉粥样硬化(AS)的一个直接因素。高血脂常常指血浆三酰甘油、总胆固醇、低密度胆固醇升高,这类血脂的升高在动脉粥样硬化、糖尿病的发展过程中起着重要的作用,也都是冠心病的独立危险因素,其中特别是低密度胆固醇的升高与 AS 的相关更为密切,因而高 LDL 一直是 AS 重要的生物标志物和干预靶点。大量的 AS 干预研究结果表明降低 LDL 的措施最大限度可引起 1/3 动脉粥样硬化性冠心病死亡率的降低,还有 2/3 的 AS 患者不能通过单纯降低 LDL 治疗而得到控制。近几十年来大量的研究认为低血浆 HDL($\leqslant$35mg/dL)是 AS、冠心病的另一重要的独立危险因素,目前大量临床研究在关注升高 HDL 的策略。高脂血症并不能概括低 HDL 在 AS 形成中的危害作用,近年来更倾向用血脂紊乱来代替高脂血症。有以下三种中的一种就为血脂异常:血清 TC 水平增高,血清 TG 水平增高,血清 HDL-C 水平减低。

血浆中的脂类主要分为：三酰甘油、磷脂、胆固醇酯、胆固醇以及游离脂肪酸。除游离脂肪酸是直接与血浆白蛋白结合运输外，其余的脂类则均与载脂蛋白结合，形成水溶性的脂蛋白转运。由于各种脂蛋白中所含的蛋白质和脂类的组成和比例不同，所以它们的密度、颗粒大小、表面负荷、电泳表现和其免疫特性均不同。脂蛋白的分离常用密度离心法，可将脂蛋白分为：乳糜微粒（CM）、极低密度脂蛋白（VLDL），低密度脂蛋白（LDL）和高密度脂蛋白（HDL）。CM 是颗粒最大的脂蛋白，主要功能是运输外源性胆固醇。VLDL 主要含内源性三酰甘油。LDL 是富含胆固醇的脂蛋白，主要作用是将胆固醇运送到外周血液。HDL 是血清中颗粒密度最大的一组脂蛋白，主要作用是将肝脏以外组织中的胆固醇转运到肝脏进行分解代谢。

一、膳食营养因素和血脂代谢

营养膳食是影响和调节血脂代谢的最重要的环境因素，其中膳食脂类是影响脂质代谢最突出的因素。

(一)脂类

1.脂肪酸

膳食脂肪酸的组成不同对血脂水平的影响也不同，如脂肪酸的饱和程度不同和脂肪酸碳链长度不同对血脂的影响不一。

(1)饱和脂肪酸：饱和脂肪酸被认为是膳食中使血液胆固醇含量升高的主要脂肪酸。但进一步研究表明，并不是所有的饱和脂肪酸都具有升高血清胆固醇的作用。小于 10 个碳原子和大于 18 个碳原子的饱和脂肪酸几乎不升高血液胆固醇。而棕榈酸（C16：0)、豆蔻酸（C14：0)和月桂酸（C12：0)有升高血胆固醇的作用。升高血清胆固醇的作用以豆蔻酸最强，棕榈酸次之，月桂酸再次之。这些饱和脂肪酸升高胆固醇的机理可能与抑制 LDL 受体的活性有关，从而干扰 LDL 从血液循环中清除。

(2)单不饱和脂肪酸：单不饱和脂肪酸如橄榄油和茶油曾被认为对血清胆固醇的作用是中性的，既不引起血清胆固醇升高，也不引起其降低。但随着研究的深入，发现摄入富含单不饱和脂肪酸橄榄油较多的地中海居民虽然脂肪的摄入量很高，但冠心病的病死率较低。进一步的研究认为单不饱和脂肪酸能降低血总胆固醇和 LDL，而不降低 HDL 水平，或使 LDL 胆固醇下降较多而 HDL 胆固醇下降较少。

(3)多不饱和脂肪酸：膳食中的多不饱和脂肪酸主要为 ω-6 多不饱和脂肪酸和 ω-3 多不饱和脂肪酸。ω-6 多不饱和脂肪酸如亚油酸（C18：2)能降低血液胆固醇含量，降低 LDL 胆固醇的同时也降低 HDL 胆固醇。亚油酸对血胆固醇的作用机理正好与饱和脂肪酸相反，即增加 LDL 受体的活性，从而降低血中 LDL 颗粒数及颗粒中胆固醇的含量。

膳食中的 ω-3 多不饱和脂肪酸如 α-亚麻酸（C18：3)、EPA 和 DHA 能降低血液胆固醇含量，同时降低血液三酰甘油含量，并且升高血浆 HDL 水平。EPA 和 DHA 降低血浆三酰甘油的作用是因为它们阻碍了三酰甘油掺入肝脏的 VLDL 颗粒中，导致肝脏分泌三酰甘油减少，血浆三酰甘油降低。

ω-6 多不饱和脂肪酸系列的亚油酸和 ω-3 系列的 EPA 和 DHA 可为前列腺素中阻碍血小板凝集成分的前题之一，故亚油酸、EPA 和 DHA 具有抑制血小板凝集的作用。除此之外，ω-3

多不饱和脂肪酸还具有改善血管内膜的功能,如调节血管内膜 NO 的合成和释放等。

多不饱和脂肪酸由于双键多,在体内易被氧化。大量多不饱和脂肪酸的摄入可提高机体内的氧化应激水平,从而促进 AS 的形成或发展。单不饱和脂肪酸由于不饱和双键较少,对氧化作用的敏感性较多不饱和脂肪酸低,可能对预防 AS 更有优越性。

(4)反式脂肪酸:反式脂肪酸是食物中常见的顺式脂肪酸的异构体。在将植物油氢化制成人造黄油的生产过程中,双键可以从顺式变成反式,即形成反式脂肪酸。近年来的研究表明摄入反式脂肪酸可使血中 LDL 胆固醇含量增加,同时引起 HDL 降低,HDL/LDL 比例降低。

2.胆固醇

人体内的胆固醇来自外源性和内源性两种途径,外源性占 30%～40%,直接来自于膳食,其余由肝脏合成。当膳食中摄入的胆固醇增加时,不仅肠道的吸收率下降,而且可反馈性地抑制肝脏 HMG-CoA 还原酶的活性,减少体内胆固醇的合成,从而维持体内胆固醇含量的相对稳定。但这种反馈调节并不完善,故胆固醇摄入太多时,仍可使血中胆固醇含量升高。值得注意的是,个体间对膳食胆固醇摄入量的反应差异较大,影响这种敏感性的因素主要有膳食史、年龄、遗传因素及膳食中各种营养素之间的比例等。

3.植物固醇

植物中含有与胆固醇结构类似的化合物称为植物固醇,它能够在消化道与胆固醇竞争性形成"胶粒",抑制胆固醇的吸收,降低血浆胆固醇。

(二)膳食纤维

膳食纤维能够降低胆固醇和胆酸的吸收,并增加其从粪便的排出,改变肝脏脂蛋白和胆固醇的代谢,具有降低血脂的作用。

二、血脂异常的营养治疗

血脂异常主要表现为总胆固醇、LDL 升高,根据胆固醇和 LDL 的水平,把血脂异常分为轻度、中度和严重升高,见表 10-1。

表 10-1　总胆固醇和 LDL 水平分类

分类	总胆固醇 mg/dL(mmol/L)	LDL-C mg/dL(mmol/L)
适当的	<150(3.88)	<100(<2.59)
可接受的	150～199(3.88～5.15)	100～129(2.59～3.34)
边缘(轻度升高)	200～239(5.17～6.19)	130～159(3.36～4.11)
中度升高	240～299(6.21～7.76)	160～219(4.14～5.62)
严重升高	≥300(≥7.76)	≥220(≥5.69)

(一)轻度高胆固醇血症的营养治疗

对没有冠心病而表现为轻度胆固醇升高(200～239mg/dL)的,主要通过膳食治疗。膳食治疗的策略是指合理控制热能和糖,减少升高胆固醇脂肪酸的摄入,主要是指饱和脂肪酸的摄入不超过总能量的 10%,总脂肪酸的摄入不超过 30% 能量摄入。饱和脂肪酸常来源于动物性食物,包括肉类和奶类脂肪。相对而言,奶类脂肪比肉类更易于升高血浆胆固醇。植物的饱和脂肪酸主要来自热带植物如椰子油。减少牛排、汉堡和肉类的消费是降低饱和脂肪酸摄入的主要途径,此外,减少奶制品的摄入如减少牛奶、奶酪、冰激凌及用低脂肪或无脂肪的乳制品来替代也是减少饱和脂肪酸摄入的有效途径。具体要求见表 10-2。

表 10-2　营养素的摄入量

营养素	总能量
总脂肪	$\leqslant 30\%$
升高胆固醇的脂肪酸	$<10\%$
单不饱和脂肪酸	$10\sim15\%$
多不饱和脂肪酸	$<10\%$
碳水化合物	$\geqslant55\%$
蛋白质	10%
胆固醇	$<300\mathrm{mg/d}$

反式脂肪酸可升高胆固醇。西方国家要求反式脂肪酸的摄入低于总能量的 3%,鉴于我国反式脂肪酸的消费量低,通常反式脂肪酸的摄入量达不到这个水平。减少动物性食物也必然减少胆固醇的摄入,有助于降低血浆总胆固醇和 LDL 水平。轻度胆固醇升高者常伴有肥胖,因此控制肥胖也是降低胆固醇的一个重要方面。

(二)中度高胆固醇血症的营养治疗

中度高胆固醇血症(240~299mg/dL)的治疗方案取决于冠心病的危险状况。患者可分为中度和高度危险状况。冠心病的危险因素见表 10-3。

表 10-3　冠心病的危险因素

吸烟
高血压
糖尿病
低 HDL<(35mg/dL)
年龄(男>40 岁,女>55 岁)

在中度胆固醇升高不伴有或伴有上述危险因素中的一项被认为是中度危险患者,而伴有两项危险因素及以上者被认为是高度危险患者。

中度危险的患者其血浆 LDL 在 160~180mg/dL,可通过非药物的膳食或生活方式(表 10-4)可使 LDL 水平控制在<160mg/dL。而 LDL 在 190~219mg/dL 的中度危险患者及高度危险患者,需在膳食的基础上应用降脂药物治疗。

表 10-4　非药物途径治疗

戒烟
减少升高胆固醇的脂肪酸摄入
减少膳食胆固醇
维持理想体重
规律运动
降低盐的摄入
增加水果和深色蔬菜的摄入
增加抗氧化物和维生素的摄入

(三)常用降低血脂的食物的选择

大量研究观察了食物对血脂的影响,发现了不少食物可以防治高胆固醇血症或改善血脂紊乱。

1.豆类

包括大豆、蚕豆、豌豆、赤豆、绿豆等,它们是人体蛋白质的良好来源,蛋白质的氨基酸比较齐全,因而营养价值较高,特别是经过加工成豆腐或其他制品后,更易被人体消化吸收利用。几乎不含胆固醇,含有豆固醇,可以起到抑制机体吸收动物食品所含胆固醇的作用。大豆中所含脂肪为多不饱和脂肪酸,即亚油酸;还含有丰富的磷脂、食物纤维、维生素、无机盐,微量元素如钙、磷、铁、锰、碘等,所有这些不仅有益于身体健康,而且有益于防治高血脂病、冠心病等。专家指出大豆中还含有皂角苷,能降低血液中的胆固醇。若每人每天或隔日能吃豆类 50~100g,便可有明显的降低胆固醇的作用,从而达到降低血脂的目的。

2.大蒜

它不仅含有丰富的营养,而且含有大量的大蒜素,其主要成分是挥发性硫化物。它可抑制胆固醇的合成,对高血脂有预防作用,能使血清胆固醇明显减少。

3.洋葱

其降血脂效能与其所含的烯丙基二硫化物作用有关,健康人每天吃 60g 油煎洋葱,能有效预防因高脂食物引起的血胆固醇升高的现象。

4.苹果

常年不间断地食用苹果,每天 110g 左右,可以防止血中胆固醇的增高。其原因是苹果中含有丰富的类黄酮。类黄酮是一种天然抗氧化剂,具有降低血脂的作用。

5.山楂

山楂酸甜可口,具有很多的医疗价值,如具有散瘀、消积、化痰、解毒、活血、醒脑等功效。山楂主要含有山楂酸、柠檬酸、脂肪分解酸、维生素 C、枸橼酸、黄酮、碳水化合物和蛋白质等多种成分,可促进胆固醇排泄而降低血脂的作用。

6.鱼类

鱼类含有多不饱和脂肪酸,特别是二十碳五烯酸,可使血液中的三酰甘油和胆固醇显著降低,对于防止高脂血症大有益处。

7.海带

海带中含有一种叫作海带多糖的有效成分,可以降低血清总胆固醇和三酰甘油的含量。在食用油腻过多的动物脂肪膳食中掺点海带,可以减少脂肪在体内的寄存,会使脂肪在人体内的蓄积趋向于皮下和肌肉组织中,同时会使血液中的胆固醇含量显著降低。海带中含有纤维素,纤维素可以和胆汁酸结合而排出体外,从而减少胆固醇的合成,防止动脉粥样硬化的发生。海带中含有丰富的维生素和矿物质。

8.菌类食物

蘑菇、草菇、香菇、平菇等菌类食物,是一种高蛋白,低脂肪,富含天然维生素的健康食品,具有许多的保健作用。如香菇中含有纤维素,能促进胃肠蠕动,防止便秘,减少肠道对胆固醇的吸收;含有的香菇嘌呤等核酸物质,能促进胆固醇分解而排泄,防止血脂升高。

9.牛奶

牛奶不仅营养价值高,而且含有羧基与甲基戊二酸,能够抑制人体内胆固醇合成酶的活性,从而抑制胆固醇的合成,降低血中胆固醇的含量。牛奶中含有丰富的钙,能降低人体对胆固醇的吸收。牛奶中含有的乳清酸能有效抑制胆固醇的生物合成与吸收,故能使人体内的胆固醇的含量降低。如果有条件喝脱脂的牛奶和酸奶对高脂血症或高胆固醇症者有益。

10.燕麦

燕麦是世界上公认的高营养粮种之一,必需氨基酸的含量高于其他谷类粮食。燕麦有降低胆固醇的作用。每天适量食用燕麦粥,可使人体血清胆固醇水平降低。究其原因一是燕麦富含人体必需的亚油酸,另外燕麦中含有丰富的可溶性膳食纤维。

11.植物油

食用植物油,包括菜油、豆油、麻油、花生油或玉米油等,由于其中含丰富的不饱和脂肪酸,有降低血中胆固醇的作用;但需注意油脂含有的热能较高,过量可引起体重的增加。

第二节　冠心病

冠心病的病理改变是动脉粥样硬化(AS),因此冠心病的预防也就是 AS 的预防。AS 是一种炎症性、多阶段的退行性的复合性病变。近年来的研究认为 AS 是在损伤因子的作用下导致的一个慢性炎症的过程,主要包括四期的病理变化:动脉血管内膜功能紊乱期,血管内膜脂质条纹期,典型斑块期和斑块破裂期。目前认为除了遗传、年龄、肥胖、吸烟、血脂异常、机体内氧化应激水平升高和缺乏体力活动等危险因素外,营养膳食因素在 AS 的发病中起着极为重要的作用。

一、膳食营养因素和冠心病

(一)热能、碳水化合物

过多的能量摄入在体内转化成脂肪,储存于皮下或身体各组织,形成肥胖;肥胖患者的脂肪细胞对胰岛素的敏感性降低,引起葡萄糖的利用受限,继而引起代谢紊乱,血浆三酰甘油升高。

膳食中碳水化合物的种类和数量对血脂水平有较大的影响。蔗糖、果糖摄入过多容易引起血清三酰甘油含量升高,这是因为肝脏利用多余的碳水化合物变成三酰甘油所致。膳食纤维能够降低胆固醇和胆酸的吸收,并增加其从粪便的排出,具有降低血脂的作用。

(二)脂类

膳食脂肪酸、胆固醇对血脂水平有直接的影响。

(三)蛋白质与动脉粥样硬化

蛋白质与动脉硬化的关系尚未完全阐明,在动物实验中发现,高动物性蛋白(如酪蛋白)膳食可促进 AS 的形成。用大豆蛋白和其他植物性蛋白代替高脂血症患者膳食中的动物性蛋白能够降低血清胆固醇。研究还发现一些氨基酸可影响心血管的功能,如牛磺酸能减少氧自由基的产生,使还原性谷胱甘肽增加,保护细胞膜的稳定性,同时还具有降低血胆固醇和肝胆固醇的作用;目前高血浆同型半胱氨酸被认为是血管损伤或 AS 的独立危险因子,同型半胱氨酸在体内由必需氨基酸——蛋氨酸转变生成。蛋氨酸摄入增加引起血浆同型半胱氨酸升高,动物研究发现增加蛋氨酸摄入能引起动脉内膜的损伤。除了酶代谢因素外,同型半胱氨酸的升高不仅取决于膳食蛋氨酸的摄入,而且也取决于维生素 B_{12}、维生素 B_6 和叶酸的水平,因为维生素 B_{12}、维生素 B_6 和叶酸在同型半胱氨酸转化为蛋氨酸或胱氨酸的过程中起着重要的作用。

(四)维生素和微量元素

1.维生素 E

人群观察性研究和动物实验干预研究已证实,维生素 E 有预防动脉粥样硬化和冠心病的作用,但人群干预研究中,维生素 E 是否具有抗动脉粥样硬化作用并不清楚。维生素 E 预防动脉粥样硬化作用的机理可能与其抗氧化作用有关,即减少脂质过氧化物质的形成。除了氧化.还原特性外,维生素 E 还可能通过抑制炎症因子的形成和分泌,以及抑制血小板凝集而发挥抗动脉粥样硬化的作用。

2.维生素 C

维生素 C 在体内参与多种生物活性物质的羟化反应,包括参与肝脏胆固醇代谢成胆酸的羟化反应,促进胆固醇转变为胆汁酸而降低血中胆固醇的含量。维生素 C 参与体内胶原的合成,降低血管的脆性和血管的通透性;维生素 C 是体内重要的水溶性抗氧化物质,可降低血管内皮的氧化损伤;大剂量的维生素 C 可加快冠状动脉血流量,保护血管壁的结构和功能,从而有利于防治心血管疾病。

3.其他维生素

血浆同型半胱氨酸是动脉粥样硬化的独立危险因素;同型半胱氨酸是蛋氨酸的中间代谢产物,同型半胱氨酸在转变成蛋氨酸和胱氨酸过程中需要叶酸、维生素 B_{12} 和维生素 B_6 作为辅酶。当叶酸、维生素 B_{12} 和维生素 B_6 缺乏时,血浆同型半胱氨酸浓度增加。膳食中补充叶酸、维生素 B_{12} 和维生素 B_6 可降低高血浆同型半胱氨酸对血管的损伤。

烟酸在药用剂量下也有降低血清胆固醇和三酰甘油、升高 HDL、促进末梢血管扩张等作用。维生素 B_6 与构成动脉管壁的基质成分——酸性黏多糖的合成以及脂蛋白脂酶的活性有关,缺乏时可引起脂质代谢紊乱和动脉粥样硬化。

4.微量元素

镁对心肌的结构、功能和代谢有重要作用,还能改善脂质代谢并有抗凝血功能。缺镁易发生血管硬化和心肌损害,软水地区居民心血管疾病发病率高于硬水地区,可能与软水中含镁较少有关。高钙饲料可降低动物血胆固醇。铬是葡萄糖耐量因子的组成成分,缺铬可引起糖代谢和脂类代谢的紊乱,增加动脉粥样硬化的危险性。而补充铬可降低血清胆固醇和 LDL,提高 HDL 的含量,防止粥样硬化斑块的形成。铜缺乏也可使血胆固醇含量升高,并影响弹性蛋白和胶原蛋白的交联而引起心血管损伤。过多的锌则降低血中 HDL 含量,膳食中锌/铜比值较高的地区冠心病发病率也较高。近年来的实验研究还发现,过量的铁可引起心肌损伤、心律失常和心衰等,应用铁螯合剂可促进心肌细胞功能和代谢的恢复。此外,碘可减少胆固醇在动脉壁的沉着;硒是体内抗氧化酶-谷胱甘肽过氧化物酶的核心成分。谷胱甘肽过氧化物酶使体内形成的过氧化物迅速分解,减少氧自由基对机体组织的损伤。缺硒也可减少前列腺素的合成,促进血小板的聚集和血管收缩,增加动脉粥样硬化的危险性。

(五)其他膳食因素

1.酒

少量饮酒可增加血 HDL 水平,而大量饮酒可引起肝脏的损伤和脂代谢的紊乱,主要是升高血三酰甘油和 LDL。

2.茶

茶叶中含有茶多酚等化学物质,茶多酚具有抗氧化作用和降低胆固醇在动脉壁的聚集作用。

3.大蒜和洋葱

大蒜和洋葱有降低血胆固醇水平和提高 HDL 的作用,其作用与大蒜和洋葱中的含硫化合物有关。

4.富含植物化学物质的食物

植物性食物中含有大量的植物化学物质如黄酮、异黄酮、花青素类化合物和皂苷类化合物,这些化合物具有降低血浆胆固醇、抗氧化和抑制动脉粥样硬化性的血管炎性反应,及抗动脉粥样硬化形成的作用。

二、动脉粥样硬化及冠心病的营养防治

冠心病的临床分为隐匿型、心绞痛型、心肌梗死型、心力衰竭和心律失常型、猝死型。冠心病是在动脉粥样硬化的基础上逐步发展形成的,而动脉粥样硬化与血脂异常密切相关,在一般情况下,血脂异常、动脉粥样硬化和冠心病的营养膳食治疗的基本原则和措施是相同的。

动脉粥样硬化或动脉粥样硬化冠心病的防治原则是在平衡膳食的基础上,控制总热能和总脂肪,限制膳食饱和脂肪酸和胆固醇,保证充足的膳食纤维和多种维生素,保证适量的矿物质和抗氧化营养素。但在发生心肌梗死或心力衰竭等危急情况时,营养膳食措施可作适当的调整。

1.限制总热量摄入,保持理想体重

热能摄入过多是肥胖的重要原因,而后者是动脉粥样硬化的重要危险因素,故应控制总能量的摄入,并适当增加运动,保持理想体重。

2.限制脂肪和胆固醇摄入

限制膳食中脂肪总量及饱和脂肪酸和胆固醇摄入量是防治高胆固醇血症和动脉粥样硬化,以及动脉粥样硬化性冠心病的重要措施。膳食中脂肪摄入量以占总热能 20%～25% 为宜,饱和脂肪酸摄入量应少于总热能的 10%,适当增加单不饱和脂肪酸和多不饱和脂肪酸的摄入。鱼类主要含 ω-3 系列的多不饱和脂肪酸,对心血管有保护作用,可适当多吃。少吃含胆固醇高的食物,如猪脑和动物内脏等。胆固醇摄入量<300mg/d。高胆固醇血症患者应进一步降低饱和脂肪酸摄入量使其低于总热能的 7%,胆固醇<200mg/d。国际上对降低和控制血浆胆固醇已经进行过很多的研究,并在许多问题上已经取得了共识,相当多的方案都是一致的。

3.提高植物性蛋白的摄入,少吃甜食

蛋白质摄入应占总能量的 15%,植物蛋白中的大豆有很好地降低血脂的作用,所以应提高大豆及大豆制品的摄入。碳水化合物应占总能量的 60% 左右,应限制单糖和双糖的摄入,少吃甜食和含糖饮料。

4.保证充足的膳食纤维摄入

膳食纤维能明显降低血胆固醇,因此应多摄入含膳食纤维高的食物,如燕麦、玉米、蔬菜等。

5.供给充足的维生素和矿物质

维生素 E 和很多水溶性维生素以及微量元素具有改善心血管功能的作用,特别是维生素 E 和维生素 C 具有抗氧化作用,应多食用新鲜蔬菜和水果。

6.饮食清淡,少盐和少饮酒

高血压是动脉粥样硬化的重要危险因素,为预防高血压,每日盐的摄入量应限制在 6g 以下。严禁酗酒,可少量饮酒。

7.适当多吃保护性食品

非营养素的植物化学物质具有心血管健康促进作用,摄入富含这类物质的食物将有助于心血管的健康和抑制动脉粥样硬化的形成。应鼓励多吃富含植物化学物质的植物性食物,如大豆、黑色或绿色食品、草莓、洋葱和香菇等。

三、心肌梗死的营养治疗

心肌梗死是心肌的缺血性坏死。常见的是在冠状动脉粥样硬化病变的基础上,发生冠状动脉血供应急剧减少或中断,使相应的心肌严重而持久地急性缺血所致;可发生心律失常、休克或心力衰竭。

心肌梗死的饮食治疗包括以下几个方面。

1.限制能量摄入

急性心肌梗死发病开始的 2～3 天内,能量摄入不宜过高,以减轻心脏负担。能量给予 500～800kcal/d,食物总容量 1000～1500mL,进食内容包括米汤、藕粉、去油肉汤、温果汁、菜汁、蜂蜜水等流质。此阶段应避免胀气或带刺激性的食物,如豆浆、牛奶、浓茶和咖啡。少量多餐,多次进食,以避免膈肌抬高加重心脏负担。食物不宜过冷和过热,以防引起心律失常,这阶段应完全卧床休息,进食由他人协助。

2.注意水和电解质的平衡

要一并考虑食物中的饮水及输液的总量,以适应心脏的负荷能力。患者如伴有高血压或心力衰竭,应限制钠盐。临床上观察到急性心肌梗死发生后,有尿钠的丢失。高钾和低钾对心脏功能不利,故应根据血液生化指标予以调整。

3.注意饮食清淡、易消化且营养平衡

病情好转后,可选用低脂半流质,能量供给增至 1000～1500kcal/d。膳食宜清淡、富有营养和容易消化。可选用适量的瘦肉末、鱼类、家禽、蔬菜、水果、低脂奶和豆浆。保持胃肠道通畅,以防大便时过分用力,加重病情。

病情稳定后(一般 3～4 周后),随着患者逐步恢复活动,饮食的限制也可逐渐放松,但脂肪和胆固醇的摄入仍然应适当限制,以防止血脂升高、血液的黏度增加。另外,仍应少食多餐,避免过饱,以防心肌梗死再复发。另一方面,饮食不要过分限制,以免造成营养不良和增加患者的精神负担,影响患者的康复。

四、心力衰竭的营养治疗

心力衰竭系指在适量静脉回流情况下,心脏不能输出足够的血液来满足组织代谢需要的一种病理状态,临床上可分为左心、右心和全心衰竭。心力衰竭的常见诱因有:感染、心律不齐、心肌缺血、心脏负荷加重、电解质平衡紊乱和酸碱平衡紊乱等。心力衰竭期间的营养膳食应注意以下几个方面。

1.适当限制能量和蛋白质的摄入

限制能量和蛋白质的摄入,以减轻心脏的负担。心力衰竭明显时,每天的能量摄入限制在 600～1000kcal,蛋白质为 25～30g 为宜,能量逐渐增加至 1000～1500kcal/d,蛋白质逐渐增加至 40～50g/d。病情稳定后,能量以低于理想体重,蛋白质以 0.8g/kg 为宜。

2.控制钠盐

根据心力衰竭的程度,钠盐的摄入量每天限制在 2000mg、1500mg 或 500mg。心力衰竭时水潴留常继发于钠潴留,在限钠的同时饮水量可不加严格限制,一般允许每天摄入 1500～2000mL。

3.注意电解质的平衡

心力衰竭最常见的电解质紊乱之一是钾的平衡失调。由于摄入不足、丢失增加或利尿剂的使用等可出现低钾血症。这时应摄入含钾高的食物。如合并肾功能减退,出现高钾血症,则注意选择低钾食物。

4.维生素、无机盐充足

宜补充富含维生素的食物,尤其是 B 族维生素和维生素 C。钙与心肌收缩密切相关,给予适量的钙或摄入含钙丰富的食物在心力衰竭的治疗中有积极的意义。

5.少食多餐

减少胃胀,食物应易消化。

第三节　高血压

一、定义

原发性高血压是一种以体循环动脉收缩压和(或)舒张期血压持续升高为主要特点的全身性疾病。

二、高血压诊断标准和分类

我国目前采用的高血压诊断标准和分类(表 10-5),采用世界卫生组织和国际高血压学会给出的高血压诊断标准和分类。

表 10-5　血压水平的分类和定义

类别	收缩压(mmHg)	舒张压(mmHg)
正常血压	<120	<80
正常高值	120～139	80～89
高血压	≥140	≥90
1 级高血压(轻度)	140～159	90～99
2 级高血压(中度)	160～179	100～109
3 级高血压(重度)	≥180	≥110
单纯收缩期高血压	≥140	<90

目前 90％以上高血压原因不明,称为原发性高血压。如果高血压是由于某些疾病(如肾脏病、原发性醛固酮增多症、嗜铬细胞瘤等)引起的,称为继发性高血压。继发性高血压服药治疗效果差,应当针对病因治疗,去除病因后血压能有效降低甚至恢复正常。本节仅对原发性高血压加以介绍,简称高血压。

三、我国高血压流行现状

1959 年我国成人高血压的患病率只有 5.9％,2002 年上升到 18.8％,估计每年新增 1000 万例患者,2012 年 15 岁以上患病率达 24％,全国高血压患者达 2.66 亿。可见,伴随着人口老龄化、城镇化进程,生活方式和膳食结构的改变,高血压的患病率呈增长趋势。同时注意,现在高血压越来越年轻化,儿童和中青年高血压的患病率呈持续上升趋势。然而,我国人群高血压知晓率、治疗率和控制率分别为 30.2％、24.7％和 6.1％。

我国高血压患病率和流行存在地区、城乡和民族差异,随年龄增长而升高。北方高于南方,华北和东北属于高发区;沿海高于内地;城市高于农村;高原少数民族地区患病率较高。男、女性高血压总体患病率差别不大,青年期男性略高于女性,中年后女性略高于男性。

高血压是导致其他心、脑血管疾病的主要基础病变之一,我国心脑血管疾病现患人数为 2.9 亿。每年约有 350 万人死于心脑血管疾病,占总死亡病因的首位(41％),平均每 10s 就有一人死于此病。我国现有脑卒中患者至少 700 万,心肌梗死 250 万,这些患者超过一半存在不同程度的残疾。在心脑血管病死亡人群中,一半以上与高血压有关。

四、高血压的病因和发病机制

高血压是一种由遗传多基因与环境多危险因子交互作用而形成的慢性全身性疾病。但是遗传和环境因素具体通过何种途径升高血压,至今尚无完整统一的认识,原因如下:高血压不是一种均匀同质性疾病,不同个体间病因和发病机制不尽相同;其次,高血压病程较长,进展一般较缓慢,不同阶段始动、维持和加速机制不同。因此,高血压是多因素、多环节、多阶段和个体差异性较大的疾病。

1.遗传因素

高血压具有明显的家族聚集性。通过高血压患者家系调查发现,父母均患有高血压者,其子女今后患高血压概率高达 46%;父母一方患高血压病者,子女患高血压的概率是 28%;而双亲血压正常者其子女患高血压的概率仅为 3%。约 60% 的高血压患者有高血压家族史。高血压的遗传可能存在主要基因显性遗传和多基因关联遗传两种方式。

2.年龄

医学研究发现,中老年人即使不患高血压,其血压值也随年龄增长,从 40 岁开始,每增加10 岁,收缩压就增高 10mmHg。因此年龄增长与高血压是密切相关的。

年龄和遗传因素是高血压不可逆的危险因素。

3.超重和肥胖

大量研究已证实,肥胖或超重是血压升高的重要危险因素,特别是向心性肥胖是高血压危险性的重要指标。体质指数(BMI)与血压水平有着明显的正相关关系,BMI>24kg/m² 者,在4 年内发生高血压的风险是 BMI<24kg/m² 的 2~3 倍,且随着 BMI 的增加,血压水平也相应增加。肥胖儿童高血压的患病率是正常体重儿童的 2~3 倍,成人肥胖者中也有较高的高血压患病率,超过理想体重 20% 者患高血压的危险性是低于理想体重 20% 者的 8 倍以上。高血压患者 60% 以上有肥胖或超重,肥胖的高血压患者更易发生心绞痛和猝死。此外,体脂水平也和高血压患病风险相关,体脂量每增加 10%,收缩压和舒张压平均上升 6mmHg 和4mmHg。我国南北地区人群比较研究表明,尽管国人平均 BMI 明显低于西方国家,单因素与多因素分析一致显示 BMI 增高是血压升高的独立危险因素。

减轻体重已成为降血压的重要措施,体重减轻 9.2kg 可引起收缩压降低 6.3mmHg,舒张压降低 3.1mmHg。肥胖导致高血压的机制可能归于:肥胖引起高血脂,脂肪组织增加导致心输出量的增加,交感神经活动增加以及胰岛素抵抗增加。

4.高钠低钾膳食

研究表明钠盐摄入与血压升高成正相关,严格控制钠盐摄入量能有效降低血压。钾能促钠排出,钾的摄入量与血压呈负相关,而我国居民的膳食特点是高钠低钾。我国南方人群食盐摄入量平均 8~10g/d,北方人群食盐摄入量 12~15g/d,均远远超过 WHO 推荐的 5g 标准。我国人群钾的摄入量只有 1.89g,远低于 WHO 推荐 4.7g。高盐膳食不仅是高血压发生的主要危险因素,同时也是脑卒中、心脏病和肾脏病发生发展的危险因素。每日食盐的摄入量从9g 降到 6g,可使脑卒中的发生率下降 22%,冠心病发生率降低 16%。

5.钙

膳食中钙摄入不足可使血压升高,膳食中增加钙可引起血压降低。美国全国健康和膳食调查结果显示.每日钙摄入量低于300mg者与摄入量为1200mg者相比,高血压危险性高2～3倍。一般认为膳食中每天钙的摄入少于600mg就有可能导致血压升高。钙能促进钠从尿中的排泄可能是其降血压作用的机制之一。

6.镁

镁与血压的研究较少。一般认为低镁与血压升高相关。摄入含镁高的膳食可降低血压。镁降低血压的机制可能包括:降低血管的紧张性和收缩性;减少细胞钙的摄取而引起细胞质的钙降低;促进产生具有舒缓血管作用的物质等。

7.过量饮酒

高血压的患病率随着饮酒量增加而增加。高血压患者中,有5%～10%是因为过量饮酒造成的。少量饮酒后短时间内血压下降,但随后血压上升。大量饮酒刺激交感神经兴奋,心跳加快,血压升高及血压波动性增大。重度饮酒者脑卒中的死亡率是不常饮酒者的3倍。

8.精神长期过度紧张

主要机制是:①情绪失调引起大脑皮层兴奋抑制机制失调,交感神经活动增强,血压升高。②神经内分泌功能失调,诱发心律失常。③血小板活性反应性升高。④诱发冠状动脉收缩、粥样斑块破裂而引起急性事件。有心血管病史的患者,心理压力增加会使病情复发或恶化。

9.吸烟

烟草中含有2000多种有害物质,会引起交感神经兴奋、氧化应激,损害血管内膜,致血管收缩、血管壁增厚、动脉硬化,不仅使血压增高,还增加冠心病、脑卒中、猝死和外周血管病发生的风险。被动吸烟同样有害。婴幼儿尤其容易受到二手烟的有毒物质的侵害。孕妇主动或被动吸烟,烟草中的有害物质可通过胎盘而损害胎儿的心血管系统,这种损害对下一代是永久性的。

10.体力活动不足

我国城市居民(尤其是中青年)普遍缺乏体力活动,严重影响心血管健康。适量运动可舒缓交感神经紧张,增加扩血管物质,改善内皮舒张功能,促进糖脂代谢,降低高血压、心血管疾病风险。

五、高血压的营养防治

所有高血压患者都应坚持健康的生活方式,主要包括合理膳食、控制体重、戒烟限酒、适量运动、心理平衡。

1.合理膳食

重点是限制钠盐摄入、限制总热量和饮食均衡。

(1)限制钠盐摄入:高血压的膳食疗法最主要的关键点是减盐,严格限盐可有效降低血压。中国营养学会推荐健康成人每日食盐摄入量不超过6g,高血压患者不超过3g。

膳食中钠钾比值和血压呈正比,通过增加钾的摄入量也可起到降压效果。钾在蔬菜、水果含量较高,因此摄入充足的蔬菜(500g/d)、水果(1～2个/d)可起到降压作用,市场上出售的富含钾的盐也可以起到补钾的作用。

避免高盐摄入的措施包括：①使用限量盐勺，每人每餐不超过 2g（即一个 2g 的标准盐勺），每人每天不超过 6g。②尽量避免高盐的食物和调味品如榨菜、咸菜、腌菜、黄酱、辣酱、酱油、腌肉、咸肉、火腿肠、午餐肉、咸蛋、皮蛋、挂面等。利用佐料、食物本身的风味来调味，如葱、姜、蒜、醋、青椒、番茄、洋葱、香菇等。

（2）限制总热量：尤其要控制油脂的总量和种类。蛋白质、脂肪、碳水化合物三大产能营养素，如果摄入过多超过人体需要量，多余的能量就会转换成脂肪储存起来，久而久之就会造成肥胖。

对于体重超重或肥胖的高血压患者，总热量在标准体重的基础上，按 20～25kcal/(kg·d)，或在正常能量需求［30kcal/(kg·d)］的基础上每天减 300～500kcal。为增加饱腹感，可适量增加粗杂粮和蔬菜供给量。减重膳食也应该是平衡膳食，三大营养素要保持适当比例。

1)减少动物油和胆固醇的摄入：来自动物性食物的饱和脂肪酸和胆固醇是导致血脂异常的确定性危险因素。饱和脂肪酸主要存在于肥肉和动物内脏中。胆固醇主要存在于动物内脏、蟹黄、鱼子、蛋黄、鱿鱼。

2)减少反式脂肪酸的摄入：反式脂肪酸主要来源为含人造奶油食品，包括西式糕点、巧克力派、咖啡伴侣、速食食品等。不饱和脂肪酸经过高温或反复加热会形成反式脂肪酸危害健康。

3)适量选用橄榄油：橄榄油含有单不饱和脂肪酸，主要是油酸，对降低血胆固醇、三酰甘油、低密度脂蛋白有益。橄榄油可做凉拌菜也可以炒菜，但是油温应控制在 150℃以下。

4)限制烹调用油：不论何种烹调油，烹调油的总量限制在 25g 以内（半两，2.5 汤匙），家庭用餐建议用带刻度油壶控制用油量。

5)控制烹调油温：油温越高，不饱和脂肪酸氧化越快，营养成分流失越多。

（3）营养均衡

1)适量补充蛋白质：蛋白质摄入不足，影响血管细胞的代谢，血管老化加剧，加速高血压和动脉硬化的发生。富含蛋白质的食物包括：牛奶、鱼类、鸡蛋清、瘦肉、豆制品。成人蛋白质摄入量按 1.0g/(kg·d)。

2)适量增加新鲜蔬菜和水果：①蔬菜、水果含钾高，可促进体内钠的排出。②蔬菜水果能量密度低，避免摄入过多能量。增加水溶性维生素，特别是维生素 C 的摄入。③增加膳食纤维，特别是可溶性膳食纤维的摄入。

高血压患者每天可摄入新鲜蔬菜 400～500g，水果 1～2 个。对伴有糖尿病的高血压患者，可在血糖稳定的前提下选择一些低糖或中等糖度的水果，如苹果、猕猴桃、草莓、梨、橙子等。

3)增加钙的摄入：低钙膳食易导致血压升高，钙摄入量＜500mg/d 人群，收缩压随年龄增加而上升得最为明显，钙摄入量 500～1200mg/d 者次之，钙摄入量＞1200mg/d 者最低。我国居民人均钙的摄入量为 390.6mg/d，远低于中国营养学会的推荐量 800mg/d。

补钙最简单、安全、有效的方法是保证奶及奶制品的摄入，即低脂或脱脂奶 250mL/d，对乳糖不耐受的可选用酸奶或去乳糖奶粉；其次大豆及其制品也是钙的良好来源，每天可摄入

50～100g 的豆制品。

4)丰富的膳食纤维:膳食纤维丰富的食物饱腹感强,有助于控制体重。可溶性膳食纤维有助于降低胆固醇。富含膳食纤维的食物有:燕麦、薯类、粗杂粮、杂豆等。

2.控制体重

控制体重避免超重肥胖。

在体重控制方面应注意以下几点:

(1)体质指数(BMI):BMI=体重(kg)/身高^2(m^2)是国际上通用的评价人体胖瘦的指标,中国肥胖问题工作组推荐的 BMI 标准是:正常 18.5～23.9kg/m^2;超重 24～27.9kg/m^2;肥胖＞28kg/m^2;消瘦＜18.5kg/m^2。

(2)体脂:体脂超标将显著增加高血压的风险。目前主张,男性体脂不超过体质量的 25%,女性体脂不超过体质量的 30%。凡体脂超标即使体质量正常也认为是肥胖,应该减肥。

(3)腰围、腰臀比:腰臀比反映体脂在人体的分布。脂肪过多的分布在上半身或腹部称为中心性肥胖(即腹型、苹果型、内脏脂肪型肥胖)。脂肪过多地集中在下半身、臀部或四肢皮下称为周围型肥胖(即梨型肥胖或皮下脂肪型肥胖)。腹部脂肪积聚越多,发生高血压等疾病的风险越高。成年男性腰围＞90cm 或腰臀比＞0.9,女性腰围＞85cm 或腰臀比＞0.85 为中心性肥胖。

减肥的方法:适度的低热量膳食加适量运动,达到能量的负平衡,从而达到减重效果。

减肥有益于高血压的治疗,可明显降低患者心血管的风险。每减少 1kg 体重,可降低 4mmHg 的收缩压。对很多超重/肥胖的中老年高血压患者,即使达不到理想体重,但是只要在原有的基础上有所降低,都能对高血压的控制和临床后果产生益处。减肥膳食应该是低能量的平衡膳食,在平衡膳食的基础上再加上适量的有氧运动,可以使体内脂肪燃烧分解而减肥。

减肥应循序渐进,通常每周减 0.5～1.0kg,在 6 个月至 1 年内减轻原体重的 5%～10%为宜。不提倡快速减重。减慢进食速度有减少进食量的效果。

3.戒烟限酒

戒烟可明显降低心血管、癌症等疾病的风险。戒烟不仅是一种生理矫正,更是一种行为心理矫正。烟草依赖是一种慢性成瘾性疾病,自行戒烟率低,复吸率高,必须将烟草依赖作为一种慢性病对待,进行长期评估并反复干预才能取得成效。复吸率高还与社会环境和风气有关。对戒烟成功者要不断进行随访和督促,使他们不再重蹈覆辙。教育青少年终身不吸烟是根本大计。

长期过量饮酒是高血压、心血管病发生的危险因素。饮酒还可对抗降压药的作用使血压难以控制;戒酒后,除血压下降外,降压药的疗效也大为改善。

高血压患者最好不要饮酒。如饮酒,建议少量,男性饮酒的酒精量不超过 25g。按此计算,白酒 25～50mL(0.5～1 两)或葡萄酒 100～150mL(2～3 两)或啤酒 250～500mL(半斤至 1 斤)。女性减半,孕妇不饮酒。

4.适量运动

运动中的收缩压随运动增加而升高,中等强度运动时收缩压比安静状态升高 30～

50mmHg,舒张压有轻微的变化或基本维持稳定。运动可降低安静时的血压,一次 10min 以上,中低强度运动的降压效果可维持 10～22h,长期坚持规律运动,可以增强运动带来的降压效果。安静时血压未能很好控制或超过 180/110mmHg 的患者暂时禁止中度或以上强度的运动。

5.运动强度

中低强度运动较高强度运动在降压方面更有效、更安全。可选用以下方法评价中等强度:①主观感觉:运动中心跳加快、微微出汗、自我感觉有点累。②客观表现:运动中呼吸频率加快、微喘,可以与人交谈,但是不能唱歌。③步行速度:每分钟 120 步左右。④运动中心律＝170－年龄。⑤在休息 10min 后,呼吸频率增加明显缓解,心律也恢复到正常或接近正常,否则考虑运动强度过大。

生活中的体力活动:高血压患者可适当作些家务、购物等活动,使每天的活动总步数达到或接近 10000 步。

运动适宜时间:高血压患者清晨血压常处于比较高的水平,清晨也是心血管事件的高发时段,因此最好选下午或傍晚进行锻炼。

高血压患者适宜的运动方式包括有氧运动、力量练习、柔韧性练习和综合功能练习。

(1)有氧运动:是高血压患者最基本的健身方式,常见运动形式有快走、慢跑、骑自行车、秧歌舞、广播体操、有氧健身操、登山、爬楼梯。建议每周 3～5 次,每次 30min 以上中等强度的运动。注意循序渐进,量力而行,不可操之过急。

(2)力量训练:力量训练可以增加肌肉量、增强肌肉训练,减缓关节疼痛,增加人体平衡能力,防止跌倒。建议高血压患者每周 2～3 次力量训练,两次间隔 48h 以上。可采用多种运动方式和器械设备,针对每一组肌群进行力量练习,每组力量练习以 10～15 次为宜。生活中的推、拉、拽、举、压等动作都是力量练习方式。力量练习选择中低强度,练习时应保持正常呼吸状态,避免憋气。

(3)柔韧性练习:柔韧性练习可以改善关节活动度,增强人体的协调性和平衡能力,防止摔倒。建议每周进行 2～3 次柔韧性练习。

(4)综合功能练习:包括太极、瑜伽、太极柔力球、乒乓球、羽毛球等可以改善身体功能。

6.心理平衡

预防和缓解心理压力主要方法如下:

(1)避免负性情绪,保持乐观和积极向上的态度。

(2)正视现实生活,正确对待自己和别人,大度为怀。

(3)有困难主动寻求帮助。

(4)处理好家庭和同事的关系。

(5)寻找适合自己的心理调节方式。

(6)增强承受心理压力的抵抗力,培养应对心理压力的能力。

(7)心理咨询是减轻心理压力的科学方法。

(8)避免和干预心理危机(一种严重的病态心理,一旦发生必须及时求医)。

第四节　营养与脑卒中

一、定义

脑卒中(俗称脑中风),是一种突然起病的脑血液循环障碍性疾病。脑卒中分为缺血性脑卒中和出血性脑卒中。

二、脑卒中的流行现状

卒中是目前世界上导致人类死亡的第 2 位原因,我国 2004—2005 年完成的全国第 3 次死因回顾抽样调查报告显示,脑血管病已经跃升为国民死因的首位。卒中也是单病种致残率最高的疾病。本病的高发病率、高死亡率和高致残率,给社会、家庭和个人带来沉重的负担和巨大的痛苦。

流行病学研究表明,我国每年 150 万～200 万新发脑卒中病例,校正年龄后的年脑卒中发病率为(116～219)/10 万人口,年脑卒中死亡率为(58～142)110 万人口。目前我国现存脑血管病患者 700 余万人,其中 70％为缺血性脑卒中,有相当的比例伴有多种危险因素,是复发性脑卒中的高危个体。随着人口老龄化和经济水平的快速发展及生活方式的变化,缺血性脑卒中发病率明显上升提示以动脉硬化为基础的缺血性脑血管病[包括短暂性脑缺血发作(TIA)]发病率正在增长。

三、脑卒中的危险因素

1.年龄

随着年龄的增长,卒中的危险性持续增加,55 岁以后每 10 年卒中的危险性增加 1 倍。

2.性别

卒中的发病率男性高于女性,男女之比为(1.1～1.5)∶1。

3.高血压

国内外几乎所有的研究均证实,卒中发病率和死亡率的上升与血压升高有着十分密切的关系。这种关系是直接的、持续的、并且是独立的。在控制了其他危险因素后,收缩压每升高 10mmHg,卒中发病的相对危险增加 49％。舒张压每升高 5mmHg,卒中发病的相对危险增加 46％。

4.吸烟

32 项研究结果的荟萃分析显示,吸烟者与不吸烟者相比,缺血性卒中的相对危险度(RR 值)为 1.9,蛛网膜下隙出血的 RR 值是 2.9。另有研究表明,吸烟可以使出血性卒中的风险升高 2～4 倍。

长期被动吸烟同样是卒中的危险因素。在去除年龄、性别、心脏病、高血压和糖尿病的影响后,长期被动吸烟者比不暴露于吸烟环境者卒中发生的相对危险增加 1.82 倍,且在男性和女性中都有统计学意义。

5.糖尿病

糖尿病是缺血性卒中的独立危险因素,RR 值在 1.8～6.0 之间。而针对糖尿病的多种危险因素进行有效干预治疗后,其卒中风险是会降低的。医疗研究委员会与英国心脏病基金会心脏保护研究(HPS)发现 5963 例糖尿病患者在现有最佳治疗之外加用他汀类药物可使大血管事件发生率下降 22%,卒中发生率降低 24%。

6.心房颤动

研究显示调整其他血管危险因素后,单独的心房颤动可以使卒中的风险增加 3～4 倍。我国 14 个省市共 29 079 人的流行病学调查资料显示,心房颤动的人群发病率为 0.77%,男性略高于女性。心房颤动患者卒中的发生率达到 12.1%,以缺血性为主,明显高于非心房颤动人群的 2.3%($P<0.01$)。

7.其他心脏病

除了心房颤动外,其他类型的心脏病也可能增加血栓性卒中的危险。美国的一项前瞻性研究结果表明,无论血压水平如何,有心脏病者发生卒中的危险比无心脏病者高 2 倍以上。在年轻患者中,潜在性心源性栓塞与 40% 病因不明的卒中有关。另有研究显示,卒中的发病率与心脏射血分数成反比,射血分数<29% 的心肌梗死患者与射血分数>35% 的患者相比较,RR 为 1.86($P=0.01$,射血分数每降低 5%,卒中的危险度增加 18%)。

8.血脂异常

血脂异常与缺血性脑卒中发生率有明显的相关性。亚太组织合作研究项目通过对 352 033 名受试者的研究发现,总胆固醇每升高 1mmol/L,卒中的发生率就会增加 25%;哥本哈根城市心脏病研究发现高密度脂蛋白每升高 1mmol/L,缺血性卒中的发生率可以减少 47%。

9.缺乏体力活动

体力活动能够降低不同性别、种族和不同年龄层次人群的卒中风险。队列和病例对照研究的荟萃分析显示,与缺乏运动的人群相比,体力活动能降低卒中或死亡风险 27%;与不锻炼的人群相比,中等运动强度能够降低卒中风险 20%。

10.肥胖

国内对 10 个人群的前瞻性研究表明,肥胖者缺血性卒中发病的 RR 值为 2.0。国外有研究显示男性腹部肥胖和女性 BMI 增高是卒中的独立危险因素。迄今为止,尚无临床研究检验体重减轻是否可以降低卒中的危险性。然而大量临床研究显示,无论是否高血压患者,体重减轻都可以引起血压水平下调。

11.高同型半胱氨酸血症

大量研究支持高同型半胱氨酸水平与动脉粥样硬化性疾病存在联系。叶酸与维生素 B_6 和维生素 B_{12} 联合应用,可降低血浆同型半胱氨酸浓度,但对于降低卒中风险的研究结果不一致。

12.饮酒过量

大多数研究表明,酒精消耗与卒中发生的危险度之间有一种"J"型关系。也就是说,轻、中度饮酒有保护作用,过量饮酒则会使卒中风险升高。饮酒与卒中相关性的 35 个观察研究荟萃分析,将饮酒分为戒酒、1drink/d、1～2drink/d、2～5drink/d、>5drink/d 5 个等级(1drink 相当于 11～14g 乙醇含量),分别与戒酒者相比,结果显示每天饮酒>5drink 者,其缺血性和出血性卒中风险分别升高 1.69 倍和 2.18 倍;每天饮酒<1drink 者总体卒中和缺血性卒中的发生风险分别降低 17% 和 20%;每天饮酒 1～2drink 者,仅使缺血性卒中的发生降低 28%。

四、脑卒中的营养防治

1.急性脑卒中的营养治疗

目前,关于急性脑卒中的营养治疗尚无一致的临床处置措施。一项由澳大利亚国家脑卒中基金会和营养师协会提供的研究结果认为:脑卒中伴吞咽障碍患者应尽早(7 天内)给予肠内喂养,如果肠内喂养需要持续 2～3 周则最好选择鼻胃管(NGT)途径,除非具有很强的经皮内镜下胃造口(PEG)指征。该结论是基于下述 FOOD 临床研究的结果。

2005 年,FOOD 临床研究为急性脑卒中伴吞咽困难患者的肠内营养提供了有力的证据,这是项多中心、随机对照研究。2003 年 FOOD 试验第一阶段研究结果发布。该研究纳入急性脑卒中患者 3012 人,追踪 2955 人(98%)。入院时收集患者营养状况和其他临床结局指标,6 个月后对其生存和神经功能状态(改良 Rankin 评分,MRS)进行评估。结果脑卒中后营养正常者占 74%(2194 人),其中 445 人(20%)死亡;营养不良患者占 9%(275 人),其中 102 人(37%)死亡,死亡率的比值比(OR)为 2.32,95% 可信区间(CI)为 1.78～3.02;调整年龄、既往卒中后功能状态以及本次卒中严重程度后,虽然数据稍有变化,但 OR 仍为 1.82,95%CI 为 1.34～2.47。提示脑卒中患者合并营养不良是导致不良结局的独立危险因素。此外,营养不良患者在住院期间更易并发肺炎或其他部位感染,以及胃肠道出血。

2005 年 FOOD 临床研究第二阶段研究结果发布。该研究包括两个部分:脑卒中伴吞咽障碍患者早期(7 天内)肠内营养与延迟(7 天后)肠内营养(给予必要的肠外碳水化合物)随机对照研究(研究纳入 15 个中心、83 家医院的 859 名患者),6 个月后早期肠内喂养患者的绝对死亡危险比延迟肠内喂养患者减少 5.8%,95%CI 为-0.8～12.5,$P=0.09$;死亡和不良结局(改良 Rankin 评分 3～5 分)的绝对死亡危险减少 1.2%,95%CI 为-4.2～6.6,$P=0.7$。脑卒中伴吞咽障碍患者 PEG 途径喂养与 NGT 途径喂养的随机对照研究,研究纳入 11 个中心、47 家医院的 321 名患者,6 个月后发现 PEG 途径喂养的 117 例患者的绝对死亡危险比 NGT 喂养的 115 例患者增加了 1.0%,95%CI 为-10～11.9,$P=0.9$;死亡或不良结局(改良 Rankin 评分为 3～5 分)的绝对死亡危险增加 7.8%,95%CI 为 0.0～15.5,$P=0.05$。第二阶段研究结果提示,脑卒中伴吞咽障碍患者进行早期肠内营养可能减少病死率,但因不良预后患者比例增加而费用增加,早期 PEG 喂养策略未得到支持,因其可能增加不良结局的危险。

2.恢复期患者饮食治疗

脑卒中恢复期患者的饮食治疗原则和注意事项如下:

(1)多吃蔬菜、水果:蔬菜、水果含有丰富的抗氧化物质、钾、膳食纤维和叶酸。丰富的蔬菜(500g 以上)、水果(1～2 个)可降低脑卒中的风险。含钾高的食物有龙须菜、豌豆苗、莴苣、芹菜、丝瓜、茄子、绿叶蔬菜、大豆、马铃薯、蜂蜜、核桃、香蕉等,海带、紫菜也是钾的良好来源。

（2）常吃全谷类食物:包括燕麦、全麦、糙米、玉米、小米、荞麦、大麦、高粱等。

（3）多饮水:每天饮水量达到 1500mL 以上。

（4）常吃奶类、豆类及制品:每天 250g 低脂奶制品,大豆每天 30g,相当于豆腐 150g 或豆腐干 45g。

（5）经常吃鱼、禽、蛋、瘦肉,保证蛋白质摄入,每天 100g 左右,少吃肥肉和荤油。

（6）清淡少盐,盐的食用量不超过 6g。

（7）烹调用油控制在 20～25g,尽量选择植物油。

（8）限制饮酒。

第九章 营养与消化道疾病

第一节 反流性食管炎

一、概述

反流性食管炎是胃食管反流性疾病(GERD)的一种常见形式,它是指由于胃、十二指肠内容物反流入食管引起的一组临床症状和食管的组织损害。是由于各种因素致上消化道动力障碍,引起胃食管反流,使食管下端长期暴露在反流的胃、十二指肠内容物中,损伤的直接因素是胃酸和胃蛋白酶。反流性食管炎的主要表现为胃灼热、反流、胸骨后疼痛三大症状。新近的研究证明,GERD与部分哮喘、咳嗽、夜间呼吸暂停、心绞痛样胸骨后疼痛有关。严重的反流性食管炎有8%~20%会发展成食管狭窄,较重的食管炎可有少量渗血,弥散性食管炎或食管溃疡可发生大量出血。若食管炎症长期存在,可发展成为具有一定癌变倾向的Barrett食管。

二、膳食因素与反流性食管炎

反流性食管炎发生的主要原因是上消化道动力障碍,包括下食管括约肌松弛和下食管括约肌压力低下或缺如。下食管括约肌(LES)是指食管—胃连接处,该处没有解剖学上的括约肌存在,亦不同于中上段的食管环形肌,它具有环形肌明显增厚的特点,起到生理抗反流屏障的作用。LES抗反流功能受到诸如腹内压、药物及食物、肽类、激素等多种因素的影响。膳食因素中,如蛋白质增加LES的抗反流功能,而脂类、巧克力、乙醇、辛辣食物和薄荷糖等降低LES的抗反流功能。影响LES的食物也是能引起心口烧灼感的食物,如辣椒、酸果、油腻食物、浓茶、酒等,使胃内容物反流到食道,引起炎症,目前认为该类食物引起或加重溃疡病情的原因有:①是因为这些食物有高的张力,收敛性大,或是酸性强,这样就可以在有炎症的黏膜刺激感觉神经,引起烧灼感。用稀盐酸可以引起同类的反应,这说明酸性大的水果是能引起烧灼感的原因之一。②不良的食物往往引起胃强有力的分泌,因而推动了食管反流,尤其是酸性及胃液性的液体,尤以患者具有功能不全的下食管括约肌,这一种情况见于饮用浓茶或咖啡时发生。在健康人中,咖啡可以增加下食管括约肌的收缩,其收缩程度与咖啡的浓度成比例。但对于下食管括约肌功能不全而又有心烧灼感的患者,则没有这一种浓度的比例关系,因而不能对咖啡做出反应,却能使胃产生强有力的分泌。为避免这种强烈反应,可以在饮用咖啡之前先服用西咪替丁这类抗酸药,当然,最好不饮用这种饮料。③通过释放胃肠道激素,或是刺激神经反射,因为食物可以使下食管括约肌放松,也使胃食管回流的屏障放松而反流。

除此之外,食管清除能力下降,食管黏膜屏障功能破坏,胃十二指肠功能失调等也与反流性食管炎的发生发展有关。

三、反流性食管炎的防治

(一)预防

1.减少进食量

宜少食多餐,因为饱食易出现一过性下食管括约肌松弛。采用低脂饮食,脂肪能够刺激胆囊收缩素的分泌引起食道下端括约肌张力降低,促使胃食管反流,同时使胃、十二指肠压力差颠倒,造成十二指肠内容物反流入胃。

2.改变生活方式,减少反流

避免餐后平卧,睡前禁食,头位保持抬高 10～20cm。

3.情绪平稳,忌烟、酒、咖啡

这些因素的存在将使下食管括约肌压力下降而诱发疾病或加重病情。

4.避免增加腹压

少穿紧身衣服,尽量减少餐后弯腰和提重物的动作,积极治疗咳嗽、便秘等因腹压增加而诱发反流。

(二)营养治疗

采用低脂肪饮食是反流性食管炎饮食治疗的关键。

1.控制总能量

肥胖可使腹内压力增加,有利于食物的反流,使病情及症状加重。所以膳食中注意控制总能量尤其是油脂的摄入,维持或达到正常的体重。

2.减少脂肪摄入

脂肪的摄入造成胃食管反流和十二指肠内容物反流入胃。同时进食过多的脂肪可延缓胃的排空,增加上腹部不适感,使胃膨胀。因此平时应注意饮食中少用肥肉、奶油及烹调油,应以煮、炖、氽、烩、蒸为主,少吃和不吃油炸食品。

3.适当增加蛋白质摄入

食物蛋白质可刺激胃酸分泌,刺激胃泌素的分泌,胃泌素可使食管下端括约肌张力增加,抑制胃食管反流,在饮食中可适当增加蛋白质,例如瘦肉、牛奶、豆制品、鸡蛋清等。

4.食物选择

(1)饮食中应吃些易消化、细软的食品。

(2)少用刺激性食品,少用或不用能够引起食管下端括约肌张力降低的食物,如浓茶、咖啡、可可、巧克力、鲜柠檬汁、鲜橘汁、番茄汁等酸味饮料及刺激性调料,如咖喱、胡椒粉、薄荷、辣椒等。

(3)戒烟酒:烟酒可引起食管下端括约肌张力下降,尤其是烈性酒可使食管蠕动收缩波的频率下降。还会引起食管清除酸性能力下降,加重食管炎的病情。

5.其他治疗

晚餐不要吃得过多,另外睡前不要加餐,防止加重症状。饮食宜少量多餐,不宜过饱。避免餐后即平卧,卧时床头抬高 10～20cm,裤带不宜束得过紧,避免各种引起腹压过高状态。避免使用抗胆碱药、β-肾上腺素能阻滞剂、高血糖素等减弱食管下括约肌张力的药物。

第二节 胃 炎

一、概述

胃炎是胃黏膜炎症的统称。这是一种常见病,临床上根据病程长短可分为急性胃炎与慢性胃炎两类。急性胃炎表现为上腹不适、疼痛、厌食和恶心、呕吐,是一种自限性的病理过程,去除致病因素后可以自愈,病程短,一般预后良好。慢性胃炎以消化道出血为主要表现,有呕血和黑便。慢性胃炎通常又可分为浅表性胃炎、萎缩性胃炎和肥厚性胃炎。慢性胃炎病程迁延,大多无明显症状和体征,一般仅见饭后饱胀、泛酸、嗳气、无规律性腹痛等消化不良症状。确诊主要依赖胃镜检查和胃黏膜活组织检查。本病常见于成人,由许多病因引起,如饮食不当、病毒和细菌感染、药物刺激等均可能引发本病。治疗胃炎最好的方法是自我保健,只要能坚持治疗,按时服药,尤其注意养成生活规律、饮食有节的良好习惯,做好调护,不仅可以减轻病痛,还有可能使本病完全治愈。

二、急性胃炎

急性胃炎是胃黏膜受刺激所产生的炎症反应,病理表现为胃黏膜糜烂和出血,常同时伴有黏膜水肿、脆性增加,病变可局限于胃窦、胃体或弥漫分布于全胃。常见病因如化学性刺激、物理性刺激、进食被细菌或其毒素污染的食物等造成。

(一)发生发展与营养的关系

1.矿物质和水

急性胃炎患者因为腹痛、恶心、呕吐、腹泻等,使机体摄入水和食物减少,而排泄增加,从而导致机体水与电解质代谢紊乱。临床上可见低钾、低钠、低氯、甚至脱水,严重者可出现休克。

2.维生素

由于患者进食少,尤其是蔬菜和水果的摄入不足,加之消化吸收能力差,很容易发生水溶性维生素缺乏。

3.能量代谢

因进食可引起或加重胃部不适,为减轻胃肠负担,每日的进食量少,病情重者甚至需要禁食,使患者每日的能量代谢呈现负平衡状态,直接影响到患者的体力和营养状态。

(二)急性胃炎的营养治疗

饮食治疗原则:严格限制食物与烹制饮食所产生的机械性、化学性刺激对胃黏膜的作用,以保护胃脏,供给较多量的营养素,增强机体抵抗力。

1.食用流食

应去除病因,卧床休息,药物治疗。禁食一切对胃有刺激的饮食或药物,给予流食,大量呕吐及腹痛剧烈者应暂禁食。

2.大量饮水

因呕吐腹泻、失水量较多,宜饮糖盐水,补充水和钠,并加速毒素排出体外;若有失水、酸中毒应静脉注射葡萄糖盐水及碳酸氢钠溶液。

3.忌食粗糙和刺激性食物

忌食过硬、过辣、过咸、过热、过分粗糙和刺激性强的食物。如油炸食品、腌腊食品、辣椒、大蒜等。

4.避免高脂肪食物

高脂肪食物、酒、糖类、巧克力会使括约肌放松,造成回流,应避免这些食物。

5.调整饮食行为

细嚼慢咽可使食物充分与唾液混合,有助于食物的消化;用餐时避免有压力;有规律地定时定量进食,以维持正常消化活动的节律。少食多餐,每日进餐 6～7 次,每次量不可多,尽量减轻胃脏的负担。切不可饥一顿饱一顿或不吃早餐,尤其应避免暴饮暴食。为减少对胃脏的刺激,应尽可能多采用蒸、煮、烩、汆、炖等烹调方法。

6.食物选择

急性发作最好用清流质,如米汤、藕粉、去核去皮红枣汤、薄面汤等;以咸食为主,症状缓解后,渐增加牛奶、蒸蛋羹等。然后再用少渣清淡半流质,继之用少渣软饭。如果伴有肠炎、腹泻、腹胀,应尽量少用产气及含脂肪多的食物,如牛奶、豆奶、蔗糖等。病情好转后可给予少渣半流质,继而用软饭。伴肠炎腹泻应减少脂肪,少用或不用易产气食品,如牛奶、豆浆、蔗糖等食物。少量多餐,每天 5～7 餐,每餐宜少于 300mL。

急性胃炎清流质食谱

早餐:米汤;加餐:冲藕粉;午餐:去核去皮红枣汤;加餐:鲜西瓜汁;晚餐:蒸蛋羹;加餐:冲蛋白。

急性胃炎低脂少渣半流食谱

早餐:白米粥、蒸蛋羹;加餐:低脂牛奶;午餐:虾仁龙须面加菜叶、小面包;加餐:杏仁茶;晚餐:鸡肉米粥、胡萝卜泥、烤面包干;加餐:牛奶冲藕粉。

急性胃炎少渣软饭食谱

早餐:大米粥、发糕、鸡蛋;午餐:鱼片烩黄瓜、炒土豆细丝、小白菜叶粉丝汤、馒头;晚餐:猪肉炒木耳、焖嫩茄块、西红柿豆腐汤、软米饭;加餐:牛奶、苏打饼干。

三、慢性胃炎

慢性胃炎是一种常见病,发病率较高,系为胃黏膜的非特异性慢性炎症。慢性胃炎的发生多因多种机械性、化学性、生物性因素破坏了胃黏膜屏障,最终的形成是胃酸/胃蛋白酶对黏膜自身消化所致。慢性胃炎一般无黏膜糜烂,其病理特点为淋巴细胞和浆细胞的黏膜浸润为主,从浅表逐渐向深扩展至腺层,继之腺体有破坏和减少(萎缩)的过程。致病因素包括:急性胃炎反复发作,迁延不愈、幽门螺杆菌(Hp)、胆汁反流、非甾体药物、嗜酒吸烟等不良生活习惯、遗传因素、自身免疫因素等。

慢性胃炎病程较长,大多数患者无明显症状,胃镜及活组织检查是确诊的主要方法。从内镜和组织学分为全胃炎、胃窦炎、胃体炎,其中胃窦炎最为常见。慢性胃窦炎多以消化不良症状为主,如餐后饱胀、嗳气、泛酸、食欲减退、恶心、呕吐、无规律性上腹隐痛等。慢性胃体炎多以全身症状为主,可有明显厌食症状,消瘦,有贫血征,出现恶性贫血时可有舌萎缩和周围神经病变。慢性胃炎为胃黏膜非特异性炎症,分为浅表性、萎缩性与肥厚性三种。浅表性胃炎表现为炎症细胞浸润局限于胃黏膜和黏膜固有层的表层,腺体完整;萎缩性胃炎则炎症细胞向深层发展,累及腺体层,进一步发生腺体破坏、萎缩、消失,黏膜变薄,腺体萎缩失去分泌黏液的能力。慢性萎缩性胃炎由于分泌胃酸少或缺乏,有利于细菌和霉菌的生长,故多为上腹部不适、腹胀、食欲减退、消化不良等,并出现贫血与消瘦等临床症状及体征。萎缩性胃炎进一步发展,很可能演变成胃癌。

(一)发生发展与营养的关系

1.矿物质

由于大多数慢性胃炎患者的消化能力差,加之因病情的关系长期食物摄入不足,容易导致电解质代谢的紊乱。

2.维生素

因摄入量不足,人体对维生素的需要量无法保证,以致出现多种维生素的缺乏,而 B 族维生素的缺乏又可加重胃黏膜的变性。在慢性萎缩性胃炎患者,由于胃酸缺乏,使维生素 B_{12} 吸收不良,可导致恶性贫血。

3.能量和蛋白质

因进食可引起或加重胃部不适,患者对蛋白质、脂肪和碳水化合物三大产能营养素的摄入不足,导致能量和蛋白质的负平衡。

(二)慢性胃炎营养治疗

饮食治疗目的是通过调整膳食的成分、质地及餐次,减少或限制对胃黏膜有强烈刺激的饮食,并利用饮食以减少或增强胃酸分泌,促进胃黏膜的修复,来调整胃的各项功能,以有利于慢性胃炎的逐渐痊愈。其饮食治疗原则如下。

(1)去除病因,彻底治疗急性胃炎,戒烟酒,避免对胃黏膜有损害作用的食物及药物。对 Hp 感染的慢性胃炎应给予抗菌治疗。

(2)能量供给可同正常人或略高。适当控制动物性油脂,碳水化合物供给量可同正常人,但宜选用少产气、少纤维的精制米面。

(3)增加少纤维的水果、蔬菜的供给,以满足机体对维生素和矿物质的需要。若出现明显贫血征,可直接补充维生素 C、维生素 B_{12} 及铁剂。

(4)宜供给含蛋白质及多种维生素丰富的食物,如动物肝、鸡蛋、瘦肉及新鲜嫩叶蔬菜,以防止贫血和营养不良的发生。保证蛋白质的供给,适量增加优质蛋白的比例,利于损伤组织的修复。对伴有缺铁性或恶性贫血的患者,饮食中应增加猪肝、蛋黄、动物全血等富含血红素铁的食品,并补充足量的蔬菜、水果,以供给维生素 C,促进铁吸收。

(5)减少膳食纤维的供给,以减轻对胃黏膜的机械刺激。

(6)注意酸碱平衡:胃酸过多者,应禁食浓肉汤、浓鸡汤、咸酸性食物及大量蛋白质等,避免胃酸的分泌增加。宜进食牛奶、豆浆、肉泥、菜泥、面条、馄饨、面包等食物;胃酸分泌不足如萎缩性胃炎者,可给浓肉汤、浓鱼汤及适量的糖醋食物,以刺激胃酸的分泌增加,帮助消化,增进食欲。

(7)养成良好饮食习惯:避免刺激性食物,少用辣椒等刺激性调味品;进食易消化半流质或少渣软饭,选择易消化的食物,食物要加工得细、碎、软、烂,烹调方法多采用蒸、煮、炖、烩等;避免生冷酸辣和硬质食品,忌吃油炸食品及未发酵的面食,如烙饼等;定时定量,少量多餐,细嚼慢咽,避免暴饮暴食,且应避免进食易引起腹胀的食物,如芋头、土豆、藕、地瓜等高淀粉类的食物。病情一般,可采用少渣半流食,与急性胃炎少渣半流饮食一样,一日五餐。进入恢复期时,可食用少渣软饭,饮食内容与进餐次数都与急性胃炎少渣软饭相同,以一日四餐为宜。

(8)食物选择

1)发作期

a.流食:新鲜果汁、藕粉、米汤、鸡蛋汤。

b.半流食:大米粥、蛋花粥、鸡蓉粥、瘦肉粥、皮蛋瘦肉粥、蒸蛋粥、挂面、面片、馄饨、面包、饼干。

2)间歇期

a.选用肉纤维短、柔软的鱼、禽、肉类,如鱼、虾、鸡肉、嫩牛肉、瘦猪肉等。当胃酸分泌过少或缺乏的患者,应给予上述富含氮浸出物的鱼汤、鸡汤、肉汤及蘑菇汤等原汁浓汤,以增强胃液分泌提高胃酸浓度和食欲。伴有高酸慢性浅表性胃炎患者,则与之相反,应避免食用富含氮浸出物的原汁浓汤,而采用煮过的鱼、虾、鸡肉、瘦肉类等,再用来烹饪菜肴,如蒸鱼块、烩鱼片、溜鸡脯丸子、肉末羹等,以减少对胃刺激,减少胃酸分泌。

b.可选用鲜牛奶、奶油。鲜牛奶有较强的中和胃酸的作用,因此适合于胃酸分泌过多的慢性浅表性胃炎患者。对于胃酸过少或缺乏的萎缩性胃炎患者不适用,但可以用酸牛奶来提高消化率。

c.应多用新鲜的,不含粗纤维的蔬菜和水果。如嫩黄瓜、西红柿(去皮籽)、去皮嫩茄子、冬瓜、嫩白菜、菠菜叶、土豆、胡萝卜等,烹制时应切细丝、小丁、薄片、煮熟,有的制成泥,如土豆泥等,以易于消化。水果要成熟的,如香蕉、苹果、梨等,食用时去皮籽,要嚼碎与唾液充分混合以助消化,并增加维生素,尤其是维生素 C 摄入。

d.主食可采用细面条、面片、馒头、花卷、发糕、包子、馄饨、面包、软的大米饭等。切忌吃油炸食品,如油条、炸糕等,以及不发酵的面食,如家常烙饼、馅饼、水饺等。还有粗粮粗做与难消化的食品,如玉米饼、糯米饭、年糕等,因这些食品进食后在胃内停留时间长,加重胃肠负担,要禁用。

e.饮用酸奶:当口服抗生素进行治疗时,应同时饮用酸奶,既补充了营养,又避免了抗生素对人体产生的不良反应。因为酸奶中含有大量的活性乳酸菌,可以使由于抗生素药物引起的肠道菌群失调现象重新获得平衡,同时也保护了胃黏膜。

(9)禁食或忌食

1)发作期病情未稳定时应禁用牛乳、豆浆,并减少蔗糖的摄入。

2)禁食含膳食纤维多的蔬菜、水果,如韭菜、芹菜、葱头和未成熟的水果。

3)忌食油煎、油炸食物与腌、熏、腊、酱的食物。

4)忌食糯米饭、年糕、玉米饼等食物。

5)避免食用生冷、酸辣、粗糙的食物。

6)禁用各种酒、含乙醇的饮料、碳酸饮料及刺激性调味品如辣椒、咖喱、胡椒、葱、蒜、芥末等,很浓的茶水,咖啡等均应避免。

第三节　消化性溃疡

一、概述

消化性溃疡主要指发生在胃和十二指肠黏膜处的慢性溃疡，故又称胃溃疡或十二指肠溃疡，是一种多发、常见病。消化道溃疡具有以下三个特点：①胃酸分泌增加：胃酸和胃液一般高于正常人。②防御机能受损：胃黏膜对抗胃酸和胃液的作用减弱。③神经系统功能紊乱：消化道溃疡患者与无溃疡患者相比，有高度的精神紧张和高度的焦虑心情。国内报道胃溃疡病与十二指肠溃疡病的发病机制有所不同。十二指肠主要由于胃液自身消化而形成溃疡，而胃溃疡大多在胃的慢性炎症的基础上发生。所以，在病理生理及临床表现上不完全一致。十二指肠溃疡的发病率比胃溃疡多，为(2.0～5.6)∶1。近年来通过对十二指肠和胃溃疡患者的胃窦活检，发现幽门螺旋杆菌感染率分别为 90％和 70％，提示幽门螺旋杆菌感染是溃疡病发生与迁延不愈的又一因素，故目前认为它的发病主要与幽门处螺旋杆菌的感染有关。

典型的消化性溃疡的临床症状，绝大多数患者具有长期性、周期性和节律性的上腹疼痛，制酸剂常能缓解疼痛，但不典型病例则不完全具备这些特点。十二指肠溃疡者，常有胃酸倒流现象出现。并发症有大出血、穿孔、幽门梗阻，约 5％的胃溃疡还可发生癌变。

消化性溃疡的发生发展与营养密切相关，营养治疗溃疡病，是综合治疗不可缺少的重要措施之一，尤其对预防复发和防治并发症、促进溃疡面愈合均有重要意义。

二、发生发展与营养的关系

(一)蛋白质

消化性溃疡创面的修复需要蛋白质的参与，但因患者进食量少、消化能力较差，容易发生营养不良或低蛋白血症，因此需摄入足量蛋白质以满足机体的营养需求，同时应注意过量蛋白质摄入会促进胃酸分泌，加重病情。

(二)碳水化合物

消化性溃疡患者进食量少、吸收和消化能力较差，常导致碳水化合物不能满足机体需要，患者常伴体重下降或消瘦。碳水化合物的合理补充不仅能保证能量供给，稳定血糖，增加体重，还可以中和胃酸，改善疾病症状。

(三)脂肪

消化性溃疡患者容易发生必需脂肪酸和脂溶性维生素的缺乏，应予以补充适量脂肪。但是过多脂肪摄入会促进胆囊收缩而抑制胃肠蠕动，延缓胃排空，食物在胃内的潴留时间延长，将致胃酸分泌增加并加剧胆汁反流，引起胃胀痛。

(四)维生素

消化性溃疡患者因摄食减少、对膳食种类和烹调方法的限制，直接影响了维生素的摄取，如较长时间摄入量低于日推荐摄入量，尤其在合并出血、穿孔、幽门梗阻和癌变等并发症时，很有可能会发生某种维生素缺乏，更需重视及时补充，以利于溃疡面的愈合及术后康复。维生素 C 制剂呈酸性，不宜过多摄入，但其有助于促进溃疡面的愈合，临床上应针对具体病情，酌情考虑补充途径和剂量。

（五）膳食纤维

过粗的食物纤维,可能对胃肠道黏膜、溃疡面有机械性损伤,但膳食纤维能降低胃酸浓度,加速胃排空;且在口腔中充分咀嚼时可刺激唾液分泌,对消化性溃疡的黏膜能起一定的保护作用,有利于溃疡的愈合,因此膳食纤维的摄入既要保证达到日推荐量,又要合理选择。

（六）水

水是消化性溃疡患者不可忽视的营养素。水的摄入减少不仅能影响到其他营养素的吸收,还可影响体内水平衡,而且对具有刺激胃酸分泌作用的食物,如浓茶、咖啡、辣椒等不能给以稀释,不能起到缓冲胃酸分泌的作用。消化性溃疡患者因摄入食物减少常伴水摄入不足,因此需引起足够重视。

（七）饮食习惯

（1）食物可对胃黏膜造成物理性和化学性损伤作用:粗糙的、过冷的、过热的食物以及浓茶、咖啡和大蒜、辣椒等刺激性食物可刺激胃酸分泌过多和直接损伤胃黏膜。

（2）暴饮暴食会破坏胃酸分泌的节律性:乙醇在体内产生的乙醛对胃黏膜有直接的损害作用,长期酗酒会削弱胃黏膜的屏障作用。进食时情绪不佳也会导致胃功能紊乱。进食时不细嚼,则唾液分泌减少,而唾液入胃后不仅能保护胃黏膜,而且其所含表皮生长因子可抑制胃酸分泌和促进胃黏膜再生。

（3）吸烟可刺激胃酸分泌增加,一般比不吸烟者增加 90% 以上。吸烟还会引起血管收缩,并抑制胰液和胆汁的分泌而减弱其在十二指肠中和胃酸的能力。另外,烟草中的尼古丁可使幽门括约肌能力减弱,影响其关闭功能而导致胆汁反流,从而破坏胃黏膜屏障。

三、营养治疗

胃和十二指肠的溃疡灶经常受到胃酸和食物的直接刺激,其发生、发展与膳食营养密切相关。通过合理的营养治疗,如选择正确的膳食结构和科学的烹调方法,可降低胃酸和食物对黏膜的侵蚀作用;促进溃疡面愈合,防止疾病复发并改善患者的营养状态。

饮食治疗目的是通过限制饮食中机械、化学与温热的刺激,以减低自主神经不稳定性,同时通过合理的营养调节与饮食烹调,中和胃酸和抑制胃液分泌,以减轻胃脏负担,保护胃、十二指肠功能,缓解症状,促进溃疡的愈合,防止复发,改善全身的营养状况,使患者早日康复。胃和十二指肠溃疡发生部位和症状有所不同,但饮食治疗原则相同,最终目的是促进溃疡愈合,并防止复发。

（一）合理摄入营养素

合理摄入营养素不但能满足人体正常的营养需求,同时能帮助修复受损伤的组织和促进溃疡面的愈合作用。

1.足量蛋白

蛋白质对胃酸起缓冲作用,可中和胃酸,但蛋白质在胃内消化又可促进胃酸分泌。应供给足够蛋白质以维持机体需要,每天按 1g/kg·bw 供给,促进溃疡修复;若有贫血,至少应按 1.5g/kg·bw供给。

2.适量脂肪

适量脂肪对胃肠黏膜没有刺激,但过高可促进胆囊收缩素分泌增加,抑制胃肠蠕动;胃内食物不易进入十二指肠,引起胃胀痛。可供给 70～90g/d,应选择易消化吸收乳酪状脂肪,如牛奶、奶油、蛋黄、奶酪等及适量植物油。

3.多用碳水化合物

碳水化合物既无刺激胃酸分泌作用,也不抑制胃酸分泌,但它是能量供给的保证,每天可供给 300～350g。选择易消化食物,如粥、面条、馄饨等。蔗糖不宜过多,因可使胃酸分泌增加,且易胀气。

4.足够维生素

选富含 B 族维生素、维生素 A 和维生素 C 的食品。

5.低盐

适当控制一般调味品,尤其是食盐的使用。溃疡病患者钠代谢降低,致使体内钠潴留,多余的钠可增加胃液的分泌,而胃液中盐酸含量取决于血中浓度,这与饮食中食盐摄入量有直接相关。一般认为应该是低盐,每人每日食盐摄入量以 3～5g 为宜。总之,食物不宜过酸、过甜或过咸,要清淡爽口。

(二)养成良好饮食习惯

1.进食量与进食时间

为避免胃窦部的过分扩张,刺激其胃酸分泌,应定时少吃多餐为宜,每天 5～7 餐,每餐量不宜多。定时定量、少量多餐,可减少胃的负担,又可使胃中常有适量的食物以中和胃酸,减少对溃疡面的不良刺激。进食时应心情舒畅、细嚼慢咽以利于消化。睡前加餐,对十二指肠溃疡尤为适宜,可减少饥饿性疼痛,有利于睡眠。

一旦症状得到控制,溃疡面已愈合的患者,应鼓励较快恢复到平时的一日三餐,因为这样可避免由于每天少吃多餐所带来的食物对胃体的刺激而使胃酸分泌增加的弊病。

2.避免食物的机械性、化学性和过冷过热的刺激,以保护胃黏膜

机械性刺激是指食物的硬度、形状以及由于食物本身的特性,在胃内停留时间长所产生的,使胃壁感受到的机械性刺激作用。因此,要避免采用任何对溃疡面有损伤作用的粗糙的食物;忌食生、硬、粗纤维的蔬菜、水果和粗糙的米、面、高粱、小米、干黄豆及干果榛子等。化学性的刺激是指食物被消化吸收时,进入血液的化学物质对胃腺分泌的影响。实验证明,对胃液分泌具有强烈的兴奋性和刺激性作用的含氮浸出物的食物和菜肴有浓肉汤、肉汁、味精、咖啡、可可茶、巧克力、香料、辣椒、咖喱和酒等,以及油煎、油炸的食物和大量的蔗糖等。温热刺激是指食物和菜肴的温度。任何过冷或过热的食物均能对胃黏膜表面血管发生不良影响,刺激溃疡面,降低血循环,可造成消化不良,并且能刺激胃肠道的末梢神经,反射性地增强胃肠蠕动,故应避免过冷过热的食物,一般认为食物的温度以 45℃为宜。

3.进食时要心情愉快,细嚼慢咽,减少对消化道过强的机械性刺激

实际上饮食成分对溃疡病的影响并不是绝对的,如含有粗纤维的蔬菜,例如芹菜,只要充分咀嚼,使之与唾液充分混合,这样就不至于对溃疡病造成伤害。所以在非急性活动期中的消化性溃疡患者,根据患者本人的生活情况来选择食物,不必过于严格。

(三)食物选择

溃疡病急性发作期,应采用流质饮食,但由于流质饮食热量低,营养素不全,故一旦病情好转,应尽早改成半流质,等病情缓解,再经一段锻炼性饮食,然后逐步过渡到恢复期饮食。

宜用食物:选择细软易消化刺激性弱的食物,如牛奶、豆浆、鸡蛋、精白面粉、大米、藕粉、瘦肉、鱼等。

禁用或忌用食物如下:

(1)刺激性食物:机械性刺激增加对黏膜损伤,破坏黏膜屏障,如粗粮、芹菜、韭菜、雪菜、竹笋及干果类等;化学性刺激会增加胃酸分泌,对溃疡愈合不利,如咖啡、浓茶、烈酒、浓肉汤等。

(2)易产酸食物,如地瓜、土豆、过甜点心及糖醋食品等。

(3)易产气食物,如生葱、生蒜、生萝卜、蒜苗、洋葱等,以免导致胃机械性扩张,促使胃酸分泌。

(4)生冷食物,如大量冷饮、凉拌菜等。

(5)坚硬的食物,如腊肉、火腿、香肠、蚌肉等。

(四)烹调方法

溃疡病所吃各种食品均应切细、煮软;可选用蒸、煮、汆、软烧、烩、焖等烹调方法,熏炸、腌、拌的食物不易消化,在胃内停留时间较长,增加胃肠负担;故不宜食用油煎、炸、爆炒、醋熘、凉拌等方法加工食物。

(五)饮食方案

在饮食治疗方面有各种不同的溃疡病的饮食方案,从应用牛乳治疗到少量多餐的温和食谱,至今仍有争论,无统一的看法。

1.对应用牛乳治疗的看法

在 1915 年 Sippy 制订了"Sippy 膳",每小时给活动期的溃疡患者用 100mL 牛乳,每天 12 次,中和胃酸。这种食谱,至今还不时被应用。不过近年有人发现这种膳食有刺激胃酸分泌的作用。他们分别给 5 名溃疡患者和 5 名正常人饮全脂乳、低脂乳。发现食乳后,患者胃酸明显升高。有些胃溃疡病学专著认为牛乳对溃疡患者治疗无大利益。但有些医院还把牛乳当作溃疡病患者的一个辅助治疗。有人研究了几个牛乳场的商品牛乳,证明牛乳中前列腺素 E2 的浓度较高,它有防止溃疡形成与促进溃疡愈合的作用,而且牛乳又是液体,应为溃疡病患者的一种良好治疗剂。

2.少量多餐的温和食谱

根据印度对溃疡病流行病学的调查,似乎吃玉米、干豆等杂粮比白米好,吃白米反而更易患溃疡病,推测可能与粗粮需要细嚼而增加唾液的分泌有关,唾液中的碳酸氢盐可中和部分胃酸,因此具有防护作用。但有人对世界各地 300 多所医院调查,有 3/4 医院经常采用不刺激胃酸分泌的温和饮食,根据病情需要,逐步过渡到普通饮食。多数医院主张进餐次数以每日 6 次以上最好,但有 500 所医院认为有规律的三餐有助于溃疡愈合,其效力不比多餐差。

3.溃疡病的饮食疗法

可分为三个治疗阶段。

(1)溃疡病的流质饮食:适用于溃疡病急性发作初期,如伴有出血时则禁食,待停止出血

12～24h 后方可进食。

原则：①一般常采用限于对胃液分泌作用微弱的不含动物和植物粗纤维的食品。②限用肉汤、鱼汤、鸡汤、浓茶、咖啡和酒及含有乙醇的饮料等。③食盐用量以 2～3g/d 为宜。④拟提出全天饮食治疗中营养素的供给量标准：蛋白质为 52～65g，脂肪 40～45g，碳水化合物 200～300g，能量 1400～1860kcal(5858～7782kJ)。⑤饮食餐次为每日 5～7 次，间隔2～3h进食一次。病情好转，饭量大者则可改为每日 4～5 次。⑥由于热能低、营养素不全，故一旦病情好转，应尽早改成半流或胃病 5 次饭。

(2)溃疡病少渣半流质饮食：为少渣食物呈半流体状态，限制对胃黏膜的刺激，以减轻其负担，适用于经流质饮食控制 7～10 天，病情缓解的患者。

原则：①在流质饮食的基础上适当放宽。②加用去除含氮浸出物的鱼、虾、肉制品等(去除含氮浸出物方法：即将鱼、虾、肉类等用凉水煮开，弃去原汤，再用该鱼、虾、肉类进行烹饪)。③主食可加用大米粥、细挂面及细面条、面片汤、面疙瘩汤、馄饨、面包干、烤薄脆馒头干(要充分嚼烂)、苏打饼干、咸面包等。④食盐量可增加到每日 5g。⑤每日营养素供给量为：蛋白质78～91g，脂肪 50～67g，碳水化合物 200～300g，热量 1800～2400kcal(7531～10042kJ)。⑥饮食餐次：为减轻胃的负担，仍需少吃多餐，一日进食 5～6 餐为宜。

(3)溃疡病少渣软饭饮食：为食物细软、清淡少油腻、弱刺激、营养全面易消化的饮食。适用于急性后期、病情基本稳定，进入恢复期的溃疡病患者。

原则：①能够采用的食物：在上述两种饮食基础上，还可采用一些含纤维少的瓜菜和水果，如嫩黄瓜、嫩茄子(去皮)、嫩白菜叶、西红柿(去皮籽)、冬瓜、土豆等，要切细煮烂或做成泥状。成熟的水果，如苹果、桃、梨等，主要含单糖(果糖、葡萄糖)、双糖(蔗糖)及苹果酸、柠檬酸，并含有可溶性的膳食纤维素如果胶。不成熟的水果，对胃有刺激的单宁酸含量高，故不采用。煮熟后更易消化，减少对胃的机械性刺激。②主食可采用蒸软饭、花卷、发糕、馒头、面包、肉馅包子、面条、面片等。③避免用强烈促进胃液分泌的调料和食物，如酒类、香精(做糕点用)、桂皮、大料等；以及柠檬汽水、咖啡、浓茶和肉汤、鸡汤、蘑菇等原汤；还有腌、熏、腊制的鱼、肉、火腿等。④禁用含纤维素多的蔬菜，如韭菜、芹菜、豆芽菜、圆白菜、白萝卜等，以及含有挥发油的蔬菜，如葱头、生蒜、生葱、小茴香等。⑤禁用含嘌呤较多的食物，如黄豆、蚕豆等及豆腐丝、豆腐干、熏干等，因为它们有促胃液分泌作用，并造成粗糙膳食纤维对胃黏膜的机械刺激作用，同时在胃内停留长达 4～5h，还易产气，故应禁用。但是南豆腐、豆腐脑等我国传统豆腐食品，因制作中已将豆腐渣等粗纤维去除，可以适量食用，应属例外。⑥一日进餐 5 次。其营养素供给量应为，蛋白质85～95g、脂肪 85～95g、碳水化合物 300～350g，能量 2300～2700kcal(9623～11 297kJ)。

第四节　肠结核

肠结核是由结核杆菌侵犯肠道引起的慢性特异性感染。好发部位是回盲部，肠道其他部位也可发生，肠黏膜呈干酪样坏死，脱落后成深浅不一的溃疡。溃疡病灶沿肠管横轴分布，愈合后易发生肠狭窄和肠梗阻。肠结核常继发于肺结核，特别是开放性肺结核。发病年龄多为青壮年,女略多于男。

一、病因和发病机制

肠结核通常继发于肠道外结核灶,90%以上肠结核由人型结核杆菌引起,此外,饮用未经严格消毒的乳制品可因牛型结核杆菌而致病。结核病的发病是人体和结核菌相互作用的结果,经上述途径获得感染仅是致病的条件,只有当入侵的结核菌数量较多,毒力较大,并有人体免疫功能异常、肠功能紊乱引起局部抵抗力削弱时才会发病。

结核杆菌侵犯肠道的主要途径如下:

1.胃肠道感染

为肠结核的主要感染方式。患者常为开放性肺结核,因吞咽含菌的痰液而致病;或者经常与开放性肺结核患者一同进餐,缺乏必要的消毒隔离措施从而致病。少数情况下饮用未经消毒的含有结核分枝杆菌的牛奶或乳制品也可引起原发性肠结核。

肠结核好发于回盲部。这是因为正常生理情况下,肠内容物通过回盲部括约肌之前滞留于回肠末端时间较长。此外,结肠近端常有反蠕动,使肠道内容物在盲肠停留时间更久,使结核菌与该处黏膜接触的时间长,该部位淋巴组织丰富,易使结核菌生长,故回盲部受侵犯较多。此外,机体营养差,体质弱及免疫力低下,也是感染结核的因素之一。

2.血行播散

见于粟粒型结核经血行播散而侵犯肠道。

3.邻近结核病灶播散

肠结核可由腹腔内结核病灶直接蔓延而引起,如输卵管结核、结核性腹膜炎、肾结核等。

二、症状

多数起病缓慢,病程较长,典型临床表现归纳如下。

1.腹痛

因病变常累及回盲部,故疼痛最常见于右下腹,触诊时可发现局限性压痛点。疼痛亦可位于脐周,疼痛一般较轻,呈隐痛或钝痛,亦有表现为间歇性疼痛,常于进餐时或餐后诱发。增生型肠结核并发肠梗阻时,腹痛主要为绞痛,并有肠梗阻的相应症状。

2.腹泻与便秘

腹泻是溃疡型肠结核的主要症状之一,这是因肠道炎症和溃疡的刺激,使肠蠕动加速、排空过快以及继发性吸收不良所致。排便一般每日2～4次,多为糊状便,轻者仅含少量黏液,严重者腹泻可每日多达10余次,便中有黏液及脓液,血便较少见。此外还可间有便秘,粪便呈羊粪状,或腹泻—便秘交替出现。

3.腹部肿块

主要见于增生型肠结核,肠壁局部增厚形成肿块。当溃疡型肠结核合并局限性腹膜炎,或并有肠系膜淋巴结核等,均可形成肿块而被扪及。腹块常位于右下腹,中等硬度,可有轻压痛。

4.全身症状

溃疡型肠结核常表现为不同热型的长期发热,伴有盗汗,患者乏力、消瘦、贫血,可同时有肠外结核特别是活动性肺结核等临床表现,增生型肠结核多无结核中毒症状,病程较长,全身情况较好。

三、营养代谢特点

肠结核是慢性消耗性疾病,常合并食欲差,进食少,极容易发生营养不良。

(1)结核患者基础代谢特点:肠结核病是慢性消耗性疾病,体温每升高 1℃,基础代谢率大约增加 7%。长期的发热、盗汗使能量的消耗更为明显。

(2)肠结核患者由于食欲差,食物摄入量不足,各种营养素均缺乏,且机体消耗增加,所以,极易发生蛋白质—能量营养不良,出现进行性消瘦、贫血和低蛋白血症。

(3)结核病灶弥漫性分布在肠内膜,肠功能紊乱,直接影响肠道对多种营养物质和水的吸收利用。

(4)抗结核药物常常影响食欲,增加 B 族维生素及维生素 C 消耗量,影响肝脏的解毒功能和营养物质的代谢。

所以,营养支持是肠结核治疗的重要治疗措施,是康复和预防并发症的基础治疗。

四、营养治疗

良好的营养支持能增进患者机体抵抗力,恢复健康,也能间接地对病灶的修复起到辅助作用。营养治疗和药物治疗相互配合,给予高能量、高蛋白质、高维生素,适量矿物质和微量元素的平衡饮食,可减少药物不良反应,加速结核病灶钙化,增进机体免疫力,促进康复。

(一)营养治疗的目的

减轻肠道负担,帮助肠黏膜修复,纠正营养不良,预防并发症。

(二)营养治疗要点

(1)详细了解病情,包括病程、持续发热时间、食欲、饮食习惯、肠病变、用药情况及排便情况等。

(2)热能供给量:以维持患者正常体重为原则,可按 $147\sim167kJ/(kg \cdot d)$ [$35\sim40kcal/(kg \cdot d)$]供给。碳水化合物类主食可按食量满足供给,不必加以限制,但脂肪不宜多吃,以免引起消化不良和肥胖。若患者有严重毒血症影响消化功能,应根据病情,循序渐进地提供既富含营养又易消化的饮食。对因抗结核药物不良反应致药物性肝损伤患者,应避免进食过高热量的食品,如煎、炸食物、巧克力等,以防肝脏脂肪变性,妨碍肝细胞的修复。

(3)要供给足量优质蛋白,促进体内免疫球蛋白的形成和纠正贫血。肺结核患者由于长期低热、消耗增多,以致蛋白质分解代谢显著加快,肝脏中所储备的蛋白质也会随之消耗,因而容易出现负氮平衡。患者表现为消瘦、抵抗力差等。由于蛋白质是结核病灶修复的主要原料,所以结核患者必须食用高蛋白质饮食。每天蛋白质供给量为 $1.2\sim1.5g/kg$,其中优质蛋白质占总量的 50% 以上为好,多选择肉类、奶类、蛋类、禽类、豆制品等。应注意选择有促进结核病灶钙化作用的含酪蛋白高的食物,牛奶和奶制品中含有丰富的酪蛋白和钙质,且利用率高,是结核患者最好的食物。

(4)供给充足的无机盐、维生素,纠正电解质失调。钙是促进病灶钙化的原料,摄入量应满足正常人的供给量,每日保证 $800\sim1000mg$ 为好。其中,牛奶是钙最好的食物来源。不仅含量高,而且质量好,吸收率也高,有条件者每日饮用 $250\sim500mL$,饮用牛奶胀气者可用酸奶。也可使用豆腐及其制品和海产品等。铁是制造血红蛋白的必备原料,对于贫血的患者应注意补充含铁丰富的食物,如动物血(猪血、鸡血、鸭血)、肝脏类、蛋黄和瘦肉以及枣泥桂圆汤等。

维生素 A 能增强上皮细胞抵抗力,维生素 D 能促进钙的吸收,维生素 C 有利于病灶的愈合及血红蛋白的合成。B 族维生素可以改善食欲,特别是维生素 B_1 和维生素 B_6 能减少抗结核药物的不良反应,故应充足供给。除食物补充外,可给予药物补充。

(5)避免粗纤维:结核菌侵犯肠黏膜,易使肠黏膜形成单个或多个小溃疡,因此,要避免机械性刺激。限制粗纤维食物,以减少排便次数和肠黏膜的损伤或穿孔。如避免坚硬的食物、高纤维的蔬菜以及易产气的萝卜、生葱、生蒜、辣椒、带刺激性的调料。

(6)适当限制脂肪:肠结核常伴有腹泻,溃疡型结核病变广泛时,每日大便可达数十次,甚至可有脂肪泻,严重者出现乳糜腹水。故脂肪摄入要限制在 40g 以内,烹调方法尽可能采用少油方法。可采用中链脂肪酸(MCT)烹调。

(7)禁酒:因大多数抗结核药物均经肝脏代谢,且对肝脏有一定的毒副作用,长期饮酒会加重肝脏负担,严重损害肝脏,不利于结核病的药物治疗。对肺结核患者来说,饮酒还易诱发大咯血。因此结核病患者在治疗期间最好不饮酒,对嗜酒者或有肝脏病史更应严加控制。

(8)少食多餐,食物多样化:肠结核患者由于消化吸收受到影响,故应量少餐次多,以提高全日营养的摄入量。应细嚼慢咽,使食物易于吸收。循序渐进,逐渐增加量,防过量摄入食物而发生肠出血或穿孔。肠结核患者常伴有营养不良,任何一种食物都不可能包含所有的营养素,只有食物的多样化,才能充分、全面的补充人体所需的营养,更有利于机体的康复。膳食应注意荤素搭配,增进患者的食欲。

(9)膳食安排合理:根据病情适当调整,较重时可采用高蛋白、低脂、少渣半流质,病情稳定过渡期可采用高蛋白、低脂、少渣软饭,恢复期可采用高蛋白膳食。

(10)必要时应用肠内营养制剂,或加用肠外营养治疗、以满足机体高代谢需要。

第五节　炎症性肠病

一、炎症性肠病概念及分类

炎症性肠病(IBD)是一组不明原因的慢性肠道炎症性疾病,包括溃疡性结肠炎(UC)和克罗恩病(CD)。病情轻重不等,多反复发作或长期迁延呈慢性经过。炎症性肠病的发病机制尚未阐明,目前认为是基因易感人群对肠道共生微生物产生的过度的先天或后天免疫反应所导致的。

(一)克罗恩病

克罗恩病是为一种慢性肉芽肿性炎症,病变可累及胃肠道各部位,而以末段回肠及邻近结肠为主,多呈节段性、非对称性分布。最常发生于青年期,发病高峰年龄为 18~35 岁,男性略多于女性(男:女约为 1.5:1)。临床表现呈多样化,包括消化道表现、全身性表现、肠外表现及并发症。

消化道表现主要有腹泻和腹痛,可有血便;全身性表现主要有体重减轻、发热、食欲缺乏、疲劳、贫血等,青少年患者可见生长发育迟缓;可有皮肤、黏膜、关节、眼和肝胆等的肠外表现;并发症常见的有瘘管、腹腔脓肿、肠狭窄和梗阻、肛周病变(肛周脓肿、肛周瘘管、肛赘、肛裂等），较少见的有消化道大出血、急性穿孔，病程长者可发生癌变。腹泻、腹痛、体重减轻是 CD 的常见症状。病情分活动期与缓解期，常交替出现。

(二)溃疡性结肠炎

溃疡性结肠炎称非特异性溃疡性结肠炎，是一种原因不明的直肠和结肠的炎症，病变主要限于大肠黏膜与黏膜下层。发病高峰年龄为 20～49 岁，男女性别差异不大。临床表现为持续或反复发作的腹泻、黏液脓血便伴腹痛、里急后重和不同程度的全身症状，病程多在 4～6 周以上。可有皮肤、黏膜、关节、眼和肝胆等的肠外表现。黏液血便是 UC 的最常见症状。

二、炎症性肠病患者的营养不良

营养不良在 IBD 患者中十分常见，约 85％的 CD 患者及 65％的 UC 患者在确诊时存在体质量下降，25％～80％的住院 CD 患者和 25％～50％的住院 UC 患者低蛋白血症儿童患者常发生生长发育迟缓。

营养不良高发有多方面原因，包括营养摄入减少、丢失（尤其是从肠道）增多、药物（尤其是糖皮质激素）对蛋白质代谢的负面影响、手术和感染造成的高分解代谢等。IBD 患者营养不良的严重程度还与疾病活动程度、病程长短、肠道并发症的类型（如肠梗阻、肠瘘或腹泻等）及其严重程度、手术次数等诸多因素有关。活动期 IBD 主要表现为低体重；而缓解期患者由于糖皮质激素等药物的作用、生活和饮食习惯等原因可能导致肥胖。所以，体重或 BMI 并不能准确反映 IBD 患者的营养状况，瘦体质的变化往往更能准确地反映患者的营养状态。动态监测患者机体组成的变化具有重要的临床意义。营养不良患者还常表现为血清蛋白水平下降，且常有维生素和微量元素的缺乏，病程长者尤其如此。维生素和微量元素缺乏可造成骨质疏松和贫血，能导致免疫功能下降、伤口愈合不良等，还可使儿童发育迟缓或停滞。因此，对 IBD 患者不仅要注意体重的变化和低蛋白血症，还要注意补充微量元素和维生素。

(一)蛋白质-能量营养不良

蛋白质-能量营养不良是炎症性肠病患者的突出特征，对疾病的死亡率有重大影响，其发生与全身炎性反应有关。由 IL-1、TNF 和 IL-6 介导的局部和全身炎性反应是炎症性肠病的主要发病机制。研究发现活动期与非活动期克罗恩病患者的静息能量消耗增加，脂质过氧化增加，糖氧化与食物产热效应减低。尽管也有克罗恩病患者静息能量消耗不增加的报道，但如果合并感染、发热以及其他并发症，能量消耗仍然增加。营养不良的类型和严重程度取决于疾病的持续时间、活动度和病变范围。累及小肠的疾病比结肠性疾病更易引起蛋白质-能量缺乏和特殊营养元素的缺乏，甚至处于非活动期的克罗恩病患者往往也存在各种营养障碍。所以，不同于溃疡性结肠炎患者，克罗恩病患者往往存在严重营养不良，其发生缓慢，但持续时间长。体重丢失和低蛋白血症是炎症性肠病患者营养不良的主要参数。表现为体重减轻、皮下脂肪减少及肌肉萎缩，36％～88％的儿童、青少年尚可出现生长发育障碍。

(二)贫血

贫血在炎症性肠病患者中很常见，25％～85％克罗恩病患者及 22％～68％溃疡性结肠炎患者有贫血。克罗恩病患者贫血的原因往往是多因素的，包括铁、叶酸和维生素 B_{12} 缺乏；而溃疡性结肠炎患者贫血常被认为是单一铁的缺乏所引起，骨髓铁储备的检测显示 30％～80％溃疡性结肠炎患者呈现铁缺乏，肠溃疡和便血是铁丢失的主要原因。

(三)钙和维生素 D 缺乏

20％～60％克罗恩病患者及 0～46％溃疡性结肠炎患者有钙缺乏,骨质减少和骨质疏松是钙和维生素 D 缺乏的直接后果,严重者出现骨折。Bemstein 等发现炎症性肠病患者与对照组相比,骨折发生的危险率增加 40％;Vestergaard 等报道女性克罗恩病患者骨折发生的危险率增加了 2.5 倍。除了饮食缺乏钙和维生素 D 外,长期使用皮质类固醇、疾病活动以及遗传因素等均与克罗恩病的骨质疏松病理变化有关。值得注意的是,此类患者血清钙往往正常,这是由于继发性甲状旁腺功能亢进.动员了大量骨钙之故。

(四)叶酸缺乏

50％～79％克罗恩病患者及 5％～20％溃疡性结肠炎患者有叶酸缺乏。由于饮食摄入不足、肠道丢失增加或柳氮磺胺吡啶治疗引起的竞争性抑制造成叶酸缺乏。近端小肠是叶酸盐吸收的主要部位,研究发现,活动性克罗恩病患者其高细胞活性白细胞以及幼稚细胞数量增加,同时伴有低血浆叶酸盐水平。由此推论慢性炎症增加炎症细胞的产物,导致叶酸盐的高利用以及在叶酸盐摄入不足时出现巨细胞性贫血。叶酸和维生素 B_{12} 均为高半胱氨酸。蛋氨酸代谢途径的协同因子,血清低叶酸水平是造成高半胱氨酸血症的独立危险因素。作为促凝因素的高半胱氨酸血症,是炎症性肠病患者动、静脉血栓形成增加的原因之一。

(五)矿物质和微量元素缺乏

在许多克罗恩病及回肠切除手术后患者中,均报道有低镁血症,并导致肌肉乏力、感觉异常、手足搐搦、心律不齐等。镁的缺乏一般是由脂肪泻以及远端小肠病变或切除所致。铁缺乏是引起贫血的原因,而锌缺乏被认为是克罗恩病瘘管长期不愈的原因之一,另外锌是超氧化物歧化酶辅助因子,具有清除自由基、抗氧化作用。

(六)维生素及酶缺乏

维生素 B_1、维生素 B_2、维生素 B_6 以及维生素 A、维生素 D、维生素 E、维生素 K 均有不同程度的缺乏。具有抗氧化作用的维生素 C、β-胡萝卜素、谷胱甘肽及氨基乙磺酸也缺乏,甚至高达 90％的缓解期克罗恩病患者血清胡萝卜素水平下降。16％～39％克罗恩病患者及 8％～30％溃疡性结肠炎患者有维生素 B_{12} 缺乏,尤其活动性克罗恩病患者常有维生素 B_{12} 缺乏,维生素 B_{12} 吸收不良的严重性与末端回肠疾病的严重性及范围有关。细菌过度繁殖也可导致脂肪和维生素 B_{12} 吸收不良。

(七)生长迟缓

炎症性肠病同时伴有高分解代谢,将增加对营养的需求,在儿童可能引起生长迟缓、特别是儿童克罗恩病患者。生长迟缓或停滞发生在 15％～40％的青春前期克罗恩病患者和2％～20％溃疡性结肠炎青年患者,青春期炎症性肠病患者生长迟缓表现为比预期标准的年龄和性别生长发育速率减慢,骨髓成熟迟缓,青春期第二性征的发育延迟到来。延缓生长的机制可能为类固醇治疗,激素不足,营养障碍如锌缺乏,其中营养缺乏是生长障碍的主要原因。克罗恩病性生长停滞综合征类似于营养性矮小症,研究发现克罗恩病儿童蛋白质合成与分解的速率及蛋白质潴留率与正常对照个体无差异,生长停滞最重要的原因是饮食摄取不足以满足生长发育的需要。外科切除病变肠段和传统的常规内科治疗可作为改善生长发育的手段,营养支持治疗应作为促进生长的主要方法。一旦确定炎症性肠病导致生长停滞的诊断,营养支持治疗应尽快开始,如果延误治疗,骨骺闭合后再欲获得正常身高将很困难。

三、炎症性肠病的营养支持治疗

对 IBD 患者的营养支持治疗不仅是纠正营养不良,对于 CD 患者,单独使用营养支持治疗,尤其是肠内营养(EN)或联合药物治疗,还是诱导和维持病情缓解的重要手段,其诱导缓解的效果虽不如糖皮质激素,但与其他治疗药物如美沙拉嗪(5-氨基水杨酸,5-ASA)、糖皮质激素、免疫调节剂等相比,营养支持治疗不仅无毒副作用,还能在诱导病情缓解的同时改善患者的营养状况。即使诱导缓解失败,营养支持也是围术期处理中最具优势的治疗方法。对于活动性 CD 患者,若不适合或不耐受糖皮质激素,则应考虑使用 EN。对于儿童和青少年 CD 病儿,由于营养不良会显著影响其生长发育,导致青春期延迟,且治疗药物的毒副作用令人担忧,应首选 EN 诱导缓解。每天添加半量的 EN,结合美沙拉嗪能显著降低 CD 患者术后 12～24 个月的临床复发率。

(一)营养支持治疗的目的

炎症性肠病患者应用营养支持治疗的目的可概括为:①控制或缓解活动期的急性炎症,改善症状。无肠瘘的克罗恩病患者绝大多数能获得缓解,溃疡性结肠炎患者效果较差。②治疗合并症,如急性肠梗阻或肠外瘘。③改善营养状况,促进患者发育和正常生长。④围术期支持,降低手术死亡率和术后并发症,提高手术成功率。⑤维持病变广泛或短肠患者的营养状况。

(二)营养支持治疗的实施

IBD 患者的营养支持应尽早进行,内环境和生命体征稳定后,即可开始营养物质补充,不必在出现重度营养不良时才实施,只要有导致营养不良的因素存在,营养支持都可以进行。术前的营养支持不宜过长,在无明显营养不良时,应手术及早去除原发病灶。如有严重营养不良,只要营养支持使患者能够耐受手术,一般不宜超过 7～10 天,术后早期加强营养监护。

急性发作时的首要任务是缓解肠道应激,可进行 TPN 或 EN 支持。如果患者处于重度营养不良状态、摄入不足、不能耐受 EN 或存在 EN 禁忌证,严重腹泻、腹痛、恶心、呕吐、发热,则 TNP 必须在 3 天内开始。无营养不良情况但疾病程度开始就处于中等的患者,如果摄入不足,营养支持必须在 7～10 天内开始,以阻止机体组织进一步减少。TPN 或 EN 维持 2～4 周,如症状不缓解,仍须更长时间限制饮食。

从 TPN 过渡到 EN 必须逐步进行,不能骤然停止,特别是对克罗恩病多次复发、反复手术造成的短肠综合征,宜逐渐经过 EN,使残余肠道细胞得以再生及适应。开始先用低浓度、缓慢输入要素膳或非要素膳,逐渐增加直至 EN 能满足代谢需要。此过程大致分为 3 个阶段:①肠外营养为主结合管饲。②以管饲为主。③经口摄入为主。在此期间还应注意监测水、电解质平衡及营养摄入量,观察患者胃肠道反应。

EN 途径有:经口、鼻饲管,胃造瘘或空肠造瘘管。经胃的喂养,要密切监测胃动力状况,警惕误吸的发生。IBD 患者空肠造瘘时,应在正常肠壁上置管,严禁在病变或亚病变肠袢上造瘘,以免伤口不愈造成消化液外溢。单纯饥饿造成的营养不良可由围术期 EN 或 TPN 纠正;高应激造成的营养不良其治疗的关键是控制感染,进行代谢调理,降低代谢率,这样才能使外源性底物更多地用于合成。

　　EN 的优势有:①要素饮食通过替代普通饮食中复杂的蛋白质抗原及改变肠道菌群的作用而减少了抗原物质与肠黏膜的接触,极大地减轻了抗原物质对炎性肠道的刺激。②要素饮食含有谷氨酰胺,易于小肠黏膜的吸收,并且是肠黏膜修复和再生的主要能量来源,可防止PN 疗法时可能发生的肠道黏膜萎缩。③通过减少食物中的脂肪含量使肠道合成促炎介质减少。④能为病变肠段提供重要的微量营养物质及充分营养支持。增加饮食的营养成分和进食量,高蛋白和高能量饮食,是提高营养状况的基本措施,有利于保持与改善肠黏膜的屏障与免疫功能。⑤降低结肠粪便胆盐负荷(低脂饮食引起胆汁酸肝肠循环减少)。⑥保持肠道菌群的正常分布与平衡,维持各种肠道与体内重要激素的平衡,从而促进肠道病变与功能以及全身营养状态的恢复。

　　患者临床症状缓解,炎症反应消退,即进入缓解期。对缓解期克罗恩病患者,应鼓励进食健康、均衡膳食,以供给足量的热能、优质蛋白质、无机盐、维生素,忌刺激性食物(如辣椒、酒、冷饮等)。经口摄入应由流质、半流质逐步过渡到软食、普食,在过渡过程中,不足部分应由EN 或 PN 补充。开始饮食仍应以低膳食纤维、低糖且不含乳糖为主。狭窄型克罗恩病患者应遵从低渣饮食,对防止发生梗阻非常重要。以腹泻为主要症状时,暂时减少经口摄入的纤维素含量,尤其应避免食用未烹饪过的肉和生鸡蛋。低纤维素饮食对伴有肠易激综合征的患者可能也有好处,因为其腹部症状是由细菌发酵不溶解的食物纤维所引起。由于维生素 B_{12} 内因子复合物仅在末端回肠吸收,回肠切除术患者应常规通过肠外途径补充维生素 B_{12}。也有研究表明克罗恩病患者对乳糖不耐受的情况增加。炎症性肠病患者多缺乏叶酸、维生素 A、维生素 B_6、维生素 D、维生素 K 及钙、铁等多种营养素,应进食富含以上营养素的食物。缓解期患者一旦发现症状恶化,应立即从不限饮食转为 EN,有时可避免住院。

四、炎症性肠病的肠内营养饮食治疗原则

　　营养支持治疗的基本目的是改善营养不良患者的营养状况,对于 CD 患者,除非完全禁忌、应首选 EN 途径。EN 有要素膳、聚合物膳等,多项研究表明,在对 IBD 的营养支持治疗中,要素膳与非要素膳两者疗效并无显著差异。总的原则是高热能、高蛋白、高维生素、少纤维、无刺激、低脂肪、细软易消化的食物,以补偿长期腹泻而导致的营养消耗。

　　(1)高热能、高蛋白质:可根据患者消化吸收耐受情况循序渐进地提高供给量。一般热能按 40kcal/(kg·d)。蛋白质 1.5g/(kg·d),其中优质蛋白占 50% 为好。在日常饮食中应选用一些易消化的优质蛋白质食品,如鱼、蛋、豆制品等。膳食内应剔除牛奶、奶制品或其他含乳糖的食物,对乳糖不耐受患者有助于症状的缓解。

　　(2)维生素无机盐要充足,以补偿腹泻引起的营养丢失。

　　(3)限制脂肪和膳食纤维:腹泻常伴有脂肪吸收不良,严重者伴有脂肪泻。因此膳食脂肪量要限制,应采用少油的食物和少油的烹调方法,供给的脂肪量应控制在 30~40g,包含烹调用油。对伴有脂肪泻者,可采用中链脂肪酸油脂。避免食用含刺激性和纤维高的食物,如辛辣食物、白薯、萝卜、芹菜、生蔬菜、水果以及带刺激性的葱、姜、蒜和粗杂粮、干豆类等。最好食用嫩菜叶、瓜类等低纤维的食物以及富含可溶性纤维的果胶、瓜儿胶等,如苹果泥、洋冻粉等,以减少纤维的摄入。

　　(4)少食多餐:为减轻肠道负担,以少食多餐方式补充营养摄入量。循序渐进防止发生肠

穿孔和肠出血等。

(5)膳食安排:因为慢性肠炎患者的消化吸收功能差,应采用易消化的半流少渣饮食、少量多餐的方法,以增加营养,改善症状。慢性结肠炎急性发作时,应食粥类、精米面类、鱼虾、蛋及豆制品和易消化的食物,以使肠道得以休息。急性发作或手术前后采用流食或少渣半流食,食物内容:米汤、蒸蛋、藕粉、牛奶一般不主张采用。必须禁用蔬菜水果。可将之制成菜水、菜泥、果汁、果泥、果冻等食用。少渣半流食可选用含优质蛋白的鱼肉、瘦肉、蛋类制成软而少油的食物,如氽鱼丸、芙蓉粥、鸡丝龙须面及面包类;严重者或有大出血时最初几天应禁食,同时给予静脉高营养,以后根据病情过渡到流质和无渣饮食。

(6)由于腹泻便血、长期摄食过少和吸收营养不良等因素,患者可能有缺铁、叶酸缺乏或贫血、应给予适量补充,一般可经口服或注射补充。长期腹泻者,要补充钙以及镁、锌等微量元素。

(7)补充含有益生菌和益生元的食物:益生菌(如乳酸杆菌和双歧杆菌)与益生元(低聚糖类)能通过改善肠道菌群、影响肠黏膜细胞因子信号传递,来达到抑制炎症反应的目的。常用的是酸奶类等食品。

(8)纠正水和电解质平衡紊乱:重度患者由于大量腹泻、发热,易造成脱水、水盐代谢紊乱和低钾,尤其是用大量激素治疗时,尿钾排出增加,更容易导致低血钾,而低血钾可诱发中毒性肠扩张。因此,应注意纠正水和酸碱平衡紊乱,可及时补充淡盐水,食用菜叶汤以补充水、盐和维生素的丢失。

(9)慢性肠炎患者多数身体虚弱、抵抗力差,尤其胃肠道易并发感染,因而更应注意饮食卫生,不吃生冷、坚硬及变质的食物,禁酒及辛辣刺激性强的调味品。烹调应以清淡为主,忌油腻和刺激性调味品,干稀搭配,选用拌、清炖、蒸、氽等烹调方法,忌用煎炸、熏烤的方法。

第六节　腹泻与便秘

一、腹泻

腹泻是一种常见的临床症状,是指排便次数明显超过平日习惯的频率,粪质稀薄,水分增加,每日排便量超过200g,或含未消化食物或脓血、黏液。腹泻常伴有排便急迫感、肛门不适、失禁等症状。

根据病程可将腹泻分为急、慢性两种,急性腹泻发病急剧,病程在2~3周,多为细菌或病毒感染,饮食不当,食物中毒,食物过敏等引起。慢性腹泻指病程在4周以上或间歇期在2~4周内的复发性腹泻,其病因复杂,机制不一,如慢性炎症性肠病(溃疡性结肠炎和克罗恩病)、肠结核、肠道肿瘤及小肠吸收不良等均可引起慢性腹泻。

(一)病因及发病机制

腹泻的发病基础是胃肠道分泌、消化、吸收和运动功能障碍,胃肠液分泌量增加,食物在肠腔内不能完全分解,吸收量减少,肠蠕动加速,最终导致粪便性状稀薄、排便次数增多。

根据不同的病因和发病机制可将腹泻分为四大类。

1.肠道感染

细菌及其毒素、病毒、寄生虫是引起肠道黏膜损伤、功能改变的常见原因。

2.消化不良

胃酸过少或缺乏,胃大部切除术、小肠切除术,或中枢神经系统功能紊乱都可引起胃肠功能失调,导致食物消化吸收不良。

(1)发酵性消化不良:摄入过多产气性食物时,肠腔内嗜酸性细菌增多,将碳水化合物发酵,肠道负担过重,进而发生腹泻。

(2)腐败性消化不良:摄取含蛋白质丰富的食物过多,尤其是动物性食品中结缔组织的消化,使肠内腐败作用增强,以致未被充分消化吸收的食物随大便排出。

(3)脂肪性消化不良:胰液和胆汁分泌障碍或其进入小肠受阻,使摄入的脂肪不能得以消化吸收,食物通过肠道过快,发生腹泻。

3.肠道吸收缺陷或食物过敏性反应

各种疾病或手术引起的吸收不良综合征、肠道乳糖酶缺乏等可引起消化、吸收障碍,未消化或部分消化的食物一直留在肠腔内,使肠腔内渗透压增加,导致高渗性腹泻。

4.其他因素

肿瘤组织浸润肠黏膜引起炎症、糜烂、溃疡时,患者可发生腹泻。部分抗生素、降压药、驱虫药等药物,通过直接刺激肠壁,或兴奋肠运动神经,加快肠蠕动,或引起二重感染和炎症,最终都会导致腹泻。各种原因引起的自主神经功能紊乱,可使肠蠕动加速,引起过敏性结肠炎,而导致腹泻。

(二)饮食治疗原则

预防并纠正水及电解质平衡失调;供给充足营养,改善营养状况。避免机械性及化学性刺激,使肠管得到适当休息,有利于病情早日恢复。

1.急性腹泻的饮食治疗

(1)急性期:排便次数多,常伴呕吐、严重者伴脱水和电解质紊乱。此时可暂时禁食,使胃肠道完全休息,静脉输液以补充水分和电解质。待呕吐停止后开始进清流食。以少量浓米汤、淡茶、藕粉、杏仁茶为宜(暂不用牛奶、豆浆),少量多餐,每日 6～7 餐,每次 200mL。

(2)缓解期:大便次数减少,给予全流食。如蒸蛋羹、去脂牛奶、酸奶、豆腐脑、浓米汤甩蛋花等。继而过渡到少渣半流食。可用芙蓉粥、鱼羹、胡萝卜泥、土豆(马铃薯)泥、细挂面、大米粥等。少食糖类和高脂肪以及强烈的调味品。暂不用牛奶,以免引起胀气。

(3)恢复期:给予低纤维、少油的软饭,尽量减少对肠道的刺激,禁食高纤维素、产气多的蔬菜、水果和粗粮,如生葱、蒜、芹菜、韭菜、豆芽等。可食少量含纤维素少的冬瓜、胡萝卜、去皮西红柿、碎嫩菜叶、南豆腐等。可加些菜汁、果汁,以补充维生素及无机盐。少用糖类、脂肪及刺激性强的调味品如生葱、生蒜。禁食油炸食品和过多烹调油。不要吃得过饱,食物温度不宜过冷,因为大量进食和冷食都易引起肠蠕动增强。

(4)腹泻症状轻、无呕吐者不需输液,开始即可进清流食,继而进清淡少渣半流食,而后再进展到半流食。腹泻停止即可进普通饭。

(5)食物禁忌:禁酒,忌食肥肉、坚硬及含粗纤维较多的蔬菜、生冷瓜果、油脂多的点心及冷饮,以及刺激性调味品。

急性腹泻食谱举例

清流食早餐:过罗米汤;加餐:淡茶水;午餐:焦米粥汤;加餐:稀藕粉;晚餐:过罗菜汤加盐;加餐:杏仁茶。流食早餐:豆腐脑;加餐:米汤加蛋花;午餐:布丁;加餐:酸奶;晚餐:蒸蛋羹;加餐:藕粉。少渣低脂半流食早餐:白米粥、蒸蛋羹;加餐:煮苹果、饼干;午餐:龙须面甩蛋花、肝泥、烤面包干;加餐:去脂酸奶、饼干;晚餐:鸡肉米粥、胡萝卜泥、烤小面包干;加餐:冲藕粉。

2.慢性腹泻的饮食治疗

尽管慢性腹泻病程较长,营养损失较多,身体消耗较大,机体需要营养丰富的食物,但还要考虑到胃肠道因疾病而致消化吸收能力下降的实际情况,所以补充营养不能操之过急,以免使病情反而恶化。对慢性腹泻患者根据其病情及个体情况而采取相应的饮食治疗方案是非常重要的。总原则是高蛋白高能量少渣低脂饮食。

(1)高蛋白和高热能:每天热能为 2000~3000kcal,蛋白质每天供给 100g。其目的是补充人体因长期腹泻所消耗的能量,改善贫血和营养不良状态并恢复体重。根据病情供给高能量,高蛋白质,少渣,低脂半流食或软饭。选用易消化的谷类食物,如粥类、挂面、面片、面包类以及发酵的面食类。多选用低脂易消化的高蛋白质食品,如鸡蛋、鱼、鸡肉、瘦肉、低脂牛奶以及豆腐等。但如发现蛋白质消化不良现象,则需注意限制蛋白质的摄取量。利用加餐增加全日能量。

(2)低脂肪:慢性腹泻均影响脂肪吸收,应给予低脂饮食。许多肠道疾病均影响脂肪的吸收,尤其是小肠吸收不良患者,过多脂肪不易消化,且脂肪酸可刺激肠蠕动。每日脂肪供给量为 40g 左右,选择脂肪含量低的动物性蛋白食品,烹调时少用油,多用蒸、煮、氽、炖、烩等方法。有条件时可采用部分中链脂肪代替常用的长链脂肪。

(3)食物应少渣无刺激性:膳食纤维应根据病情予以不同程度的限制。低纤维是为了避免过多纤维素刺激肠蠕动。一般禁用含纤维高的蔬菜、水果和粗粮。可选用蔬菜的嫩叶或含纤维较少的瓜类,如冬瓜、茄子、西红柿、胡萝卜等。长期限制蔬菜、水果者应补充维生素制剂。

(4)供给富含维生素和矿物质的食物:慢性腹泻患者常伴随营养不良,尤其是维生素营养不良,其中以维生素 B_{12}、叶酸及烟酸的缺乏最为常见。其他脂溶性维生素也可能因长期腹泻使脂肪的吸收不良,影响脂溶性维生素的吸收而造成缺乏,如维生素 A 缺乏。必要时,应适当地补充水溶性和脂溶性维生素制剂。患者体内的矿物质也可能因长期腹泻,造成缺乏,如钾、铁、钙等,也应适当地补充。

(5)及时补水:每天供给水分 2000~3000mL,防止脱水,必要时可考虑静脉补充。

(6)少量多餐:一日 6~7 餐,必要时静脉补充一部分营养。不能口服时,采用鼻胃管饲要素膳,管饲不足可同时辅助静脉营养。

(7)禁用坚硬食物和刺激性食物:如火腿、香肠、腌肉、辣椒、酒、芥末、咖喱等。

二、便秘

便秘是临床常见的复杂症状,而不是一种疾病,主要是指排便次数减少、粪便量减少、粪便干结、排便费力等。必须结合粪便的性状、本人平时排便习惯和排便有无困难做出有无便秘的判断。如超过 6 个月即为慢性便秘。便秘主诉常随年龄增长而增加。

(一)病因与发病机制

正常排便需要 3 个条件：①饮食量及所含的纤维适当，水的入量要够。②胃肠道无梗阻，消化、吸收、蠕动正常。③有正常的排便反射，腹肌及膈肌有足够的力量协助排便动作。当上述条件不能具备时，便会发生便秘。

(1)胃肠道动力障碍：食物过于精细，食物中的纤维素和水分不足，对肠道不能形成一定量的刺激，肠蠕动缓慢。年老体弱、久病卧床、产后等，可因膈肌、腹肌、肛门括约肌收缩力减弱，腹压降低而使排便动力不足。长期服用泻药或长时间工作过度紧张，忽视便意，都可能使直肠壁上的神经细胞对粪便进入直肠后产生的压力感受反应变迟钝，使粪便在直肠内停留时间延长而不引起排便感觉，形成习惯性便秘。

(2)胃肠道梗阻：肠管内发生狭窄或肠管外受到压迫时，如肠管肿瘤、慢性炎症所引起的肠腔狭窄、手术后并发的肠粘连，或腹腔内巨大肿瘤，如卵巢囊肿等，可使肠内容物滞留而不能正常通过，形成便秘。

(3)结肠病变如肛门疾病(痔疮、肛裂等)、大肠憩室炎、先天性巨结肠等疾病可引起结肠痉挛、运动失常，使粪便通过不畅而发生便秘。

(4)内分泌或代谢性疾病如糖尿病、甲状腺功能低下、甲状旁腺疾病等；神经系统疾病如淀粉样变、多发性硬化症；以及药物性因素如应用铁剂、阿片类药、抗抑郁药、抗帕金森病药、钙通道拮抗剂、利尿剂以及抗组胺药等都可引起便秘。

(二)临床表现

便秘常表现为：便意少，便次也少；排便艰难、费力；排便不畅；大便干结、硬便，排便不净感；便秘伴有腹痛或腹部不适。部分患者还伴有失眠、烦躁、多梦、抑郁、焦虑等精神心理障碍。

(三)营养治疗原则

(1)改变不良膳食结构和饮食习惯：食物不可做得过于精细，采用高纤维素膳食(每日可供给纤维素 40g)，多选用富含纤维素的蔬菜、水果、粗粮。膳食纤维在肠道中吸收水分，增加粪便的体积和重量，刺激肠蠕动，协助粪便的推进与排出。增加维生素 B_1 的摄入，如麦麸、粗粮、蔬菜、豆类及其制品；因维生素 B_1 缺乏可影响神经传导，减缓胃肠蠕动，不利于食物的消化、吸收和排泄。多食易产气食物，促进肠蠕动加快，有利于排便，如洋葱、萝卜、蒜苗等。供给润肠通便食物，如洋粉及其制品、银耳羹等。

(2)增加饮水量：肠道中只有存在充足的水分时，膳食纤维才能吸收水分而膨胀，才能软化大便，增加粪便体积和重量，刺激肠蠕动。每日清晨空腹时可喝一杯温凉的淡盐开水。

(3)增加脂肪摄入：植物油能直接润肠，且分解产物脂肪酸有刺激肠蠕动作用，每天脂肪总量可达 100g。

(4)每日要坚持进行一定量的体力活动和锻炼：如每日步行半小时，步行上下楼梯等，以增强全身肌肉功能，同时增加肠肌的弹性，可促进肠蠕动。

(5)不可忽视便意，养成每日定时排便的习惯：不要长期使用泻药，以免对泻药产生依赖性，因泻药影响肠道对食物的消化吸收，使肠肌松弛变形，可促使便秘的形成。

(6)年老体虚便秘者：可应用蜂蜜、香蕉、芝麻、核桃，或每日饮 1~2 杯酸奶均可增加消化功能，起到通便作用。

(7)禁忌烟酒、浓茶、咖啡、辣椒、咖喱等刺激性食品。

第十章 营养与肝、胆、胰腺疾病

肝脏是人体内物质代谢最为活跃的器官,它与胆囊、胰腺在营养物质的消化、吸收、排泄、生物转化以及代谢中发挥重要的作用。合理的营养是维持肝胆胰正常结构和功能的物质基础,结构完善、功能健全的肝胆胰又是发挥营养效能的必要条件,在肝胆胰疾病的防治措施中,营养治疗具有特殊的意义。

第一节 肝 炎

肝炎是各种原因引起的,以肝实质细胞变性坏死为主要病变的肝功能损害。主要症状是乏力、食欲减退、厌油腻、肝区不适、腹胀等。根据病程长短分急性肝炎(病程不超过半年)和慢性肝炎(病程在半年以上)。肝炎以病毒性肝炎最常见,也包括由于乙醇滥用、药物使用不当、环境毒物以及遗传引起的肝炎。病毒性肝炎是由肝炎病毒引起的、以累及肝脏损害为主的一种全身性传染病,为法定乙类传染病,具有传染性较强、传播途径复杂、流行面广泛、发病率高等特点。部分乙型、丙型和丁型病毒性肝炎患者可演变成慢性,并可发展为肝硬化和原发性肝细胞癌,对健康危害甚大。

一、肝炎与营养的关系

因过度节食、减肥出现营养不良时,或者脂肪和能量摄入过剩患有肥胖时,机体的抵抗力下降,易患肝炎,且得病后病情迁延难愈。过量饮酒会损害肝脏的功能,大量乙醇瞬时随血液进入肝脏,会造成急性酒精性肝炎。水质和食物受到有害的重金属(镉、铜、汞等)、化合物(苯、酚等)、农药(有机磷等)污染后可引起中毒性肝炎。

肝炎可导致以下营养素的代谢紊乱:①碳水化合物代谢障碍:因肝糖原合成减少,加上患者进食少而处于饥饿状态,易出现低血糖;还由于肝脏将乳酸转变为糖原的功能减弱,易引起乳酸在体内蓄积,患者感到四肢酸痛,重者可出现酸中毒。②蛋白质代谢障碍:肝细胞合成蛋白质减少,导致血浆白蛋白水平下降;凝血酶原和纤维蛋白原等多种凝血因子合成减少,重症者可发生皮肤和黏膜出血不止;肝内鸟氨酸循环受影响,尿素合成能力下降,使血氨水平增高。③脂肪代谢障碍:肝脏受损,进入肝内的各种脂肪转变为血浆中磷脂、胆固醇、胆固醇脂与脂蛋白的合成过程发生障碍,脂肪不能释出肝脏以供人体组织利用,导致脂肪淤积于肝内形成脂肪肝,进而肝内结缔组织增生而导致肝硬化。④维生素和矿物质代谢障碍:维生素与肝脏的关系密切。如肝内有胡萝卜素酶,可使胡萝卜素转变成维生素 A。95% 的维生素 A 和大量维生素 D 贮存于肝内,维生素 B 族,维生素 C、维生素 E、维生素 K 亦大量贮藏在肝内,维生素 B 族在肝内形成辅酶而参与新陈代谢;维生素 C 能促使肝糖原形成、保护肝内酶系统、增加肝细胞抵抗力及促进肝细胞再生。此外,矿物质如铁和铜在肝内贮存亦甚多,肝细胞受损后,上述维生素和矿物质代谢均受影响。

二、营养防治

(一)预防

合理营养、平衡膳食、饮用清洁水和减少喝酒量可以减少肝炎的发生。养成良好的卫生习惯,包括注意饮食和饮水卫生,做到饭前便后洗手,生吃蔬菜瓜果洗烫。不吃腐败不洁的食物,不吃未经充分加热处理的水产品和食物,不喝生水,餐具应煮沸或蒸汽消毒等,讲究饮食和饮水卫生可预防具传染性的甲型和戊型肝炎的发生。饮酒应限量,每日饮用量不超过白酒 100mL 或啤酒 600mL。忌空腹饮酒,且避免数种酒掺在一起喝,情绪低落时不喝酒,饥饿时肝脏更易受乙醇的伤害,饮酒前进食可降低乙醇在胃内的浓度和吸收入血的速度。酒后多喝水可减少酒精性肝炎的发生。

(二)治疗

营养治疗的目的是支持肝脏功能与调整肝脏的修复能力,以促进疾病的康复。应将饮食支持作为基本的治疗措施,营养支持是对肝细胞再生的支持。根据病情需要,给予足够能量、适度高碳水化合物、高蛋白、适量脂肪、丰富的维生素和合适的矿物质。如进食过少,可通过静脉补液提供必需营养素,满足患者的生理需要。

1.急性期

急性肝炎初期或慢性肝炎进展性恶化时,患者常厌食、食欲缺乏、脂肪吸收障碍,此时不可强迫进食。该期饮食的原则是保证有足够的蛋白质、糖类、多种维生素和矿物质,适量的脂肪,即给予低脂肪、易消化、高维生素、高碳水化合物的清淡饮食。选用富有营养、易消化吸收的流质或半流质饮食,少量多次用餐。注意饮食的色、香、味和食物的多样化。在两餐之间增加水果,补充各种维生素。待食欲好转后改为普食。因进食较少,呕吐而经口进食不能满足能量和营养的需要时,可通过周围静脉营养(PPN)给予营养支持,以供给必需的营养物质,维持水、电解质和酸碱平衡。静脉补充 10% 的葡萄糖 1000～1500mL,若能量仍不足时,可加用 50% 的葡萄糖。在肠蠕动减慢、腹胀明显时,少食产气多的食物,如牛奶、豆制品。

饭后应卧床休息 1～2h,以增加肝脏的血流量,保证供给肝细胞再生修复所需要的营养物质。

2.慢性期

慢性肝炎和急性肝炎恢复期患者采用平衡膳食,其基本原则如下:

(1)合适的能量:给予肝炎患者合适的能量,可以保证肝脏对能量的需要,有利于组织蛋白的合成,增强体力,恢复健康。但过多的能量,对肝炎患者也是不利的。因为高能量容易引起肥胖,肥胖常常是肝炎患者发展为脂肪肝的主要原因。因此,肝炎患者的能量供给应尽量保持平衡,维持理想体重。一般成人每天以 8.4mJ(2000kcal)左右为宜,并结合患者的具体情况作相应的能量摄入调整。

(2)足量优质蛋白:肝脏是蛋白质代谢的主要场所,供给足量优质蛋白质有利于肝细胞的修复和再生,弥补因肝功能差造成的蛋白质利用不足,也有利于纠正负氮平衡、防止脂肪肝的产生。所以蛋白质的供给量相对较高,占总能量的 15%,并以质优、量足、产氨少的蛋白质为主。但蛋白质过量会加重肝肾负担,如超出肝脏的解毒能力,可使血氨升高,成为肝性脑病的潜在诱因。

食物选择应富含必需氨基酸,且种类齐全的,特别要多供给鱼、虾、鸭、去皮鸡肉、牛奶、黄豆、玉米、小米、糯米、菜花、小红枣等含支链氨基酸(BCAA)包括亮氨酸、异亮氨酸、缬氨酸多的食物;要少吃带皮鸡肉、猪肉、牛肉、羊肉、兔肉等含芳香族氨基酸(AAA),包括酪氨酸、苯丙氨酸、色氨酸多的食物。蛋氨酸、胆碱、卵磷脂称为抗脂肪肝物质,因此,每日供给适量的动物性蛋白和蛋氨酸食物,如瘦肉、蛋、鱼、豆类及豆制品等。

(3)适量的碳水化合物:碳水化合物有节约蛋白质的作用,并能增加肝糖原储备,对维持肝微粒体酶的活性,增强肝细胞对毒素的抵抗力有十分重要的意义。每日供应量应占总能量的60%～70%为宜,糖类来源主要从米、面、谷类食物中摄取,若患者食欲过分减退,仅能进食流质或半流质,而影响糖类摄入量,则此时可在摄入主食的同时,适量进食一些葡萄糖、麦芽糖、蔗糖和蜂蜜。必要时还可静脉注射葡萄糖,以补充糖源不足。但是总糖量供给不能过高,过多的糖在体内氧化产生热能,容易加速脂肪贮存,导致患者体重过重,引起肥胖,不利于肝炎治疗与恢复,且可能发展为脂肪肝。

(4)不过分限制脂类:脂肪代谢在肝脏进行,如脂蛋白的合成、脂肪酸的氧化和酮体的生成。脂类也是肝脏修复所必需,脂肪又是脂溶性维生素的溶解和携带者,缺乏脂肪就限制维生素 A、维生素 D、维生素 E 和维生素 K 的供应。对慢性肝炎患者,不应特别限制脂肪用量。脂肪可刺激胆汁分泌,促进脂溶性维生素吸收,提供必需脂肪酸。而必需脂肪酸的作用之一是参与磷脂的合成,使脂肪从肝脏顺利运出,故对预防脂肪肝的形成有利。某些必需脂肪酸,如亚油酸对受损肝细胞的修复及新生肝组织的生长是一种必需的原料。故在肝炎膳食中过分"忌油"、限制脂肪的摄入量对肝病的恢复是不利的,一般情况下每天供给 50～60g 脂肪(包括烹调用油和食物本身所含的脂肪都计算在内)。当然脂肪供给量要因病情而异:急性期,患者一般都厌油腻,脂肪摄入量很少;恢复期,患者肝功能趋向正常,食欲好转,脂肪供给量可占总热量的 20%～25%,以本人能够耐受,又不影响其消化功能为度。脂肪的供给宜采用易消化的植物油,因为病变的肝脏仍能对植物油进行正常代谢。胆固醇高的食物,如猪油、动物内脏、蛋黄、乌贼鱼、贝类等应限制,目的在于减轻肝脏的负担,改善胆固醇的代谢障碍。

(5)补充充足的维生素:维生素对肝细胞的解毒、再生和提高免疫力等方面有特殊意义;一些抗氧化营养素如维生素 E、维生素 A、维生素 C 等有保护肝脏的作用。用维生素 K、维生素 C、维生素 E 与药物协同作用可快速降低转氨酶,注射维生素 K_3 可减轻肝炎的肝区疼痛,维生素 K 可降低血清胆红素和胆固醇,缓解黄疸患者的皮肤瘙痒症状。除给患者提供富含维生素的膳食外,还可以适时、适量供给复合维生素制剂,但应注意,脂溶性维生素供给过量也会引起蓄积中毒。

(6)补充丰富的膳食纤维和水分:食物纤维,有刺激胃肠蠕动,引起胃液分泌功能,有利于消化、吸收和排泄。肝炎患者,如未发现腹水或水肿,应进食含纤维素多的煮软蔬菜,每日约400g,总进水量 1500～2000mL。

(7)培养良好的饮食习惯:少食多餐,每日 4～5 餐,定时定量,食物应清淡、可口、易消化,原料须新鲜,严禁暴饮暴食,戒酒。

第二节　脂肪肝

脂肪肝系一种多病因引起肝细胞内脂质蓄积过多的病理状态。蓄积在肝内的脂类主要是三酰甘油(TG)，其余为磷脂、糖脂或固醇酯。一般狭义所称的脂肪肝指 TG 蓄积所致，若因磷脂或胆固醇蓄积所致，称为磷脂性或胆固醇性脂肪肝。当脂肪变性累及 1/3 以上的肝细胞，或肝内蓄积脂肪含量超过肝湿重的 5%～10%，即形成脂肪肝。目前，B 超(实时超声显像)作为无创伤技术普遍用于临床诊断脂肪肝，但是，肝活检是诊断脂肪肝的金标准，另外，CT 检查也较 B 超有更大的诊断价值。

脂肪肝早期仅见肝细胞脂肪变性，又称单纯性脂肪肝；在脂肪变性的基础上伴肝细胞变性坏死和炎症细胞浸润，称为脂肪性肝炎；当中央静脉周围或肝细胞周围出现纤维化，则发展为脂肪性肝纤维化；如任其发展，可发生肝小叶结构改建、假小叶及再生结节形成，则称之为脂肪性肝硬化。

由于生活水平的提高和饮食结构的变化，脂肪肝的患病率在我国明显上升。脂肪肝已成为仅次于病毒性肝炎的第二大肝病，据不完全统计脂肪肝的患病率在 15% 左右。

一、脂肪肝与营养的关系

脂肪肝的发生发展过程中，机体的免疫状态、营养因素、遗传背景、生活方式以及化学性、内分泌代谢性等均起相当重要的作用。其中脂肪肝与营养的关系相当密切。过度节食、长时间饥饿、神经性厌食、肠道病变引起营养素吸收不良、能量供应不足、蛋白质供应低下都会导致脂肪动员增加。与此同时，磷脂的合成也受到影响，致使脂蛋白生成不足。大量游离脂肪释放到血液中，进入肝脏，超过脂蛋白转运能力而沉积于肝内，造成肝内脂肪蓄积，引起营养不良性脂肪肝，此类脂肪肝多见于儿童。蛋白质缺乏引起的脂肪肝多见于营养不良和慢性消耗性疾病患者。

偏食荤菜、甜食，摄入过多的脂肪和碳水化合物，在引起高血脂的同时，还使肝内脂肪代谢紊乱，造成肝内脂肪蓄积，引起营养过剩性脂肪肝。进食精加工的谷类、含糖饮料和各种甜食过多时，糖在肝脏转化为脂肪酸，再酯化为三酰甘油沉积于肝内。膳食纤维过少也易引起脂肪肝。

肥胖者血液中含有大量的游离脂肪酸，并进入肝脏，超过了肝脏的运输代谢能力，造成肝脏脂肪的堆积，引起肥胖性脂肪肝。有 80% 的重度肥胖儿童患脂肪肝。近年来发现，享受免费餐和免费自助餐的公司员工脂肪肝的患病率高。一些中青年由于超重和肥胖而患脂肪肝。脂肪在腹部，特别是在内脏蓄积更易引起脂肪肝。因而，腹部皮下脂肪可作为预测脂肪肝的较好指标。据调查，肥胖者中有至少一半的人患有脂肪肝，在 25～30 岁的青年女性中，产后患脂肪肝的人很多，原因是产后"大补"，引起体内脂肪的堆积。中老年人生理机能减退，内脏功能退化，代谢功能下降，若活动减少，缺乏锻炼，过剩的脂肪易于堆积肝脏而形成脂肪肝。总之，肥胖症现已成为发达国家和地区脂肪肝的重要病因，肥胖程度与脂肪肝及脂肪性肝炎的发生发展明显相关。

乙醇对肝细胞有较强的直接毒害作用,可使转运到肝脏的脂肪增加,肝内脂肪的分解代谢降低,运出减少,脂肪堆积于肝脏,引起"酒精性"脂肪肝。

部分肝炎后脂肪肝与肝炎治疗过程中患者不适当增加营养,如进食高糖、高能量饮食,和过分限制活动,导致短期内体重明显增加有关,或持续长时间静滴高渗糖等也可能引起脂肪肝。

二、营养防治

(一)预防

脂肪肝是可以预防的,为了预防脂肪肝的发生,饮食预防措施如下:

(1)调整饮食结构,保持营养均衡。

(2)主食不要过于精细,注意粗细粮搭配。

(3)每日进食一定量的蔬菜和水果,经常食用豆制品。

(4)动物性食品以鱼类、禽类、兔肉为主,适量食用牛、羊肉,少吃猪肉,尤其是肥肉、猪大肠。

(5)建立合理的膳食制度,均衡地安排三餐的饮食,少吃零食。

(6)饥饱适当,切忌暴饮暴食,不偏食、挑食。

(7)饮酒要适量,不要酗酒。

(二)治疗

单纯性脂肪肝如能早期发现,病情可以逆转。脂肪肝的治疗以针对病因治疗为主,去除病因和诱发因素,积极控制原发病;注意调整膳食结构、纠正营养失衡;坚持适度运动以减轻体重;并辅以心理及行为修正治疗。并发肝功能损害的可选择适当的保肝、降酶、去脂药物,以促进肝内脂肪和炎症的消退。

营养治疗的目的是消除或减轻肝脏脂肪沉积,阻止脂肪肝发展和恶化;改善肝功能,保证机体营养需要,防止并发症。治疗原则包括:

1.纠正营养不良

对营养不良性脂肪肝患者应给予高蛋白饮食。高蛋白可保护肝细胞,并能促进肝细胞的修复与再生,有利于脂蛋白的合成和清除肝内蓄积的脂肪。蛋白质以1.2~1.5g/kg护肝计算,每天供给90~120g。优质蛋白质应占适当比例,多选用豆制品、瘦肉、鱼、虾、去脂牛奶或酸奶等。

2.控制能量的摄入

对从事轻体力活动、体重在正常范围的脂肪肝患者,能量以126~147kJ(30~35kcal)/(kg·d)计算。肥胖或超重者以84~105kJ(20~25kcal)/(kg·d)计算,使体重降至正常范围内。为避免出现饥饿感,引起全身衰弱和低血糖反应,能量的摄入应逐步减少。晚饭应少吃,睡前忌加餐。

3.限制脂肪和碳水化合物的摄入

脂肪和碳水化合物分别以0.5~0.8g/(kg·d)和2~4g/(kg·d)计算。宜选用植物油或含不饱和脂肪酸多的食物,如鱼类;少吃或不吃煎炸食品;全天植物油的用量不超过20g,脂肪不超过40g;限制胆固醇含量高的食品,胆固醇的摄入量每天不超过300mg。碳水化合物主要由粮谷供给,忌用食糖、含糖果汁和饮料、蜂蜜、蜜饯等各种甜食以及高能量食物。

4.供给充足的维生素、矿物质及膳食纤维

尤其应注意供给富含叶酸、胆碱、维生素 B_6、维生素 B_{12}、维生素 C、钾、锌、镁的食物。饮食不宜过分精细,主食应粗细搭配,多吃杂粮,保证新鲜蔬菜尤其是绿叶蔬菜的供应,每天食用新鲜蔬菜 500g。

5.限制食盐,适量饮水

限制食盐,每天食盐的用量以 6g 为宜。适量饮水可促进机体的代谢及代谢废物的排泄。

6.增加富含蛋氨酸食物的摄入

小米、莜麦面、芝麻、油菜、菠菜、菜花、甜菜头、海米、干贝、淡菜等食品富含蛋氨酸。

7.饮食宜清淡,忌辛辣和刺激性食物

忌姜、辣椒、胡椒、芥末、咖喱,少用肉汤、鸡汤、鱼汤等含氮浸出物高的食物,绝对禁酒。

8.选用降脂食物

牛奶、兔肉、萝卜、大蒜、洋葱、芹菜、黄瓜、蘑菇、海带、黑木耳、苹果、红枣、山楂、大豆制品、燕麦、麦麸、花生、魔芋、玉米以及茶叶均有降脂作用。

第三节　肝硬化

肝硬化是由不同病因引起的慢性、进行性、弥漫性肝细胞变性、坏死与再生,并诱发广泛纤维组织增生,肝小叶结构破坏的严重肝病。临床上多系统受累,以肝功能损害和门脉高压为主要表现,并有脾功能亢进、胃底静脉曲张、轻度或中度黄疸,75%以上的患者晚期出现腹水,并有出血倾向和凝血缺陷。早期属肝功能代偿期,以恶心呕吐、消化不良、右上腹痛、大便不成形等症状为主,病情发展则出现水肿、黄疸、发热、食管静脉曲张、消化道出血、明显营养不良,晚期常出现消化道出血、肝性昏迷、继发感染等严重并发症。本病除了对腹水及上消化道出血、肝性脑病、自发性腹膜炎等一些并发症采取对症治疗外,并无特效的治愈性治疗,主要通过合理营养和适当休息等缓解病情,延长其肝功能代偿期,防止病情恶化。

一、肝硬化与营养的关系

引起肝硬化的原因很多,在国内以病毒性肝炎所致的肝硬化最为多见,欧美则以慢性乙醇中毒所致酒精性肝硬化为多见。长期营养不良可以引起营养缺乏性肝硬化;长期服用某些药物,或长期反复接触某些化学毒物如磷、砷等,可引起慢性中毒性肝炎,最后演变为肝硬化。与肝硬化有关的营养因素如下:

(一)乙醇

每天摄入乙醇 40～80mL,10 年后就有可能发生肝硬化。若长期大量摄入乙醇,将会影响肝脏对脂肪的正常代谢,从而使脂肪在肝内蓄积而形成脂肪肝,最终导致肝硬化。这是因为,乙醇只是一种纯热能的物质,大量的乙醇摄入会导致高热量的摄入(1g 乙醇热能为7.1kcal)。但乙醇与其他能源物质不同,它不能贮存于体内,当它进入体内后,必须迅速地被处理,而摄入的乙醇中,90%～95%均在肝内被氧化,其结果就会影响肝脏对其他营养素特别是蛋白质和脂肪的代谢,而使这些营养物质贮存于肝内,大量脂肪在肝内积聚,就会形成脂肪肝,最终有活力的肝组织被无活力的纤维组织所取代,进而形成肝硬化。

乙醇可直接损伤肝细胞及其细胞器(特别是内质网),使肝小叶内的肝细胞发炎、充血、肿胀、变性、坏死,失去原有的正常形态和功能,并引起淋巴细胞反应,产生各种细胞毒,作用于肝细胞膜,引起肝细胞损伤;乙醇的中间代谢产物乙醛可引起脂质过氧化,刺激中性粒细胞形成过氧化物,刺激星状细胞和细胞因子使胶原的合成增加,诱发肝硬化。

(二)营养失调

动物实验证明食物中长期缺乏蛋白质、维生素 B 族、维生素 E 和抗脂肪因子(主要是胆碱)等就会导致脂肪肝、肝细胞坏死,乃至肝硬化。亦有人认为长期营养失调,降低肝对某些毒性物质抵抗力,肝脏在毒性物质作用下细胞坏死,最终发展为肝硬化。肝硬化患者普遍存在营养不良,特别是蛋白质-能量营养不良。蛋白质-能量营养不良及叶酸、铁、锌等缺乏使肝硬化患者的免疫功能降低,易招致感染。而营养不良合并感染是引起死亡的重要原因。用缺乏蛋白质、B 族维生素、维生素 E 和抗脂肪肝因子(胆碱、蛋氨酸、胱氨酸)的饲料喂养大鼠等实验动物,可引起脂肪肝、肝细胞坏死乃至肝硬化。Kwashiorkor 症患儿的肝脏特征为脂肪浸润,偶尔可见弥漫性肝纤维化或肝硬化,补充蛋白质能迅速恢复。

营养不良被认为是肝硬化的病因之一,可能是因为长期营养失调降低了肝脏对某些毒物和病原体的抵抗力,肝脏在毒性物质的作用下坏死,最终发展为肝硬化。营养不良还损伤肝功能,增加肝硬化并发症如腹水、肝性脑病、肝肾综合征、糖尿病等的发生率。蛋白质、胆碱、B 族维生素缺乏都可引起脂肪肝、肝细胞坏死、变性直至肝硬化,同时营养不良可降低肝细胞对致病因素的抵抗力,而成为肝硬化的间接病因。

(三)肝硬化时的代谢障碍

肝硬化可引起蛋白质、碳水化合物、脂类与胆汁酸和电解质的代谢障碍。出现蛋白质合成障碍、凝血障碍、氨基酸代谢紊乱,血浆中支链氨基酸的水平通常低于正常,而芳香族氨基酸的浓度明显增高。血浆中的 BCAA 与 AAA(亮氨酸+异亮氨酸/苯丙氨酸+酪氨酸)的比值曾被用来指导这类患者的临床治疗。肝脏是白蛋白合成场所,每天肝脏合成白蛋白 $11\sim14g$,由于肝硬化患者消化吸收不良,分解代谢大于合成代谢,蛋白质丢失等使血浆蛋白明显降低,从而出现负氮平衡和蛋白质-热能营养不良。由于肝硬化并发胰腺功能不全、胆盐量减少、肝门脉充血和淋巴循环障碍,故出现脂肪吸收不良,内源性胆固醇合成减少,胆固醇含量减少;低钠血症,低钾血症与代谢性碱中毒。

大约有 50%的肝硬化患者有脂肪吸收不良。肝硬化使脂肪酸的代谢降低,生酮作用减弱,血浆游离长链脂肪酸和短链脂肪酸均升高。由于肝糖原含量的降低,肌肉和肝糖原动员减少,肝脏糖异生和酮体生成减少,脂肪酸成了唯一可利用的底物。机体的能量代谢以葡萄糖为主转化为以脂肪为主,脂肪氧化增加。而为肝硬化患者提供脂肪和葡萄糖时,葡萄糖更优先氧化。

肝硬化时内源性胆固醇的合成减少,胆固醇在血浆中的半衰期缩短,酯化作用减弱,因而血浆中胆固醇和胆固醇酯的含量均降低。肝硬化患者可有胆汁酸合成及排泌障碍,胆汁酸从血浆中清除的速率减慢,导致血浆和皮肤中的胆汁酸浓度升高。由于肠道胆汁酸盐不足,影响脂类和脂溶性维生素的吸收和代谢，出现乳糜泻及暗适应能力下降。

　　肝细胞受损影响维生素 A 的吸收。肝硬化时贮脂细胞的维生素 A 不易释放，可使血中维生素 A 降低，出现夜盲。维生素 B_1、维生素 B_6、维生素 B_{12}、叶酸和烟酸是肝硬化时容易缺乏的水溶性维生素，维生素 C 缺乏在肝硬化患者中也比较普遍。

　　肝硬化患者食欲减退、乏力、体重减轻。由于胃肠淤阻性充血，分泌和吸收功能紊乱，患者常有恶心、呕吐、食欲减退，在有腹水、消化道出血和肝衰竭时，症状更明显，并出现腹胀，多于进食时，特别是下午和晚餐后出现。能量摄入不足、肝功能损害导致的胆碱酯酶减少影响神经肌肉的正常功能及乳酸转化为肝糖原障碍导致的肌肉乳酸蓄积常引起乏力。由于进食和消化吸收功能障碍，患者体重减轻，而有腹水和水肿时，体重减轻并不明显，但可见明显的肌肉萎缩。

　　门静脉高压可引起脾大、腹水。大量红细胞淤滞在脾窦引起的脾功能亢进及脂肪代谢紊乱产生的异常脂质均可引起溶血，进而引起贫血。维生素 B_{12}、叶酸摄入不足、吸收不良和利用障碍也使患者出现不同程度的贫血。

二、营养防治

(一)预防

　　(1)每天摄入的蛋白质应在 70g 左右，不要经常大量摄入蛋白质含量高的食物，如鸡、鸭、鱼、肉、蛋、海鲜、花生、黄豆及豆制品等。

　　(2)生活要有规律，饮食要按时、定量。

　　(3)不酗酒，不吃生鱼。

　　(4)慢性乙型肝炎患者不要大量摄入蛋白质，注意动物蛋白质和植物蛋白质的合理搭配。适当多摄入各种新鲜蔬菜。

(二)治疗

　　营养治疗的目的是增进食欲，改善肝脏功能，提高免疫力，促进肝细胞的再生和修复，改善肝脏的纤维变性的状况，防止脂肪淤滞，纠正营养不良。从而防止病情进一步发展，预防腹水、贫血等并发症的发生。可采用"三高一适量"饮食，即高能量、高蛋白质、高维生素、适量脂肪的饮食。其主要原则如下。

　　1.适当增加能量供应

　　肝硬化患者在不同阶段的能量消耗并不相同。随着病情的加重，能量消耗增加，葡萄糖氧化降低，蛋白质和脂肪氧化增加。每天的总能量为 8.4～12.6kJ(2000～2300kcal)，并根据个体的具体情况如病情、年龄、体力活动强度作适当的调整。

　　2.适当增加优质蛋白的供应

　　蛋白质的供应量以患者能耐受、能维持氮平衡、可促进肝细胞再生又不诱发肝性脑病为宜，可供给 1.5～2g/(kg·d)，或 100～120g/d，但不能低于 1.0g/(kg·d)。注意供给一定量高生物价的蛋白质。肝硬化后形成的纤维组织使血循环受影响，出现门静脉高压，肠道微血管中水分和电解质扩散至腹腔，造成腹水；血浆蛋白含量降低，使血浆胶体渗透压降低，进一步加重腹水形成。高蛋白饮食能纠正低蛋白血症，有利于腹水和水肿的消退。但有肝衰竭或肝性脑病倾向时，要限制蛋白质的供给，降至 25～35g/d。

3.适量脂肪

脂肪的供给以 40～50g/d,占总能量的 25% 为宜。脂肪不宜过多,因为肝硬化时胆汁合成和分泌减少,脂肪的消化和吸收功能减退。脂肪过多,超过肝的代谢能力,则沉积于肝内,影响肝糖原的合成,使肝功能进一步受损。但脂肪过少时制作的食物口味差,影响患者的食欲。胆汁性肝硬化患者应给予低脂肪、低胆固醇饮食。

4.适量碳水化合物

肝糖原贮备充分,可防止毒素对肝细胞造成损害。睡前适当地补充葡萄糖可减少蛋白质和脂肪的消耗。碳水化合物的供给以 350～450g/d 为宜。避免含粗糙的、不溶性膳食纤维多的食物,可选用含可溶性膳食纤维多的食物如山楂糕、果酱、果汁冻等。对半乳糖血症引起的肝硬化患者应限制奶及奶制品,以切断乳糖的来源,而对于果糖不耐受症(Fructose intolerance)引起的肝硬化患者,蔗糖、含果糖的水果和蔬菜必须从膳食中取消。

5.丰富的多种维生素

肝直接参与维生素的代谢过程,为了保护肝细胞和防止毒素对肝细胞的损伤,宜供给富含 B 族维生素(叶酸、维生素 B_1、维生素 B_6 等)及维生素 A、维生素 D、维生素 E、维生素 K、维生素 C 的食物,也可以制剂的形式补给。对于非酒精性肝硬化患者,建议增加维生素 A 5000～15000U/d,而对于酒精性肝硬化患者应慎用维生素 A 制剂。对有骨痛和骨折的患者,可额外补充 1,25-$(OH)_2$-D_3 100～300μmol(40～120μg)/d,但应注意防止中毒。对有胆道梗阻和胆汁淤积的患儿可适量补充维生素 E。维生素 K 与凝血酶原的合成有关,对凝血时间延长及出血的患者要及时给予补充(10mg/d,共 3 天)。补充维生素 C 可促进肝糖原合成,使血中维生素 C 的浓度升高,保护肝细胞,促进肝细胞再生。腹水中维生素 C 的浓度与血液中含量相等,故有腹水时更应大量补充维生素 C。

6.限制钠与水的摄入

有水肿和轻度腹水的患者应食用低盐饮食,食盐量不超过 2g/d。严重水肿时宜食用无盐饮食,钠限制在 0.5g/d 左右,禁用含钠多的食物,如海产品、火腿、松花蛋、肉松、酱菜等腌制品、味精等。长期低钠饮食会引起低钠血症,应注意观察患者的血钠水平。每天进水量应限制在 1000mL 以内。

7.补充锌、镁等微量元素

肝硬化患者应多食用猪瘦肉、牛肉、羊肉、蛋类、鱼类等含锌量较高的食物。患者常存在镁离子缺乏,应补充含镁多的食物,如绿叶蔬菜、豌豆、乳制品和谷类等食物。服利尿剂时,应多食用含钾高的食物,如番茄、南瓜、橘子、香蕉等。由于 Wilson 病患者肝内有大量的铜蓄积,应禁食富含铜的食物,如巧克力、贝壳类和动物肝脏等。

8.饮食注意事项

少食多餐,除了一日三餐主食外,可增加两次点心。食物应新鲜、无霉变,以免摄入可加重肝细胞损害的黄曲霉毒素、农药、食品添加剂等。

要细嚼慢咽,食物以细软、易消化、少纤维、少产气的软食或半流质为主,避免生、硬、大块、干硬、粗糙的食物,如带刺的鱼、带碎骨的畜禽肉、油炸和油煎的食物、不易煮软的蔬菜,以免引起曲张的食管静脉破裂出血。

为了刺激患者的食欲,烹调方法应多样化,注意菜肴的色、香、味、形。但不用或尽量少用辛辣刺激性食品和调味品。

9.食物的选择

在每日的膳食中应轮换供应奶、蛋、鱼、瘦肉、豆制品等优质蛋白质食品。可适当选用葡萄糖、蔗糖、蜂蜜、果汁等易于消化的单糖、双糖,以增加肝糖原储备。

忌乙醇和一切辛辣及刺激性食品。避免油炸及干硬的食品。少吃或不吃含纤维较多的食品以及产气多的食品,如芹菜、韭菜、黄豆芽、红薯、干豆类、汽水、萝卜等。鲜鲤鱼、赤小豆、冬瓜、丝瓜、南瓜对治疗肝硬化腹水有效。

三、营养支持

营养支持目的是:提供适量的能量和营养素,维持和改善患者的营养状况;提供适量的蛋白质和氮,维持和恢复正常的血浆氨基酸谱;预防肝性脑病;防止肝功能进一步恶化;纠正和防止水、电解质和酸碱失衡。

选择营养支持的方式应依患者的情况和病情而定,营养支持的配方应根据肝功能的变化进行修改和调整。

(一)肠内营养

如果患者的胃肠功能尚可,最好采用肠内营养。肠内营养液可刺激 IgA 的分泌,有助于保持肠道防御屏障的完整性,防止感染的发生。

一些肝硬化患者胃肠道仍有一定的功能,但由于食欲差、不愿或不能经口摄食足够的营养,可实施肠内营养支持。最好采用口服的方法,必要时可管饲。食管静脉曲张和门静脉高压性胃病并非放置鼻胃管的禁忌证。可选用特定配方的营养液,如含有支链氨基酸的 Hepticaid,或用组件配方,随时调整营养液的内容。生长激素可明显地改善肝硬化患者的营养状况和预后,可用于肠内营养液中。

由于肝硬化患者肠道黏膜往往处于水肿状态,吸收能力和耐受性差,应注意营养液的浓度和滴注的速度。为防止水潴留,营养液的浓度以 5.46~6.30kJ(1.3~1.5kcal)/mL 或稍高为宜。为防止胃肠并发症,滴注速度宜慢,以连续滴注为宜,最好用泵连续匀速的滴注。

(二)肠外营养

当肝硬化患者出现水和电解质异常、肝性脑病、腹水、消化道出血等多种并发症时,患者胃肠道呈无功能状态而不能耐受肠内营养,或者肠内营养支持难以满足患者的需要,有必要采用肠外营养。

可以采用经周围静脉的肠外营养途径输注含支链氨基酸的复方氨基酸(3H)、高渗氨基酸、葡萄糖、脂肪乳剂、平衡的多种维生素、平衡的多种微量元素,并根据不同病期和并发症选用或调整配方。中心静脉肠外营养应仅作为周围静脉肠外营养的补充。至少提供 126kJ/(kg·d) 的能量和 1g/(kg·d)的蛋白质。对伴有高血糖的肝硬化患者,输入葡萄糖时应加用胰岛素。大量输入葡萄糖易产生大量的二氧化碳而影响肺的功能,还会进一步影响肝功能,形成脂肪肝。可采用双热源,即联合使用葡萄糖和脂肪乳剂供给能量。给肝硬化患者输入脂肪乳剂既能供给能量,又能供给必需脂肪酸。可将脂肪乳剂混合配制于 3L 输液袋中均匀地输入。应避免脂肪乳剂使用过量或滴速过快引起的不良反应,要注意检查血清三酰甘油、胆固醇、游离脂肪酸及肝功能，同时要注意观察水和电解质的平衡情况。经过一段时间的肠外营养后，视病情逐步过渡到肠内营养。

第四节　肝性脑病

肝性脑病（Hepatic encephalopathy，HE）是指由肝脏疾病引起的以代谢紊乱为基础，以神经、精神症状为主要表现的一系列中枢神经系统功能障碍症候群。由于最终导致昏迷，故又称肝衰竭（FHF），或肝昏迷。以门腔静脉分流为主要原因者称为门体分流性脑病（PSE）。由多种原因引起的急性大量肝细胞坏死致短期内发展为肝性脑病，称为暴发性肝衰竭，这类肝衰竭多无诱因可寻，也称作内源性肝衰竭，又因发病急、病情重，称为急性肝性脑病。发生于慢性肝病者，病程长，发展慢，昏迷可反复发作，称慢性复发型肝性脑病，且多半能找到诱因，也称为外源性肝衰竭。急性和慢性肝病患者无明显的临床表现和生化异常，但经严格的心理智能测试和大脑诱发电位检查发现异常时称为亚临床肝性脑病。亚临床肝性脑病在某些诱因的作用下可发展为肝性脑病。

一、肝性脑病与营养的关系

肝性脑病发生的主要原因是中枢和周围神经系统传导介质代谢障碍，特别是胺类递质代谢障碍。由于肝功能严重损害，不能将血中有毒代谢产物解毒，或门静脉分流术后，自然形成的侧支循环使门静脉中的有毒物质绕过肝脏，未经肝脏解毒而直接进入体循环，引起中枢神经系统代谢混乱。发病机制尚未完全明了，有以下几种学说，其中氨中毒学说最重要。

（一）氨中毒学说

由于多数肝性脑病患者的肝衰竭，肝脏代偿能力低下，肝内氨合成为尿素的能力减退，肠吸收的氨未经肝脏解毒而直接进入血液循环，致使血氨的浓度增高。游离状态的氨透过血脑屏障进入中枢神经系统，干扰大脑的能量代谢，并通过对神经细胞膜及神经递质的影响，引起中枢神经系统功能紊乱，诱发肝性脑病。

（二）假性神经递质的形成

肝衰竭时，苯乙胺与酪胺未经肝代谢而进入体循环，并透过血脑屏障进入脑组织，经过β-羟化酶催化，分别生成苯乙醇胺和β-羟酪胺。苯乙醇胺和β-羟酪胺的化学结构与正常神经递质去甲肾上腺素（Norepinephrine）和多巴胺（Dopamine）相近似，但不能传递神经冲动，被称为假性神经递质（False neurotransmitter）。当它们排挤和取代了突触中正常的神经递质，会使神经传导受阻，出现意识障碍和昏迷。

（三）氨基酸代谢失衡

在肝硬化失代偿期，由于肝功能不全或门腔侧支循环形成，使血浆中包括苯丙氨酸、酪氨酸和色氨酸在内的芳香族氨基酸（Aromatic amino acids，AAA）的浓度明显增高。包括亮氨酸、异亮氨酸和缬氨酸在内的支链氨基酸（BCAA）主要在骨骼肌分解，胰岛素有促进 BCAA 进入骨骼肌的作用。肝衰竭时，胰岛素在肝中灭活减弱，体循环的胰岛素浓度升高，使 BCAA 进入骨骼肌，导致 BCAA/AAA 的比值由正常的 3～3.5 下降到 0.6～1.2。AAA 与 BCAA 由同一载体运转，通过血脑屏障时相互竞争。过多的 AAA 进入脑内，使假性神经递质形成增多。

肝组织坏死可释放出色氨酸，血浆白蛋白的下降及游离脂肪酸的增多也可使血浆游离色氨酸增多。脑中增多的色氨酸可衍生为抑制性神经递质 5-羟色胺。高胰岛素血症也可引起 5-羟色胺合成的增多。在肝功能不全时，色氨酸在肠道细菌作用下生成的吲哚不能在肝内解毒。高浓度的吲哚对脑细胞的呼吸有抑制作用。有人认为色氨酸在诱发肝性脑病中起关键的作用。

(四)其他毒素

蛋白质代谢障碍包括氨、硫醇、假神经递质的积聚及氨基酸的不平衡。在肝衰竭时，由于肠道蠕动和分泌减少，消化吸收功能降低，肠内菌群紊乱，食物中的蛋白质被肠道细菌的氨基酸氧化酶分解产生氨，使外源性氨增多。同时，体内蛋白质分解代谢占优势，使内源性氨增多。蛋氨酸在肠道被细菌分解产生甲基硫醇及其衍变的二甲基亚砜(DMSO)可引起意识模糊、昏睡和昏迷，也是产生肝臭的重要原因。长链脂肪酸被细菌分解后产生的戊酸、己酸和辛酸等短链脂肪酸能诱发试验性肝性脑病，在肝性脑病患者的血浆和脑脊液中，含量也明显增高。

肝脏损伤时，肝糖原的合成与分解以及贮备均减少，引起低血糖，影响脑细胞的能量供应。糖代谢产物丙酮酸不能继续氧化，以致血液和脑组织中丙酮酸堆聚、乳酸增多而发生代谢性酸中毒，促使昏迷的发生。葡萄糖是大脑产生能量的重要原料，低血糖时，脑内去氨的活动停滞，氨的毒性增强。

进食过少、呕吐和腹泻、长期应用利尿剂和糖皮质激素、注射葡萄糖等常可引起缺钾，缺钾易引起肾损害和低血钾性碱中毒，使氨更易透过血脑屏障。镁、钠、锌、铁等元素的缺乏都可使病情加重，或使病情恶化。

二、营养防治

(一)预防

重型肝炎和严重肝硬化患者应禁酒，以免加重肝细胞的损害；不吃油炸、干硬的食物，尽量吃软食和半流质，以避免食道胃静脉曲张破裂引起消化道出血，诱发肝性脑病。有肝性脑病先兆者不吃高蛋白食物；摄入足够的能量；多吃新鲜蔬菜，但含粗纤维较多的蔬菜，如芹菜、毛笋等宜少吃。

(二)治疗

饮食治疗的目的在于控制总能量和蛋白质，以减少体内氨的生成，避免肝性脑病的发生及向危重方向发展。提高碳水化合物的比例。同时，供给充足的微量营养素。

饮食治疗时对亚临床肝性脑病患者给予限制蛋白质饮食，应用乳果糖(lactulose，半乳糖苷果糖)、乳梨醇(lactitol，拉克替醇)和支链氨基酸等治疗可减轻或消除智能检查出现的异常。乳果糖在小肠内被双歧杆菌及乳酸杆菌等分解为乳酸及醋酸，在小肠液的 pH 降至 6 以下时可明显削弱尿素的肠肝循环而降低血氨浓度。对昏迷者用高糖、高脂、高维生素的营养液通过管饲或肠外营养途径给予营养支持。对半昏迷，但吞咽动作存在者给予低蛋白流质饮食。消化道出血者宜少食多餐或暂时禁食，出血停止后 24～48h，可进少量流汁。腹水患者应限制钠盐的摄入。

饮食治疗的原则如下。

1.控制总能量,提高碳水化合物供能比例

对能进食的患者,应给予高碳水化合物的饮食,可选用果酱、果冻、果汁、含粗纤维少的细粮和水果等,每日供给 6720kJ(1600kcal)的能量。发现有肝性脑病先兆,暂时供给无蛋白流质饮食,每日由葡萄糖供给 5040～6720kJ(1200～1600kcal)的能量。血糖高者每 4～6g 葡萄糖加胰岛素 1U。昏迷或完全不能经口进食者,可由静脉滴注 10% 的葡萄糖,或通过鼻饲管输入葡萄糖、维生素、能量合剂、电解质。患者复苏后,随其病情好转每日供给 6300～8400kJ(1500～2000kcal)的能量,其中含蛋白质 20～30g,碳水化合物提供的能量占总能量的 70%～75%,其余一小部分能量由脂肪供给。

患者有上消化道出血时应严格禁食,通过静脉补充营养。

2.控制蛋白质的摄入量

肝性脑病患者蛋白的摄入量应限制在 40g/d。重症肝衰竭临近昏迷时,应停用蛋白质。但停用蛋白质的时间不宜太久,以免机体组织蛋白质分解,增加内源性氨的形成,出现负氮平衡,影响肝细胞的修复与再生,不利于控制腹水或水肿。患者持续昏迷超过 3 天及复苏后,每天可经鼻饲管给予含有 20～30g 蛋白质的流质饮食,尽量让患者经口摄入。对清醒的患者视病情每日供给 15～50g 的蛋白质。当症状减轻时,可每隔 2～3 天调整一次,每次递增 10g,直至蛋白质的供应量达到 1.0g/(kg·d)。在逐渐增加蛋白质的供应量时,应密切观察患者的反应。如在调整过程中血氨再次升高,或有肝性脑病的先兆,则应将蛋白质的供应量重新降到 25～35g/d。慢性肝性脑病患者对蛋白质的耐受量常为 40～60g/d。有人认为,每天供给 50g 的蛋白质既能维持氮平衡,又能促进蛋白质的合成,也能控制水肿和促进肝细胞的修复与再生。

各种氨基酸产氨的能力不同。产氨最多的是蛋氨酸、甘氨酸、丝氨酸、苏氨酸、组氨酸、赖氨酸、谷氨酰胺和天门冬酰胺;其次为亮氨酸、丙氨酸、缬氨酸、苯丙氨酸、异亮氨酸、酪氨酸和脯氨酸;产氨最少的是精氨酸、天门冬氨酸、谷氨酸和色氨酸。

应选用产氨少的食物作为蛋白质的来源。植物性蛋白质含蛋氨酸较低,代谢产生的硫醇类衍生物较少,所含的苯丙氨酸、酪氨酸、色氨酸也较动物性食品低。同时,植物性蛋白质含较多的精氨酸、天门冬氨酸和谷氨酸,对降低血氨有益。素食含纤维素较多有利于通便,并能改善肠道菌丛,从而减少内源性氨的产生和吸收。在动物性食品中乳类、蛋类产氨少于肉类,而且酸奶可降低肠道 pH,减少致病菌的繁殖,减少氨的产生和吸收。鱼肉和鸡肉所含支链氨基酸比畜肉多,也可酌量采用。

肝功能不全时,肝内转氨酶的活力降低,氨基转换作用等发生障碍,膳食中供给一部分非必需氨基酸对蛋白质的合成有利。必需氨基酸和非必需氨基酸应保持 1:1 的比例。应充分利用动、植物性蛋白质的互补作用,以提高蛋白质的营养价值。

3.适量控制脂肪摄入

由于肝硬化患者胆汁分泌较少,消化脂肪的能力降低,患者厌油腻,故应尽量不吃含脂肪的食物,以免因脂肪消化吸收不良而致腹泻,引起电解质紊乱,使病情加重。同时,由于血中游离脂肪酸增多,与血浆白蛋白结合,使后者与色氨酸结合减少,以致游离色氨酸增多,进入脑组织。肝衰竭时,血中亚油酸的含量降低。由于脂肪可供给必需脂肪酸和脂溶性维生素,增加食物的美味,促进食欲,并能润肠通便,所以,在患者无胆系合并症又能耐受的情况下,膳食中的脂肪适量控制在 50g/d 左右。

4.维持电解质、酸碱和水平衡

由于大量注射葡萄糖和过分利尿,可出现低钾血症和低血钾性碱中毒,使血氨大量地被肾静脉吸收,透过血脑屏障向脑组织转移。血钾低可能影响细胞膜 ATP 酶的活性,影响细胞的正常代谢。一旦肾功能出现障碍,又可引起高钾血症,诱发心律不齐。因此,必须密切注意血钾的变化,及时采取措施纠正。对低血钾症患者可补充钾盐和含钾多的食物,如浓缩果汁、菜汁、蘑菇等。出现高钾血症时,则需避免食用含钾多的食物,并注射葡萄糖予以纠正。对于易于缺乏的锌、镁、钙、铁等矿物质,应根据临床检验结果予以补充。

肝硬化患者由于低蛋白血症及门静脉高压,往往出现腹水及下肢水肿。肝衰竭时,特别是在肝昏迷阶段,患者不能正常进食,水分全靠人工补给。如补水不足,将影响其他治疗措施的效果;而补水过量又会加重水肿和腹水,甚至诱发脑水肿,因此,正确掌握补水量是治疗成功的重要环节。肝硬化患者的饮食应限水、低盐,一般每日食盐量限制在 0.6～1.2g,补水量在 1000mL 左右,总水量以不超过 2500mL 为宜。可根据患者合并腹水的程度与排尿量、体重的变化及临床生化指标来控制钠和水的摄入量。为了限制水分,可将部分牛奶换成奶粉,用等量的米做成软饭而不做成粥。

5.防止维生素缺乏

肝衰竭时各种维生素摄入量少、吸收障碍、利用不良、丢失增多、贮存耗竭。大量注射葡萄糖或长时间使用激素也增加了对维生素的需要。对已知与肝脏功能有关的维生素,如维生素 B_1、维生素 B_2、维生素 B_{12}、维生素 C、维生素 A、维生素 E、维生素 K、叶酸、泛酸、生物素、烟酸等必须全面补充。补充剂量可超过正常生理需要量的几倍或十几倍。最好联合补给,以免影响维生素之间的平衡。但维生素 B_6 除外,因其为多巴脱羧酶的辅酶,补充维生素 B_6 可能导致作为神经递质的多巴胺在脑中的含量异常。

6.供给适量质软而无刺激的膳食纤维

便秘对于肝衰竭的患者,特别是有侧支循环或有上消化道出血者是十分有害的。便秘时,肠内容物或因出血凝成的血块经细菌分解产生氨,被吸收入血,使血氨升高。此外,肠内产生的吲哚、粪臭素等有害物质会增加肝脏的代谢负担,抑制脑细胞的呼吸。膳食纤维不但有利胆作用,还能刺激肠道蠕动,有利于通便;但为减少其对曲张的食管静脉的刺激,应给予易消化、少渣、含可溶性膳食纤维多的食物,避免进食粗糙、坚硬或刺激性食物。可将蔬菜、水果切碎、煮软,也可利用水果中的果胶、海藻中的藻胶以及豆类中的豆胶制成各种食品。

7.少食多餐

将蛋白质合理地分配于 4～6 餐中。这样,每次摄入的蛋白质不多,不会增加肝脏负担,避免因为血氨升高,氨透过血脑屏障,导致病情加重。

三、危重肝病患者的静脉营养支持疗法

如患者不能耐受蛋白质,且血浆中 AAA 明显升高,则可经静脉输注高浓度的 BCAA 作为肝衰竭和肝性脑病的营养支持,以保持 BCAA/AAA 比值的稳定。同时注意水和电解质平

衡,防止低钾血症、低钠血症,防止或阻止肝性脑病的发生和发展,减少死亡。

作为应急治疗措施,大剂量单独使用BCAA(24h输注60g)可使由于利尿剂使用不当诱发的肝性脑病患者在1.5～6h复苏,对继发于其他诱因(如上消化道出血)的肝性脑病患者,一般在使用19h后也可取得满意的效果。大剂量使用BCAA可赢得抢救时间,减少死亡,短期应用并未发现有毒性作用。但应用时间不宜太久,否则将因缺乏其他必需氨基酸而导致负氮平衡,对肝细胞的再生和肝脏功能的恢复也不利。在患者复苏之后即应改用营养更为全面的平衡氨基酸溶液。

对急性或慢性肝性脑病患者可以静脉滴注35%的BCAA与高渗葡萄糖混合液。两者合用可增加营养,维持氮平衡,防止病情恶化,使临床症状得到缓解,并能改善患者的全身状况。

BCAA与要素膳合用进行长期营养支持可提高患者对蛋白质的耐受力,防止慢性肝衰竭者病情恶化或发展为肝性脑病,即使发展为肝性脑病,病情也较轻,许多临床指标如血浆蛋白、胆红素、凝血时间等都有所改善。

采用BCAA与其他必需氨基酸混合的营养液比较理想。其他氨基酸制剂如谷氨酸、精氨酸、鸟氨酸等也可降低脑细胞内氨的毒性,改善脑的代谢。

选用哪种配方,取决于肝功能受损的程度、肝性脑病的严重程度、是否合并腹水、电解质和酸碱是否失衡等情况。肝衰竭引起的昏迷选用高浓度(35%～50%)的BCAA比较有益。当伴有高醛固酮血症,有水、钠潴留,出现腹水及水肿时,则需选用含钠少和含适量钾盐的氨基酸配方,能量密度应>6.3U/mg。如胃肠功能正常,最好采用EN而不用PN。如患者能耐受每天40g的蛋白质,水和电解质情况稳定,则可改用价格比较便宜的非要素制剂。

第五节　胆石病和胆囊炎

胆石病(Cholelithiasis)是指包括胆囊和胆管在内的胆道系统的任何部位形成结石。胆囊炎(Cholecystitis)是指因细菌感染或化学性刺激引起的胆囊管阻塞及胆囊炎症性病变。胆囊炎与胆石病常同时存在。胆石的种类、成分和发生的部位并不相同。主要有胆固醇结石和胆色素结石,还有以胆固醇为主的混合性结石。按结石所在部位可分为胆囊结石、肝外胆管结石和肝内胆管结石。20世纪70年代以前,我国的胆石病以胆管胆色素结石占多数,20世纪80年代以后,随着营养及卫生条件的改善,胆囊胆固醇结石明显增加。肝内外胆管结石农村高于城市,南方高于北方;而胆囊结石城市高于农村,北方高于南方。

一、营养、饮食与胆石病的关系

胆石的形成与营养过度、缺乏或不平衡有一定的关系。

1.肥胖

肥胖者胆固醇的合成和分泌增加,使胆汁中的胆固醇过饱和。资料表明,肥胖者胆石病的发生率比体重正常者高出6倍多。低高密度脂蛋白(High density lipoprotein,HDL)和高三酰甘油(Triglyceride,TG)人群易患胆固醇和胆色素结石。

2.摄入过多的脂肪、精制糖和高胆固醇饮食

使肝脏分泌过多的胆固醇,胆汁中的胆固醇过于饱和,摄入大量的精制糖还会增加胰岛素的分泌,加速胆固醇的积累,并抑制肝脏分泌胆汁酸,使胆汁酸代谢池缩小,造成胆汁内胆固醇、胆汁酸、卵磷脂三者之间比例的失调。

3.膳食纤维缺乏

膳食纤维可与胆酸结合,使胆汁中胆固醇的溶解度增加。

4.缺乏必需脂肪酸

缺乏必需脂肪酸可促使肝脏合成胆固醇,并使其在胆汁中的分泌量增加2～3倍,为形成胆固醇结石提供了物质基础。服用亚油酸后,胆汁中胆汁酸和卵磷脂的含量均有所增加,胆固醇结石的形成率有所降低。

5.维生素C缺乏

维生素C缺乏使胆固醇转化为胆汁酸的速率减慢。

6.不良的饮食习惯

胆石的形成与饮食制度也有一定的关系。饥饿时缩胆囊素不分泌,胆汁排空减少,胆汁滞留于胆囊而过度浓缩,可诱发炎症。慢性胆囊炎使胆囊壁增厚,进餐后胆囊排空不全。胆汁滞留于胆囊,水分被吸收,胆汁过度浓缩,使已处于临界饱和度的胆固醇呈过饱和状态,形成结石。夜间分泌的胆汁比白昼分泌的胆汁更有成石性。不吃早餐或全天只吃1～2餐者,空腹时间过长,会使胆汁分泌减少,胆汁在胆囊内过分浓缩,储留时间过长,胆汁成分发生变化,其中胆酸含量减少,而使胆固醇在胆囊中沉积。

7.不清洁的饮食

不清洁的饮食易引起肠道蛔虫病,而蛔虫钻入胆道后可引起胆道感染和梗阻,促进胆石的形成,这是农村发生肝内、外胆管结石的主要原因。胆汁浓缩、胰液反流和胆囊内过饱和的胆固醇刺激胆囊黏膜产生炎症,又常因继发性感染而使炎症加重。细菌可与胆盐结合,促使胆盐的吸收,降低胆固醇的溶解性。细菌能分解胆汁酸为游离胆酸,后者形成微胶粒的能力较差。细菌的β-G酶能将结合胆红素转变为非结合胆红素。胆系发生炎症时胆汁中钙离子含量增多,胆囊黏膜分泌的钙明显增加,形成胆红素钙沉淀和析出。研究发现,胆红素结石中钙、铜、镁的含量高于胆固醇结石。

8.在结石形成的过程中,胆汁中蛋白质的作用也受到重视

胆石病患者胆囊及胆道中分泌的糖蛋白对胆固醇结晶的形成有重要意义。糖蛋白是高分子蛋白,包括黏液、黏多糖和黏蛋白。黏蛋白不仅增加胆汁的黏稠度,而且使呈饱和状态的胆固醇形成结晶。黏蛋白和黏多糖是重要的胆固醇结石形成的促成因子。

位于肝外胆管内的结石,如胆道内移行结石、胆囊管内结石、胆总管内结石在饱餐或进高脂肪餐后数小时内发生绞痛,多在中上腹或右上腹,呈持续性钝痛,患者面色苍白,出现恶心、呕吐。少数患者在夜间发作。右上腹部剧烈绞痛,向肩、背放射,伴恶心、呕吐,为结石嵌顿所致,有时因体位改变,嵌顿解除而症状消失。

二、营养、饮食与胆囊炎的关系

急性胆囊炎(Acute cholecystitis)多发于有结石的胆囊,也可继发于胆管结石。70％以上

的胆囊炎是由于结石阻塞胆囊管所致,胆囊出口梗阻、细菌感染是常见的病因。邻近脏器化脓性病变也可直接波及胆囊。胆囊壁黏膜上皮可因浓缩的胆汁或反流胰液的化学性刺激而产生炎症,因而招致继发性细菌感染,使炎症加重。

急性胆囊炎的主要症状是上腹部持续性、阵发性疼痛,腹肌紧张或强直,常有右肩放射痛,于饱餐或高脂饮食后发作,伴有恶心、呕吐。

慢性胆囊炎(Chronic cholecystitis)多为急性胆囊炎的后遗症,或者急性胆囊炎是慢性胆囊炎的急性发作。胆石是慢性胆囊炎最常见的病因,胆囊炎并发胆囊结石者占65%～75%。肝内和肝外胆管结石阻塞胆道可引起感染,进而波及胆囊,使胆囊壁增厚、萎缩或胆囊积水。胆囊功能下降,胆汁成分改变,引起慢性胆囊炎。慢性胆囊炎起病前常有诱因,如饮食不当、过度劳累、精神刺激等。

慢性胆囊炎的主要症状为反复发作性上腹部疼痛,有的患者有右上腹隐痛、腹胀、嗳气和厌食等症状。在进食高脂肪饮食后,易出现消化不良。

三、胆囊炎和胆石病的饮食防治

(一)饮食预防

(1)饮食要有规律,进食量要适当,不能暴饮暴食或饥一顿饱一顿,特别要按时吃早餐。

(2)饮食结构不要太单一,要荤素搭配,粗细粮搭配,多吃蔬菜和水果,不要食过多高蛋白、高脂食品和甜食,防止肥胖。

(3)注意饮食卫生。胆道蛔虫症是胆石病发病原因之一。

(4)每晚喝一杯牛奶或早餐进食一个煎鸡蛋,使胆囊定时收缩、排空,减少胆汁在胆囊中的停留时间。

(二)饮食治疗的目的

对饮食中脂肪和胆固醇的量进行控制,辅以高碳水化合物,满足机体能量的需要;消除促进胆石形成和引起疼痛的因素,减少诱因;供给足够的营养,增强机体的抵抗力。

(三)饮食治疗的原则

1.急性期和手术前的饮食管理

急性发作期应禁食,由静脉补充营养,使胆囊得到充分的休息,以缓解疼痛,保护肝脏。为维持水和电解质平衡,可多饮水,在饮料中注意补充钠和钾。症状缓解后或症状较轻能经口进食时,可采用低脂肪、高蛋白质、高碳水化合物、多维生素的饮食,并根据病情循序渐进地增加饮食,以加强营养,作好手术前的准备。术前12h禁食。

2.手术后的饮食调配

术后24h完全禁食,由静脉注射葡萄糖、电解质和维生素以维持营养。当肠蠕动恢复,无腹胀,并有食欲时,可进食少量低脂肪清流食。以后逐步过渡到易于消化的低脂肪半流质饮食和低脂肪(少渣)软饭。

3.胆囊炎和胆石病的饮食原则

(1)能量:供给正常或稍低于正常量的能量,约8400kJ(2000kcal)/d,对肥胖者应限制能量,而对消瘦者应适量地增加能量。

(2)脂肪:脂肪促进胆囊素的分泌,使胆囊收缩,引起疼痛。故需严格将脂肪的摄入量限制在<20g/d,随病情好转可逐渐增加到40～50g/d。主要应严格限制动物性脂肪,而植物油脂有助于胆汁排泄,可以适量选用,但应均匀地分布于三餐中,避免在一餐中摄入过多的脂肪。

(3)胆固醇:摄入过多的胆固醇大部分重新分泌于胆汁中,使胆汁中的胆固醇浓度增高。摄入量以<300mg/d为宜,有重度高胆固醇血症时应控制在200mg/d以内。应少食或限量食用含胆固醇高的食物,如动物肝、肾、脑等内脏及肥肉、鱼子、蟹黄、蛋黄、咸蛋、皮蛋等食物。

(4)蛋白质:患慢性胆囊炎时,每天供给蛋白质50～70g。蛋白质摄入过多会增加胆汁的分泌,影响胆道病变组织的恢复;摄入过少同样不利于受损胆道组织的修复。而在胆囊炎处于静止期时,肝脏的功能尚未完全恢复或肝脏有不同程度的损伤,供应充足的蛋白质可以补偿损耗,促进肝细胞的修复,增强机体的抵抗力,每天可供给蛋白质80～100g。应选用蛋白质生物学价值高、脂肪含量低的食物,如豆制品、鱼虾类、瘦肉、兔肉、鸡肉、蛋清等,豆制品含有大豆卵磷脂,有较好的消石作用。

(5)碳水化合物:每天供给300～350g,以达到补充能量、增加肝糖原、保护肝细胞的目的。碳水化合物对胆囊的刺激较脂肪和蛋白质弱,但过量会引起腹胀。应供给以多糖等复合碳水化合物为主的食物,适当限制单糖和精制糖,如砂糖、葡萄糖的摄入;对合并高脂血症、冠心病、肥胖者更应限制单糖、精制糖、主食、甜食。

(6)微量营养素:维生素、矿物质应充裕。维生素A有预防胆结石的作用,有助于胆管上皮的生长和病变胆道的修复。维生素K对内脏平滑肌有解痉镇痛作用,对缓解胆管痉挛和胆石引起的疼痛有良好的效果。其他维生素,如维生素C、维生素E、B族维生素也应充分供给。应选择富含维生素、钙、铁、钾等的食物,也可使用营养补充剂补充缺乏的微量营养素。

(7)膳食纤维和水:增加膳食纤维和水的摄入可增加胆盐的排泄,降低血脂,使胆固醇代谢正常,减少胆石的形成。便秘是胆石病、胆囊炎发作的诱因。膳食纤维不但有利胆作用,还能刺激肠蠕动,有利于通便,防止便秘。可选用绿叶蔬菜、嫩菜心、西红柿、土豆、萝卜、胡萝卜、紫菜头、菜花、瓜类、茄子等鲜嫩蔬菜以及熟香蕉、软柿子和去皮水果,切碎煮软,使膳食纤维软化。也可选用质地软、刺激性小的膳食纤维品种,如豆胶、藻胶、果胶等制成风味食品或加入主食中。香菇、木耳等有降低血胆固醇的作用。每天饮水以1000～1500mL为宜。

(8)节制饮食、少食多餐、定时定量:饮食要有规律,避免过饱、过饥。暴饮暴食,特别是高脂肪餐常是胆石病或胆囊炎发作的诱因。少量进食可减少消化系统的负担;多餐可刺激胆汁的分泌,使胆道保持畅通,促进胆道内炎性物质的排出,有利于病情的缓解和好转。胆汁淤积易引起感染,甚至导致胆囊炎和胆石病复发。饮食清淡、温热适中,易于消化有利于胆汁的排出,避免胃肠胀气。

(9)饮食禁忌:食用辛辣食物、刺激性强的调味品和饮酒可促使缩胆囊素的产生,促进胆囊收缩,使胆道口括约肌不能及时松弛排出胆汁,会引起胆石病或胆囊炎的急性发作或恶化。因而,应禁用辣椒、咖喱、芥末、酒、咖啡等。忌用油腻、煎、炸及产气的食物,如肥猪肉、羊肉、填鸭、肥鹅、黄油、奶油、油酥点心、奶油蛋糕、牛奶、洋葱、蒜苗、萝卜、黄豆等。注意饮食卫生,预防肠道寄生虫感染,戒酒。

第六节　营养与胰腺疾病

一、胰腺在机体消化吸收营养素中的作用

(一)胰腺外分泌功能

胰腺每日分泌 1～2L 碱性液体,其中含 20 种不同的消化酶。碱性的胰液能中和胃酸,为保证胰酶的活力提供合适的 pH。胰酶由胰腺的腺泡细胞合成、储存和分泌,它们是蛋白水解酶(如胰蛋白酶、糜蛋白酶、羧酞酶、核糖核酸酶、脱氧核糖酸酶、弹力蛋白酶),脂肪水解酶(如脂肪酶、合脂肪酶、磷脂酶 A_2)和淀粉溶解酶(如淀粉酶)。尽管脂肪酶和淀粉酶是以活性成分分泌的,而蛋白水解酶和磷脂酶 A_2 都是以非活性成分(如酶原)的形式分泌的,当胰蛋白酶原接触十二指肠分泌的肠激酶后变成胰蛋白酶,胰蛋白酶接着将其他酶激活成有活性形式。在肠内,蛋白水解酶将蛋白消化成多肽,脂肪酶将脂肪消化成甘油和脂肪酸,磷脂酶 A_2 将磷脂酰胆碱转换成溶血磷脂酰胆碱,而淀粉酶则将淀粉转变成麦芽糖。此外,胰腺对调节糖类的内环境稳定、肠道组织的生长和钙的吸收、平衡也起着重要作用。

(二)胰腺外分泌的调节

胰腺外分泌受复杂的神经激素控制。在进餐食物的刺激下,胰腺的分泌和调节的过程可分为头相、胃相、肠相。食物的外形、气味以及咀嚼动作均可刺激胰腺的头相分泌。头相胰液的分泌主要由迷走神经介导,分泌量占餐后胰液最大量的 40%。食物进入胃后膨胀导致的胰液分泌属胃相分泌,胃窦、胃体部的扩张引起迷走神经反射在此相中起着重要作用。食物进入小肠引起的胰液分泌是餐后胰液分泌中最重要的部分,占餐后胰腺最大分泌量的 60%～70%。肠相的胰液分泌主要是靠促胰液素和胆囊收缩素等激素调节,此外迷走神经也起到一定作用。进入小肠的种种食物成分和胃酸对胰液分泌有不同的刺激作用。胃酸进入十二指肠,使十二指肠内 pH 低于 4.5 时,强烈刺激促胰液素分泌,后者是促进以碳酸氢盐为主的胰液分泌的最强物质。氨基酸和脂肪酸是引起小肠黏膜释放胆囊收缩素的强作用剂,其进一步刺激胰酶的分泌,对碳酸氢盐的作用较弱,促胰液素和胆囊收缩素又有相互加强的作用。其他胃肠激素、如胃泌素、血管活性肠肽、胰多肽、胰高血糖素等也参与胰腺外分泌的调节。

(三)胰腺外分泌功能不良

胰腺分泌不良对脂肪消化的影响大于对蛋白质和糖类的影响,蛋白质的消化还受胃蛋白酶和肠刷状缘的酶类影响,而糖类的消化受唾液淀粉酶的协助。脂肪的消化不良可引起脂肪泻,蛋白质和糖的消化不良则症状不明显。全胰腺切除可引起 70% 的脂肪消化不良。

脂溶性维生素的吸收不需要胰酶的参与。胰腺同肝脏和小肠一样,担负较高的蛋白质合成和分泌功能,其每天合成和分泌 6～20g 消化酶,因而胰腺功能较易受蛋白质缺乏的影响。

二、胰腺疾病的营养治疗

(一)急性胰腺炎

急性胰腺炎(Acute pancreatitis)主要是胰酶在胰腺内被激活而发生自身消化的化学性炎症,胰腺发生炎症后,可干扰胰腺本身的外分泌功能,从而影响消化道的消化和吸收功能,产生

一些代谢性异常,妨碍人体的营养维持。临床表现主要为上、中腹部刀割样剧痛,常放射至胸背部,伴恶心、呕吐、发烧,可发生黄疸、麻痹性肠梗阻等,血清胰酶水平升高。

急性胰腺炎分为两型:①水肿型:是最常见的一种。胰腺组织内发生水肿、充血,有大量白细胞聚集于胰腺,胰腺的周边可有渗出的液体。②出血坏死型:这是较少见的一种类型。在水肿型的基础上发生胰组织坏死,血管破裂出血,病情迅速加重。该型的后果是非常危险的,若处理不当,将错失手术时机。急性胰腺炎可以在几天内由轻微的水肿性胰腺炎(间质性胰腺炎)自溶,使有活性的胰腺酶扩散到胰腺内、外,导致炎症和组织坏死,发展为坏死性胰腺炎。临床上根据急性胰腺炎的不同类型,选择不同的营养支持方法。

1.引起急性胰腺炎的发病因素

(1)胆道或胰管梗阻:胆道结石、炎症和蛔虫造成 Oddi 括约肌炎性狭窄、痉挛、水肿,均使胆汁不能通畅流入十二指肠内,而反流至胰管内,胰管内压升高,致胰腺腺泡破裂,胆汁胰液及被激活的胰酶渗入胰实质中,具有高度活性的胰蛋白酶进行"自我消化",发生胰腺炎。胆石移行过程中还可损伤 Oddi 括约肌并使之松弛,进而含肠激酶的十二指肠液反流入胰管,激活胰酶。据统计30%~80%为胆囊炎、胆石症所引起,胆道疾病引起的急性胰腺炎更多见于我国居民。

(2)暴饮暴食:当暴饮暴食时,会刺激胰液的大量分泌,使胰管内的压力突然增高,引起胰腺腺泡破裂,胰腺分泌的"酶原"进入到胰腺和它周围的组织时,被激活而变成有消化作用的酶,可以消化自身组织而产生不同程度的胰腺损害和炎症反应,大量饮酒还可引起乳头水肿、Oddi 括约肌痉挛,影响胆汁和胰液的排出。临床发现,如果原来患有胆石症、胆道蛔虫、胆囊炎等可引起胆汁排泄不畅的疾病,那么在暴饮暴食后更容易诱发胰腺炎的产生。据统计,急性胰腺炎20%~60%发生于暴饮暴食后,酒精中毒引起的急性胰腺炎多见于西方国家人群。

(3)高脂血症:过高的三酰甘油会在血管内、组织中堆积,如堆积在胰腺中,激活的胰酶会将三酰甘油分解为大量游离脂肪酸,剩余未与白蛋白结合的游离脂肪酸呈很强的毒性,易损伤胰腺,引发急性胰腺炎症。

(4)高钙血症:高钙血症造成胰腺腺管结石,激活胰酶而引起胰腺炎。

(5)其他:药物如肾上腺皮质激素、腹部外伤、感染等都可引起急性胰腺炎。

2.急性胰腺炎时机体的营养状况

急性胰腺炎是一种高分解代谢疾病状态,伴营养不良的高发率。当胰腺发生炎症病变时,干扰了胰腺的外分泌和内分泌,影响肠道对相应的营养素的消化与吸收,发生消化障碍,再加上腹痛、恶心、呕吐致使不能经口进食,引起一系列代谢障碍,导致营养不良的发生。急性胰腺炎的严重程度和病程长短、全身代谢障碍、多脏器功能衰竭与营养不良的程度密切相关。

急性出血坏死性胰腺炎产生的水解酶和毒素会引起广泛的全身代谢障碍,碳水化合物、脂肪和蛋白质代谢紊乱,同时广泛组织破坏而产生多脏器功能衰竭,患者全身代谢处于亢进状态,患者对能量和氮的需求均有所增加。

(1)碳水化合物:在急性胰腺炎初期,可出现短暂的葡萄糖不足,随着应激的继续,为了维持脑等组织细胞的代谢,糖异生作用加强。由于炎症导致胰腺组织结构和功能的破坏,患者多出现高血糖症。

(2)脂肪:胰岛素具有抗脂肪分解的作用,急性胰腺炎导致胰岛素分泌量不足,促使脂肪分解的肾上腺素、去甲肾上腺素等分泌增加,导致体内脂肪动员和分解增强,血清游离脂肪酸和酮体水平升高,从而使脂肪成为体内主要的能量来源。

(3)蛋白质:急性胰腺炎时,机体处于应激状态,骨骼肌分解增多,尿氮排除增多,呈现负氮平衡,当炎症、应激程度严重且持续时间太长时,可出现多脏器功能衰竭。全血浆蛋白含量减少,蛋白的周转率加速,支链氨基酸与芳香族氨基酸的比率降低,最重要的生化指标之一为血中白蛋白缺乏,导致循环中与蛋白结合的钙减少,加重低钙血症,有时血镁的浓度也降低。

3.营养治疗原则

营养治疗的目的是抑制胰液的分泌,减轻胰腺的负担,避免加重胰腺的损害,促进胰腺恢复,同时提供营养物质,预防或纠正营养不良,增强免疫防御能力,有利于降低各种并发症发生率。

轻微的急性水肿型胰腺炎的临床特征为腹痛、恶心、呕吐和消化不良,死亡率很低(<2%),对于这样的患者,标准的支持性治疗就足够了,不需要特殊的营养支持,3~7天后即可恢复正常饮食。然而,严重的坏死性胰腺炎的特征是器官衰竭,如果合并有坏死组织的感染,死亡率接近30%,一旦诊断为严重的坏死性胰腺炎,就要进行营养治疗。近年来的研究证明,无论完全肠外营养或是完全肠内营养,均可安全应用于重症胰腺炎患者,并为其提供足够的营养。随机、对照性急性胰腺炎的临床研究结果表明,完全肠内营养在迅速恢复炎症标志物至正常水平的时间、减少并发症以及降低医疗费用方面,均优于完全肠外营养。

急性胰腺炎的病情是判断其结局和选择治疗方法的主要指征,所以,一定要判断胰腺炎的病情。反映胰腺炎病情的指征有许多,目前最常用的指标是 APACHE-Ⅱ评分,主要是依据实验室检测和生命体征,评分≤9 分预示生存,≥13 分则死亡概率较高,由此,建议发病 48h 内评分≥10 分时,应将患者转入重症监护室,考虑启用肠外营养。

急性胰腺炎的营养治疗指南包括四项原则:①改变的代谢应由充分的营养支持来纠正。②避免医源性并发症(特别是过度营养)。③减少胰腺刺激至亚临床水平。④减弱全身炎症反应综合征。

(1)急性胰腺炎发作初期,应严格禁食禁水。主要治疗措施为治疗胰腺炎病因,纠正水和电解质、酸碱平衡紊乱,保护各脏器的功能。

(2)急性水肿型胰腺炎一般在禁食禁水 3~5 天后,患者腹痛明显减轻、肠鸣音恢复、血淀粉酶降至正常时,可直接进食无脂肪流食,如果汁、果冻、藕粉、米汤、菜汁、绿豆汤等食物,但禁食浓鸡汤、肉汤、鱼汤、牛奶、豆浆、蛋黄等食物。病情稳定后,可改为低脂肪半流食。

(3)急性出血坏死性胰腺炎:目前主张采用阶段性营养支持,即先肠外营养,后肠内、外营养并用,最后是肠内营养的过程。

1)肠外营养:在急性胰腺炎禁食期间,若 5~7 天内未见好转,就需要进行肠外营养。若患者发生低白蛋白血症或某些脏器功能受损,如成人呼吸窘迫综合征、血性腹水、氮质血症等情况时应及早给予肠外营养。这样可以抑制胰腺的分泌功能,使它处于完全"休息"状态,减少肠胰反射活动,减少或抑制肠道激素的释放,减少吸收的营养物质对胰腺的直接刺激作用。

由于急性出血坏死性胰腺炎的患者有胰岛素拮抗现象,所以在提供足够能量和氮量时,应随时调整胰岛素的用量,维持血糖和尿糖在允许范围内。在急性肠外营养时,应防止给予过多葡萄糖,以免产生过多的 CO_2 而加重代谢紊乱,可以用脂肪乳剂来补充能量。国内有人观察到,基础血三酰甘油(TG)值正常的胰腺炎患者,每日输注占总能量 40%~50% 的脂肪乳剂均能耐受,并且主张持续、缓慢静脉滴入,有利于机体利用。有相当数量的重症胰腺炎患者(27%)不能耐受以糖和大量胰岛素的营养配方。专家建议以脂肪为基础的营养支持应每日至少需要 80U 胰岛素。对于有高脂血症的急性胰腺炎患者,静脉给予脂肪应慎重,可用葡萄糖取代相应脂肪提供能量,或试验性输入脂肪并监测血中三酰甘油的浓度。

蛋白质按 1.0~1.5g/kg 的量予以补充,占总能量的 15%~20%。在有肝功能障碍时,输入的氮源应有所选择;如肝功能异常时,则应加入支链氨基酸,以防止昏迷,减少肌肉分解;肾功能异常时,应以输入高能量、低氮为主,氮源中注意给予必需氨基酸,少输入非必需氨基酸。

在重症急性胰腺炎中,肠外营养支持无疑是有益处的,但对于严重负氮平衡的患者,其预后未见明显改善。在进行肠外营养的患者,导管引起的败血症需要引起高度重视。

2)肠内营养:在急性胰腺炎患者肠功能未恢复前,肠外营养起了极其重要的营养支持作用,但若长期从静脉维持营养,将会由于输入营养成分不够全面,且发病 1~2 周后,高代谢与急性炎症造成的消耗,出现负氮平衡而营养不足。同时,肠外营养时,肠内无营养物质将导致肠黏膜屏障的损害,出现肠道细菌的移位,目前认为,这是重症胰腺炎并发感染的主要原因,所以当患者病情相对稳定,肠功能恢复后,应争取尽早进行肠内营养。

一般在治疗 7~10d 病情稳定,血淀粉酶正常,可闻及肠鸣音,患者无腹胀、腹泻时,开始试行肠内营养较为合适。建立经肠营养时应逐渐减少静脉的入量而逐渐增加经肠营养的入量,更重要的是在建立经肠营养前向肠道内滴入生理盐水及葡萄糖,剂量、速度应缓慢地增加,直至患者适应。肠外营养过渡到肠内营养一般需要 2 周时间。若坏死型胰腺炎已经进行过手术并做空肠造瘘,则通常在腹腔炎症稳定、胃肠功能恢复后,经空肠造瘘,进行肠内营养支持。装有要素膳的胃肠管深入得越远,则对胰腺的外分泌的刺激越小,因为这样就可以绕过正常的刺激胰腺分泌的头相、胃相和肠相。肠内营养除了提供足够的能量和氮源外,还可减少胰液的分泌,让胰腺仍处于相对“休息”阶段,一般选用短肽或氨基酸型低脂肪的肠内制剂,每天提供总能量可达 8368~12 552kJ(2000~3000kcal)。在肠内营养要素饮食中,根据病情稳定情况可逐步过渡到整蛋白型营养液或多聚体固定配方。若患者能适应整蛋白型配方膳食,则为今后逐步过渡到自然膳食打下基础,一般需要 1 个月左右时间。过早进入自然膳食,往往容易引起急性胰腺炎的复发。通常当患者能适应整蛋白型营养液后,体重多能维持或有所增加,伤口愈合。

当患者无明显腹部体征,血、尿淀粉酶完全正常,无并发症,CT 检查胰腺周围炎性渗出吸收,逐渐开始半流质饮食,停用 EN。在开始进食的 24h 内,每 4h 给予无热能的液体 100~300mL,如患者能耐受,则可给予含营养素的等量液体;如果患者反应还好,3~4 天后给予软食,最后给予固体食物。所有膳食中碳水化合物供能超过 50%,每餐热能逐渐从 160kcal 增加至 640kcal。恢复口服饮食后,应注意避免高脂肪、高动物蛋白及辛辣刺激性食物。

(二)慢性胰腺炎

慢性胰腺炎(Chronic pancreatitis)是由于各种原因造成胰腺局部的、节段性或弥漫性炎症,导致外分泌和内分泌胰腺组织逐渐被纤维瘢痕替代引起的疾病。当存留的正常组织少于10%时,患者可能产生外分泌不足(消化不良)或内分泌失调(糖尿病)。临床表现主要有反复发作的腹痛、腹胀、恶心、呕吐、腹泻、食欲缺乏等消化不良表现。

1.引起慢性胰腺炎的发病因素

(1)胆道系统疾病:胆石症、胆道蛔虫、胆道炎症等疾病可使胰管、胆管或胆总管的开口处狭窄或梗阻,可引起胆汁排泄不畅,胰小管破裂,胰酶损伤胰腺,诱发慢性胰腺炎的产生,此病因在我国较多见。

(2)慢性乙醇中毒:慢性乙醇中毒时,大量乙醇除可引起胰腺乳头水肿,影响胆汁和胰液的排出,同时导致胰腺分泌旺盛,乙醇及其代谢产物还可导致胰腺实质进行性损害和纤维化,从而导致慢性胰腺炎。在西方国家,大约60%的慢性胰腺炎是由乙醇引起的(平均每日摄入的乙醇大于等于50g)。

(3)急性胰腺炎和外伤后:急性坏死性胰腺炎、严重创伤会造成不可逆的胰腺囊肿和慢性胰腺炎。

(4)重度营养不良:热带地区重度营养不良(蛋白质、维生素与微量元素缺乏)引起广泛胰腺萎缩及纤维化,胰腺腺泡细胞内仅有少量酶原颗粒。

(5)高钙血症:高钙血症造成腺管结石,激活胰酶而引起胰腺炎,常发生于甲状旁腺功能亢进的患者。

(6)其他:约16%的慢性胰腺炎是先天性的,如胰腺分裂症,常从儿童期发病。某些药物、自身免疫性疾病等也可导致慢性胰腺炎。

2.慢性胰腺炎患者的营养状况

(1)消化不良和吸收障碍:胰腺的慢性炎症导致胰腺日渐钙化、功能不全、消化酶合成和转运受阻,不能满足代谢的需求。当胰腺的外分泌量低于正常的5%以下时,即出现明显的消化不良症状,最显著的是对脂肪的消化不良和吸收障碍,表现为脂肪泻,同时脂肪的消化吸收不良导致脂溶性维生素缺乏。脂肪泻患者也常存在蛋白质和碳水化合物的吸收不良,大便中出现多量未消化的肌肉纤维,因此,75%的慢性胰腺炎患者有不同程度的体重减轻。

(2)糖代谢异常:慢性胰腺炎后期,胰岛细胞严重受损,患者常并发糖尿病或糖耐量异常,由于同时存在胰高血糖素的缺乏,故即使应用小剂量胰岛素也可诱发低血糖。

3.营养治疗原则

营养治疗的目的是改善患者营养状况,同时,要缓解疼痛,消除发病诱因,防止复发。

大多数慢性胰腺炎患者可通过良好的食欲、高热能和摄入胰腺酶能维持他们的体重和体力,慢性胰腺炎一般不需采用更多的措施来达到或维持令人满意的营养状况;当患者由于慢性胰腺炎加重、胰腺水肿这类急性并发症导致患者严重衰竭和营养不良时,才考虑更多的措施,这些患者需要延长肠内营养或TPN。同样,肠内营养或肠外营养支持是术前准备或术后的理想选择。

(1)急性发作期营养治疗原则:急性发作阶段应禁食,静脉输液,不应过早地进食。24~48h,在患者能耐受的情况下,可给予不含脂肪的清流质饮食,包括米汤、稀藕粉、杏仁茶、果汁、蔬菜汁、蜂蜜汁、炒米茶、麦麸水等,2~3天后如无任何不适,亦未加重病情,患者对饮食已适应,可在流质饮食的基础上,适量增加过罗粥、蛋白水、枣汁、胡萝卜汁等。随病情好转,可改用相对无脂肪(或仅含微量脂肪)的半流质饮食,适当扩大食物的品种和增加食量,如增加米粥、素面片、挂面、面包、少油的饼干,及少量的碎软蔬菜、熟透或煮软的水果,此时的糖类是治疗膳食的主要能源,脂肪仍需严格限制。以后病情趋于稳定,患者对饮食的耐受力增加,治疗饮食可以逐步过渡到高糖、低脂、多维生素、适量蛋白质的半流质饮食,继而转为能量充足、适量蛋白质与糖类分配合理、清淡易消化的少渣软饭。

伴有明显感染症状时,先行肠外营养治疗,以抑制胰腺外分泌,保证胰腺能得到休息,感染控制后,可逐步试行鼻饲插管。在开始经肠营养时,应逐步增加入量和营养液的浓度,营养液应选低脂性。

(2)静止期营养治疗原则

1)供给充足的能量:慢性胰腺炎患者常处于低营养状态,因此需要有充足的能量来补偿体内高分解代谢的消耗和增加抗病能力。每日需供给 10.5～12.6kJ(2500～3000kcal)。如患者较长时间不能进食或摄入量过低,则可根据患者的具体情况,采用要素膳以满足其基础能量消耗和营养需要。为保证膳食中营养素在体内充分吸收利用,有效地补充能量,需要给予足量的胰酶制剂以减轻胰腺内、外分泌的负担量,阻止病情发展或恶化。

2)供给质优量足的蛋白质:选用含脂肪少、生物价高的蛋白质食物,如鱼、虾、鸡肉、兔肉、瘦肉(猪、牛、羊)、脱脂酸奶、蛋清(限蛋黄)以及少油的豆制品,如豆腐、豆浆等。每日供给 100～120g 蛋白质,其中优质蛋白质约占半数。

3)控制脂肪:开始时严格限制脂肪的摄入量(20g/d),然后过渡到中度限制(40g/d)。随病情好转,患者能耐受时,可再略为增加脂肪的摄入量达到 50g/d。必要时可采用中链脂肪酸(MCT)取代普通食油作烹调,以改善食物风味,减轻脂肪的吸收不良。MCT 在胆盐或胰脂酶缺乏的情况下大部分可被吸收,为机体提供能量(1g MCT 可产生 34.7kJ,约相当于 8.3kcal),不过不宜一次大量使用,以免引起不良反应。MCT 水解迅速,对胃肠道有刺激作用,会产生腹胀、恶心、腹泻等症状。同时用 MCT 时,患者进食速度要放慢,少食多餐,可以避免不良反应,而且 MCT 氧化迅速,会形成酮体,因此在使用 MCT 时应适当补充双糖,防止发生酮血症。

此外,食物的烹调应以蒸、煮、氽、熬、拌、烩等方法,以减少脂肪的摄入量,长期(至少 1 年)避免过多脂肪食物,如油饼、油条、油炸食品、肥肉、奶油点心、炸鸡、炸花生米等。

4)供给充足的碳水化合物:碳水化合物作为能量的主要来源,多用易于消化吸收的糖类,如蔗糖、红糖、蜂蜜、藕粉、杏仁茶、粉丝、粉皮以及栗子、莲子、芡实等都可酌量采用。

如患者发生糖尿病,需供给糖尿病的基本膳食。

5)供给丰富的微量营养素:患者由于脂肪泻、疾病应激、治疗用药等影响,微量营养素有不同程度的缺乏,尤其是脂溶性维生素 A、维生素 D、维生素 E、维生素 K 和维生素 B_{12}、维生素 C 及叶酸、钙、铁等需及时补充,以保证营养,纠正电解质紊乱,保持酸碱平衡。

6)饮食要有规律,且适量:少食多餐(每天 4～5 餐),防止过饱、过饥、暴饮暴食。

7)绝对禁酒:纵酒是慢性胰腺炎的主要原因,饮酒可加速疾病的发展,引起多种并发症,戒酒虽不能使本病静止或痊愈,但可使其进展缓慢,有利治疗。

8)忌用化学性和机械性刺激的食物,味精限量为 6g/d 以下。忌用生冷、不易消化以及刺激胃液分泌的食物,如鸡汤、鱼汤、蘑菇鲜汤、咖啡、咖喱、辣椒粉、胡椒、芥末等,萝卜、洋葱、韭菜等易胀气的蔬菜。采用少量多餐方式,避免暴饮暴食。

第十一章　营养与肾脏疾病

肾脏疾病除常见的肾小球肾炎、肾病综合征、肾衰竭外,还包括糖尿病肾病、肾肿瘤、肾结石、肾移植术后、肾透析、尿酸肾病等其他肾脏疾病,发病率占世界总人口的 1% 以上,是危害人类健康、造成死亡的主要原因之一。在发达国家,糖尿病、高血压及各种代谢疾病(如痛风)的发生率升高,在其后期都会影响肾脏,如美国糖尿病肾病已成为慢性肾衰竭——尿毒症的主要原因,发病率高达 35%～37%;此外,肾脏代替疗法的广泛应用也带来常见的医疗问题。无论何种类型的肾脏疾病,都与营养素代谢关系密切,结合临床营养和饮食特点对肾脏病患者提出饮食治疗原则及营养与配膳方案十分重要,配合药物治疗可达到维持患者的营养需要、增加抗病能力、适当发挥健全肾单位的生理功能、减轻肾脏负担、改善生活质量,延缓病情的发展或恶化的目的。

第一节　肾脏病的病理特点及营养治疗原则

肾脏是泌尿系统中的重要器官。肾脏外形似蚕豆,外观表面光滑,呈红褐色,外有被膜,位于脊柱两侧,左右各一,紧贴腹后壁。其内侧中部凹陷开放称为肾门,内有肾盂、血管、淋巴管和神经丛,它们由此进入肾脏里面。如果把肾脏从纵轴切开,可看到两层,外层为肾皮质内有许多细小红色点状颗粒,即起滤过作用的肾小球;内层呈暗红色为肾髓质,内有许多细小条纹即发挥重吸收功能的肾小管。肾小球与肾小管相连,称作肾单位。人体每个肾平均重量为120～150g,约有 130 万个肾小球,人的双肾每天滤出原尿约 180L,里面含有葡萄糖、氨基酸、维生素、多肽类物质、水分、钠、氯及肌酐、尿素、尿酸及其他代谢产物等许多成分。当原尿流经肾小管时,99% 的水分和营养成分被重新吸收人体内,剩余的机体代谢废物和很少的水分形成1.5～1.8L 的尿液排出体外。当罹患肾脏疾病时,人体会产生一系列营养代谢障碍。

一、肾脏病的病理特点

(一)肾脏的生理功能

肾脏对体内的各种代谢产物、大部分有害物质的排出以及维持人体水、电解质、酸碱平衡和调节内分泌等内环境的稳定起着重要作用。其基本生理功能表现在五个方面。

1.形成尿液,排出代谢产物、毒物和药物

肾血流量占全身血流量的 1/5～1/4,肾小球滤过率(Glomerulonephritis filtration rate, GFR)120mL/min.滤液经肾小管时,99% 被重吸收,代谢产物、药物及毒物可排出。

2.调节体内水和渗透压

在近曲小管中,葡萄糖及氨基酸被完全回收,碳酸氢根回收 70%～80%,水及钠的回收65%～70%;滤液进入髓袢后进一步被浓缩,约 25% 氯化钠和 15% 水被重吸收;远曲及集合小管不透水,但能吸收部分钠盐,使液体维持在低渗状态。

3.调节电解质浓度

肾小球滤液中含有多种电解质,当进入肾小管后,钠、钾、钙、镁、碳酸氢根、氯及磷酸根离子等大部分被重吸收,按人体的需要,由神经－内分泌及体液因素调节其吸收量。

4.调节酸碱平衡

肾对酸碱平衡的调节包括:①排泄 H^+,重新合成 HCO_3^-,主要在远端肾单位完成。②排出酸性阴离子,如 SO_4^{2-}、PO_4^{3-} 等。③重吸收滤过的 HCO_3^-。

5.内分泌功能

肾脏分泌的激素主要有血管活性素、肾素、前列腺素和激肽类物质,参与调节肾内外血管收缩或扩张;生成 $1,25-(OH)_2-D_3$ 调节钙、磷代谢及红细胞生成素促进红细胞生成等;而对一些激素具有灭活作用,影响其代谢。

(二)肾脏病的病理特点

肾脏病患者体内蛋白质、糖、脂肪、维生素和某些微量元素等各种营养素及水、电解质体液物质的代谢紊乱是其病理生理变化的突出特点,主要表现单个肾单位滤过率下降和/或有功能的肾单位的数目减少,使肾小球滤过率(GFR)下降。

经肾脏过滤排泄的尿素、肌酐、磷酸盐、硫酸盐、尿酸、镁和氢离子等溶质在体液内逐渐积累,导致代谢性酸中毒。当肾脏疾病进入晚期时,酚类、胍类化合物、有机酸、吲哚类、多种代谢产物和某些肽类等其他化合物也会在体液中堆积,到达一定浓度时可能具有毒性,是造成晚期肾脏疾病的原因之一。

1.蛋白质、糖、脂肪和其他营养素代谢失调

多种肾脏疾病的病变均可出现蛋白质代谢紊乱,尤以肾病综合征或急、慢性肾衰竭时的表现突出。蛋白质代谢紊乱一般表现为蛋白质代谢产物蓄积,体内必需氨基酸水平下降,最终可导致氮质血症。各种病因引起肾小球基底膜漏出蛋白质形成蛋白尿、血浆白蛋白水平及有效循环血容量降低,使肾小球有效滤过率降低,原尿生成减少;几种肽(β_2 微球蛋白,轻链)、蛋白质、肽类激素(包括胰岛素、胰高血糖素、生长激素和甲状旁腺激素)等主要在肾脏降解,一些物质在肾脏合成如红细胞生成素、$1,25-(OH)_2-D_3$ 等,合成和降解功能减弱也是造成肾功能不全时出现一些异常的原因之一。

肾脏也参与糖异生和脂肪代谢。因此,肾脏疾病可导致多种代谢异常以及对中间代谢、血循环中的激素浓度和某些营养素的吸收造成显著影响。此外,随着肾衰竭的进展,可能发生食欲不良、恶心、呕吐等症状,这会进一步减少能量的摄入。

2.水、电解质代谢失调

人体内的酸碱平衡是维持人体生命活动的重要基础。在正常膳食情况下,糖、脂类、蛋白质氧化分解产生的硫酸、磷酸、乳酸、丙酮酸等酸性物质(称为固定酸)通过肾脏排出体外。代谢产生的酸性物质或碱性物质进入血液不会引起血液 pH 的显著变化,主要是体液中的缓冲系统——呼吸系统及肾脏发挥重要的调节作用。肾脏通过对肾小球滤过的碳酸氢盐的重吸收和生成新的碳酸氢盐,使细胞外液中的碳酸氢盐的浓度保持稳定,以维持体液的酸碱平衡。

轻度肾脏病变时,肾脏对各种电解质和酸碱平衡的调节能力基本正常或出现某种程度的下降,但尚能代谢。随着肾功能的减弱,当肌酐清除率(Creatinine clearance rate,Ccr)明显下

降(低于 25mL/min)以及人体对钠、钾和水摄入的改变时,迅速反应的能力逐渐降低,会出现各种水、电解质和酸碱平衡的失调。随着肾脏疾病的进展,身体对钠、其他溶质和水摄入量变化的应变能力显著降低,当肾功能不全时,有功能的肾单位减少得越多,肾脏能够排泄溶质或水的总幅度越窄,细胞外液的容量和成分也会发生变化。原发性代谢酸中毒或碱中毒的形成,主要与呼吸运动和肾脏活动有关,其中肾脏起着更大的作用。

二、肾脏病的营养治疗原则

肾脏病营养治疗的原则需要根据病情,配合药物治疗来调整膳食中某些营养素的摄入量。如急、慢性肾衰竭时,需限制蛋白质的摄入量;水、钠潴留时,需限制食盐的摄入量;高钾血症时需限制钾的摄入量;低钾血症时则增加钾的摄入量。通过补充一种或数种特殊营养素或其前体,达到改善营养状况、提高机体抵抗力的目的。

(一)保证膳食总热能和控制蛋白质摄入量

1.供给充足的碳水化合物

调整碳水化合物、脂肪和蛋白质的摄入比例,既要保证机体获得足够的能量,又要使有限数量的蛋白质能充分用于组织的修复。若能量供给不足,机体可通过糖异生途径将蛋白质转变生成能量,消耗体内的氨基酸,造成非蛋白氮代谢废物量增加,加重氮质血症。

2.限制蛋白质的摄入量

低蛋白饮食对肾脏病患者十分重要。蛋白质的代谢产物(如尿素、尿酸、肌酐等含氮物质)均从尿液中排出,肾脏滤过率明显下降时排泄功能产生障碍,使这些含氮毒物蓄积体内造成中毒;有时因蛋白质代谢不完全,则可能发生蛋白尿。较轻的氮质血症的患者,每日食入的蛋白质 40g 左右为宜,随着氮质血症的加重,食入蛋白质的量也要相应减少。但是,如长期每日摄入低于 20g 的蛋白质,患者就难以保证基本的营养素需要量,这时,要想不限制蛋白质的摄入量,只有做透析疗法。

3.选择优质蛋白质

某些肾脏患者体内必需氨基酸(Essential amino acid,EAA)水平下降,非必需氨基酸(Nonessential amino acid,NEAA)水平升高,出现氨基酸代谢失调。肾功能不全时,蛋白质的供给原则是既要适当减少,又必须保证获得充足的必需氨基酸。动物性食物中如鱼、蛋、瘦肉、乳类等优质蛋白质含量高,必需氨基酸种类齐全,比例适当,对维持氮平衡,改善营养状况有益。

(二)调节膳食中电解质和无机盐含量

1.适当量的钠盐摄入

当患者出现水肿、高血压或心力衰竭时,膳食中应限制钠盐摄入量,防止水潴留和血容量增加而加重心脏负担;但当肾小管钠重吸收功能降低或合并严重腹泻、呕吐时,应及时补充钠盐,避免出现低钠血症。

2.适时调整膳食中钾的含量

若患者肾脏储钾能力差或排尿量较多或应用利尿剂使血钾降低时,应选食含钾丰富的食物,以防止出现低钾血症。当患者体内出现组织高分解状况、出现少尿或无尿使血钾升高时,要限制钾盐摄入,高钾血症往往是肾衰竭患者致死原因。

3.限制饮食中磷、镁的摄入

对于高磷血症患者,应限制食物中磷的摄入。应用低蛋白饮食时,即可使磷得到限制。肾脏患者有时会出现高镁血症,导致肌无力或神志障碍甚至轻度昏迷,此时应设法限制膳食中镁的摄入。

4.摄食富含铁的食物

某些肾脏病(如肾衰竭晚期患者)可有出血倾向和贫血,配合药物治疗,膳食中应提供含铁丰富的食物。

(三)低脂和富含维生素的膳食

肾脏病患者都应尽量用清淡膳食,高脂饮食会加重已有的肾损害。临床实践中,一些肾脏病(如肾病综合征、慢性肾衰竭、尿毒症及相当部分慢性肾炎患者)都有脂质异常,这与高脂饮食有一定关系。出现高脂血症时除了要接受降脂治疗,更要控制饮食,根据肾损害的原因进行饮食调节。同时在膳食中应注意供给富含 B 族维生素和维生素 C 的食物。

(四)合理控制进入体内的水分

根据病情变化,要合理控制水分的入体量。当出现水肿、少尿或无尿时,应限制液体入量,若肾脏浓缩能力减退,尿量成倍增加,此时应增加液体入量防止脱水。液体控制计算公式参考如下:

$$总入量＝不显性失水－内生水＋前一日尿量$$

式中不显性失水为经肺和皮肤丢失的水分(700～1000mL/d),内生水为体内代谢过程中产生的水分(300～400mL/d)。

显性失水是指呕吐、腹泻或引流所失水量。若患者出现发烧,体温每升高 1℃时,不显性失水应增加 10%～15%。

第二节　营养与肾小球肾炎

肾小球肾炎是指具有少尿、血尿、蛋白尿、水肿,常伴有高血压、肾功能损害等临床表现的肾小球疾病。临床上可分为:急性、急进性、慢性及隐匿性肾小球肾炎。

一、急性肾小球肾炎的营养治疗

急性肾小球肾炎(Acute glomerulonephritis,AGN),简称急性肾炎,是机体对某些致病因素(常见为溶血性链球菌)产生变态反应后,形成抗原抗体复合物,沉积在肾小球引起的以两侧肾脏弥漫性肾小球损害为主的疾病,任何年龄均可发病,但以学龄儿童为多见,青年次之,中年及老年少见,一般以男性发病率较高,男女之比约为 2∶1。

(一)病理特点及临床表现

急性肾炎的肾脏肿大,色灰白而光滑,故又称"大白肾"。其病理改变主要为弥漫性毛细血管内皮增生及系膜增殖性改变,肾小球系膜、毛细血管及囊腔均有明显的中性粒细胞及单核细胞浸润,增殖的细胞及渗出物可引起肾小球毛细血管腔狭窄,滤过膜的通透性和面积都受到损害,致使肾小球滤过率急剧下降,而远端肾小管对钠及水的重吸收相对正常,引起钠、水潴留。

临床表现为少尿、血尿、蛋白尿、高血压及循环淤血。长时间蛋白尿,血尿会造成患者营养不良、低蛋白血症、贫血,血浆渗透压下降而导致水肿。①潜伏期:病前 2～3 周常有上呼吸道炎等链球菌感染史,平均为 10 天,少数患者可短于 1 周。②全身症状:起病时症状轻重不一,80%～90% 的患者有水肿,食欲减退、疲乏无力、恶心呕吐、头痛、精神差、心悸气促,甚至发生抽搐;部分患者先驱感染没有控制,则可发热,体温在 38℃ 左右。③尿异常:尿频、尿急;绝大多数患者有血尿,可出现短期肌酐、尿素氮增高;约 95% 病例有蛋白尿,持续性蛋白尿是转变为慢性趋向的表现。④高血压:见于 70%～90% 的患者,出现中等程度高血压,高血压与水肿持续时间不完全一致,多在 2 周左右恢复正常。

个别患者病变严重有毛细血管祥坏死及新月体出现呈急进性肾炎,又称快速进行性肾小球肾炎。因为病情发展迅速,如果不及时采取措施,常于短期内死于尿毒症,又称为恶性肾小球肾炎。

(二)营养治疗原则

营养治疗的目的首先在于减轻肾脏负担,降低因内源性蛋白质分解而引起的血清氮水平,消除水钠潴留引起的水肿,使升高的血压下降,纠正电解质紊乱,维持机体的营养需要。

1.低蛋白饮食

原则上应根据患者蛋白尿的程度及肾功能状况来确定,此外也要兼顾患者的水肿、高血压等情况综合考虑。应选用鸡蛋、牛奶、鱼及瘦肉等含必需氨基酸丰富、生物利用度高的优质蛋白质食物。轻症患者膳食中蛋白质供给只需要适当限制,按每千克体重 0.8g/d,一般为 40～50g/d;中、重症病例,出现明显水肿,血压升高,尿素氮超过 21.42mmol/L 时,蛋白质供给按每千克体重 0.5g/d 计,控制在 20～40g/d,以减轻肾脏负担。当氮质血症好转,尿量增多时,无论有无蛋白尿,蛋白质的供给量应逐步增加至每千克体重 0.8g/d,以利肾功能的恢复。病情稳定 2～3 个月后,可恢复蛋白质的正常摄入量。

2.三大产热营养素占热能比例合理

按每日 25～35kcaL/kg(0.10～0.15kJ)计,全天总热能应在 1500～2000kcal(6.17～8.37kJ)之间。热量中糖类的摄入量要充足,可供给 300～400g/d,占总热能的 65% 左右,以保证蛋白质在有限数量内充分用于组织的修复,可选择甜点心以及富含淀粉的粉皮、凉粉及含糖类高的蔬菜等;脂肪可占总热能的 25% 左右,但要以植物油为主,少吃含动物油脂多及油炸的食品。

3.供给充足的维生素和微量元素

维生素 A、B 族维生素、维生素 C、叶酸、铁等,均有利于肾功能恢复及预防贫血的发生,选择适合患者的新鲜蔬菜与水果,保证维生素 C 摄入量在 300mg/d 以上;恢复期可多供给红枣、桂圆、山药、银耳、莲子等含维生素和微量元素丰富的食物。

4.低盐、无盐或低钠膳食

根据病情特别是水肿症状的轻重适当限制钠盐和水分的摄入,可采取低盐、无盐或低钠饮食。低盐膳食:避免食用含钠高的食品,烹调用食盐量 2～3g/d(含钠 400mg/g)或相当于酱油 10～15mL;无盐膳食:每日主副食中含钠量<700mg,烹调时不添加食盐及酱油;少钠膳食:禁食含钠量高的蔬菜,如小白菜、菠菜、油菜、白萝卜等,每日主副食含钠量应<500mg,烹调时不

添加食盐及酱油。每日进液体量等于前一日尿量加 500mL。

5.限制钾离子摄入量

少尿或无尿时,水分限制在 500mL/d 以下,钾离子的摄入量应严格控制,避免食用含钾离子高的蔬菜及水果类食物,如贝类、海带、紫菜、香菇、鲜蘑菇、黑枣、豆类等。

6.注意食物的酸碱性及清淡饮食

尿液偏酸性的急性肾小球肾炎,应提供碱性食物使尿液接近中性,有利于治疗;但在少尿期,为预防高血钾的发生应限制含钾丰富的蔬菜和水果等碱性食物;饮食应以清淡为好,限制刺激性食物及香料。

(三)营养配膳食谱

1.膳食中营养成分建议

膳食控制根据病情轻重而有所不同,膳食中营养成分建议见表 13-1,表 13-2。

表 13-1　急性肾炎的膳食营养成分

	轻型	中度和重度型
蛋白质	稍限,0.8～1.0g/(kg·d),50～60g/d	0.6～0.8g/(kg·d),40～50g/d
食盐	4～5g/d	无盐或低盐(2～3g/d,含钠 800～1200mg/d)
水分	不限	500～1000mL＋前一日尿量
能量	30～35kcal/(kg·d)(轻体力劳动标准)	25～30kcal/(kg·d)(卧床休息)
维生素	均应丰富,其中维生素 C>300mg/d	同轻型

表 13-2　急性肾炎一日所进食物数量和营养价值

食物	数量(g)	蛋白质(g)	脂肪(g)	糖类(g)	能量(kcal)
大米	150	10.2	2.0	115.0	519
面粉	150	14.9	2.7	111.9	531
鸡蛋	50	7.45.8	0.8	85	—
菠菜	50	1.20.2	1.5	14	—
茄子	250	5.7	0.27.5	58	—
西红柿	200	1.6	0.6	4.4	30
苹果	100	0.40.5	13.0	58	—
糖	35	—	—	35.0	140
油	20	—	20	—	180
总计	41	32	289	1615	—

2.食谱举例

(低盐低蛋白软饭)

早餐:白米饭、糖包子。

午餐:馒头、菠菜蛋花汤面。

加餐：苹果。

晚餐：软饭、烧茄子、番茄切片。

二、慢性肾小球肾炎的营养治疗

慢性肾小球肾炎（Chronic glomerulonephritis，CGN）简称慢性肾炎，是由多种原因引起的一组肾小球疾病，而以免疫炎症为主，可原发或继发于其他疾病。本病可发生在不同年龄，以中青年为多，男女发病率之比为 2：1。大部分慢性肾炎并非由急性肾炎迁延而致，其他细菌及病毒感染，特别是乙型肝炎病毒感染可引起慢性肾炎。慢性肾炎后期，患者多出现贫血，主要是由于肾实质受损，红细胞生成素生成减少及营养不良。贫血的严重程度与肾脏病变及肾脏功能减退成正比。

（一）病理特点及临床表现

慢性肾小球肾炎的病理改变可因病因、病变活动程度而有所不同，病变可以局灶性或弥漫性，随发病时免疫病理机制的不同可表现为不同程度的系膜和（或）内皮细胞增生，毛细血管基膜增厚，基膜增厚伴系膜增生（基膜增生性）及局灶性硬化，进而肾组织萎缩，出现固缩肾等。

由于肾脏不能排泄尿素和肌酐，而致血尿素、肌酐水平升高，体液、钾、钠和磷潴留。肾脏正常活化红细胞生成素和维生素 D 的能力受损，由于肾缺血引起红细胞生成素减少，加上厌食、食欲缺乏造成铁、叶酸和蛋白质摄入不足，均会导致肾性贫血，故常发生贫血、低钙、骨质疏松和高磷血症。钠和水代谢异常，造成高血压和钾潴留，可引起心脏节律障碍。有机酸的潴留引起代谢性酸中毒。临床表现主要为蛋白尿、血尿、水肿、高血压和肾功能损害，大致可分为以下几个临床类型。

1.普通型

一般每 24h 的尿蛋白为 1.5～3.5g，可有血尿、管型尿、高血压、肾功能损害等症状。

2.肾病型

除普通型临床表现以外，每 24h 尿蛋白大于 3.5g，血浆蛋白低下，白蛋白可小于 3g，患者多有程度不等的水肿。

3.高血压型

除普通型临床表现以外，尚有持续性中度以上的高血压症状。

4.隐匿型

仅有轻度肾功能损害，预后较好。

（二）营养治疗原则

营养治疗的目的是根据不同疾病状态提供合理营养方案，增强机体抵抗力，预防感染，减少发作诱因，防止病情恶化。

1.根据肾功能损害情况决定蛋白质摄入量

①不能过度限制蛋白质摄入，以防造成营养不良。②在有限制的蛋白质摄入量范围内，要优先选择牛奶、鸡蛋、新鲜瘦肉、鱼等优质蛋白质进食。③肾功能正常的慢性肾炎患者应该摄入正常量蛋白质，以不超过每千克体重 1g/d 为宜。④当肾功能不全出现少尿、水肿、高血压等症状时，应适当限制蛋白质摄入量，每千克体重 0.6g/d 左右，不超过 50g/d，同时配合麦淀粉饮食治疗。⑤有氮质血症的患者，其肾组织 2/3 以上已损坏，高蛋白饮食能造成肾小球高灌注及高滤过，这可能是高蛋白饮食促进肾小球硬化、加速肾功能损害的主要机制，控制蛋白质的摄

入,是治疗上颇为重要的一环。

2.碳水化合物和脂肪作为热能的主要来源

①在低蛋白饮食加必需氨基酸治疗的同时,必须保证每日进食有足够的热量。②适当增加饮食中糖类(如麦淀粉、藕粉及食糖等)及植物油的比例,以保证摄入的蛋白质能被机体充分利用去合成自身蛋白质,纠正机体负氮平衡。③热能以每千克体重 30～35kcal/d 计算,在2000～2200kcal/d 为宜。

3.适时调整入水量,供给足量维生素

①排尿量正常情况下,可不限制水分,采用日常饮食即可。②当出现水肿和高血压时,入水量要严格限制,简单的计算方法是以前一天的尿量(mL)加 500mL,入水量不超过 1000mL/d。③每日应供给足量的新鲜蔬菜和水果,如冬瓜、胡萝卜、鲜藕、西红柿、金针菜、蜜桃、梨、西瓜、橘子等,满足机体对各种维生素的需要。

4.采用低钠饮食,利尿消肿

①低钠饮食指摄入食盐 2～3g/d,以减轻机体水、钠潴留,有利降压及利尿。②患者有水肿、少尿(尿量少于 500mL/d)、高血压合并心力衰竭、肺水肿时,应严格忌盐。③对于食欲缺乏患者,可考虑用无钠盐或无盐酱油等作为食盐代用品来烹调饮食。

5.以尿量和血钾水平调节钾盐的摄入

①患者尿量在 1000mL/d 以上时,不必限制钾盐的摄入。②尿量在 1000mL/d 以下或有高血钾,应选用低钾饮食,将蔬菜切成小块,浸泡后用大量水同煮,弃水食用可降低新鲜蔬菜中钾含量。③常用食物中含钾在 100mg/100g 以下的有:猪血、猪肠、海参、蛋类、面筋、南瓜、藕粉、花菜、粉皮等。

6.适量补充微量元素

①慢性肾炎因促红细胞生成素减少,低白蛋白血症常伴难治性贫血,应食用含铁丰富的食物如油菜、木耳、红枣、桂圆、赤小豆等纠正贫血,同时及时补充铁剂、维生素 B_{12}、叶酸等。②慢性肾炎除了缺铁同时兼有缺锌状态,除口服锌制剂外,提倡营养补锌,从食物中摄入含锌高的食物,如牛肉、羊肉、蛋黄、动物胎盘、鱼类、大豆、枸杞等,纠正患者的缺铁缺锌状况。

7.少吃或不吃辛辣刺激性食物

辛辣刺激性食物及海腥食物应少吃或不吃。

(三)营养配膳食谱

1.慢性肾炎不同临床期饮食处理

①无症状蛋白尿或血尿:尿蛋白丧失 1～2g/d,一般饮食,略限盐。②无氮质血症,但尿蛋白丧失较多或有血浆蛋白低下,蛋白质按每千克体重 0.8～1.2g/d 正常需要量供给,其中优质蛋白质占 50%以上。③高血压型患者给予少盐或短期无盐饮食为宜,避免肾功能的恶化,同时应定期检查血钾、钠水平,以防止体内钠含量不足。④当肾功能明显减退时,适当控制蛋白质量,摄入总量<30g/d,选择动物性食物等优质蛋白质;不要过分限制钠盐的摄入,以避免血容量不足甚至出现氮质血症。

2.膳食中营养成分建议

膳食控制根据病情轻重而有所不同,膳食中营养成分建议见表 13-3。

表 13-3 慢性肾炎的营养治疗食谱表

食物名称	数量(g)	蛋白质(g)	脂肪(g)	糖类(g)	能量(kcal)
面粉	200	18.8	2.8	150.0	700
大米	150	102	1.9	115.2	519
牛奶	200	6.6	8.0	10.0	138
猪肉	75	12.5	21.6	0.8	248
鸡蛋	50	7.4	5.8	0.8	85
扁豆	100	1.5	0.2	4.7	27
茄子	200	4.6	0.2	6.2	46
西红柿	100	0.6	0.2	313	17
苹果	100	0.4	0.5	13.0	58
糖	15	—	—	15.0	60
油	25	—	25.0	—	225
总计	—	62	66	319	2123

3.食谱举例

（慢性肾炎普通饭）

早餐：馒头、加糖牛奶。

午餐：猪肉扁豆馅水饺。

加餐：苹果。

晚餐：米饭、茄子肉片、番茄鸡蛋汤。

第三节 营养与肾病综合征

肾病综合征（Nephrotic syndrome）是指因肾脏病理损害所致的一组具有一定内在联系的临床症候群，常见症状为大量蛋白尿、低蛋白血症、高脂血症、水、钠潴留造成的水肿。随着病情的发展，患者抵抗力减弱，会出现蛋白质营养不良症。

一、病理特点及临床表现

肾病综合征的真正病因目前尚不清楚，凡能引起肾小球疾病者几乎均可出现肾病综合征。因原发病变不同，肾病综合征可合并有肾功能不全。

（一）病理特点

在病理学上，微小病变肾病，系膜增生性肾炎，膜性肾病，肾小球局灶节段性硬化，系膜毛细血管性肾炎等都可发生肾病综合征，又将其分为肾病综合征Ⅰ型和肾病综合征Ⅱ型。

Ⅰ型主要表现为电荷屏障破坏，以大量蛋白排出为主，称为选择性蛋白尿；Ⅱ型常有严重结构改变，导致分子屏障破坏，蛋白质滤出增加，因而出现蛋白尿。正常情况下，肾小球滤过膜，由毛细血管内皮细胞层、基底膜和肾球囊脏层上皮细胞层组成，滤过膜对蛋白质过滤起屏障作用。肾病综合征时,此屏障作用受损,尿中大量丧失蛋白质。持久大量的蛋白尿,使血浆蛋白特别是白蛋白浓度降低,可出现白球蛋白比例倒置,血液胶体渗透压下降,改变了毛细血管内与组织间液体交换的平衡,水滞留在组织间隙内形成水肿;由于有效血容量减少,促进肾素、血管紧张素、醛固酮系统分泌增加,引起水钠潴留;另外,因肾血流量减少使肾小球滤过率下降也促使水肿发生。

(二)临床表现

临床上将肾病综合征分为原发性和继发性两大类。原发性肾病综合征,是由原始病变发生在肾小球的疾病所引起,急性肾小球肾炎、急进性肾小球肾炎、慢性肾小球肾炎等都可在疾病过程中出现肾病综合征。继发性肾病综合征,即继发于全身性疾病者,如糖尿病肾病、系统性红斑狼疮肾炎、肾淀粉样变、感染、药物性疾病、某些结缔组织病及遗传性疾病等均可引起肾病综合征。肾病综合征的定义是由临床表现所界定的,它包括以下几方面。

1.大量蛋白尿

为肾病综合征必备的第一个特征。由于肾小球滤过膜对血浆蛋白的通透性增加,致使原尿中蛋白含量增多超过近曲小管上皮细胞的重吸收能力而形成大量蛋白尿,其成分中主要是白蛋白。一般尿蛋白总量大于 3.5g/d 以上,有高达 30g 者。

2.低白蛋白血症

为肾病综合征必备的第二个特征。主要是由于大量蛋白尿造成低白蛋白血症,血清白蛋白<30g/L,儿童<25g/L;患者常伴有营养不良,一般呈负氮平衡;常有贫血、乏力、毛发稀疏、枯黄、肤色苍白失去润泽、指甲可见白色横行的宽带(Muchreke线)等表现;儿童患者可影响其生长发育。

3.高脂血症

血清胆固醇>6.5mmol/L。血浆白蛋白降低时,蛋白质合成增加,同时亦刺激脂蛋白的合成,而脂蛋白分解酶活力下降,机体总胆固醇、三酰甘油、低密度和极低密度脂蛋白等均可明显升高。

4.水肿

尿中大量蛋白使血浆胶体渗透压下降以及肾小球滤过率下降使水潴留在组织间隙形成水肿。水肿常受摄入的钠量、患者的体位、组织的弹性、输入液量以及有无心肝疾患的影响,其严重程度与蛋白尿及低蛋白血症的程度不完全成线性比例。肾病综合征的水肿程度轻重不一,以组织疏松处最为明显。常出现于眼睑及下肢,严重者可全身水肿或见胸腔、腹腔,甚至心包积液。

5.高血压

成人肾病综合征者 20%～40% 有中度高血压,通常在 18.7～22.7/12.7～14.7kPa(140～170/95～110mmHg)之间。

二、营养治疗原则

肾病综合征的营养治疗必须针对患者具有大量蛋白尿、低蛋白血症、水肿和高脂血症的四大特点,以保护肾功能,减缓肾功能恶化程度,配合药物治疗,积极预防和治疗合并症为目的。

(一)按病程变化调节蛋白质摄入量

1.血浆蛋白低于正常者,给予高蛋白质饮食

供给量以每千克 1.5～2.0g/d 计算,总量控制在 100～120g/d,以纠正和防止血浆蛋白降

低、贫血及营养不良性水肿。

2.高生物价蛋白质为主体

优质蛋白质占蛋白总量的 60%～70%。

3.氮质血症者限制蛋白质摄入

一旦出现肾衰竭或氮质血症,应限制蛋白质,摄入量控制在 50g/d 左右。

(二)供给充足的能量、无机盐和维生素

1.供给充足的能量

能量供给为 30～35kcal/(kg・d),使蛋白质能为机体充分利用。

2.补充无机盐和微量元素

由于长期大量蛋白尿,同时丢失与蛋白结合的某些无机盐和微量元素,使人体钙、镁、锌、铁等元素缺乏,应给予补充微量元素含量丰富的蔬菜、水果、杂粮、海产品等。

3.及时增加维生素的摄入

饮食中要补充增加维生素 A、维生素 D 和维生素 B_2、维生素 C 等,多食用含维生素丰富的食物。

(三)少盐、无盐或少钠饮食

1.少盐饮食

摄入盐量不超过 2～3g/d(1g 食盐的含钠量为 400mg),不再加食其他含盐食物,给予无水肿者。

2.无盐饮食

在烹调时不再加盐或用其他含盐食物,一般加糖醋以增进口味,饮食中食物内的含钠量应不超过 1000mg/d,给予有水肿现象者。

3.少钠饮食

除在烹调时不再加食盐或其他含盐食物外,还要计算一天饮食中食物内的含钠量,不超过 250～500mg/d;注意禁食含碱主食及含钠高的食物,如咸蛋、咸菜、萝卜、菠菜、小白菜、油菜等,给予水肿严重者。

患者长期食用少盐饮食后,调节口味可按当地酱油含盐浓度,用酱油代盐,一般酱油4～5mL 中约有 1g 的盐量。

(四)控制脂肪摄取种类及摄取量

1.选择脂肪种类

烹调油以植物油为主;食物含胆固醇量可参阅表 13-4。

表 13-4　每 100g 食物含胆固醇量(mg)

食物名称	胆固醇/mg
蛋白	0
海参	0
奶酪	11
酸牛奶	12
牛奶	13～24

食物名称	胆固醇/mg
海蜇皮	16～24
脱脂奶粉	28
羊奶	34
炼乳	39
冰激凌(1杯)	51
牛奶冰棍(1支)	53
麻蛤	55
鸭油(炼)	55
小肚	58
鸡	60～90
蒜肠	61
牛肉(瘦)	62～106
羊肉(瘦)	65～100
大腊肠	72
猪肉(瘦)	77
甲鱼	77
大黄鱼	79～98
鸭	80～101
草鱼	81
鲤鱼	83
兔肉	65～83
猪油(炼)	85～110
鲑鱼	86
比目鱼	87
牛油(炼)	89
青鱼	90
鲫鱼	93
鲢鱼	97
带鱼	97
火腿	100
牛舌	102
干酪	104～140

食物名称	胆固醇/mg
全脂奶粉	104
排骨	105
鸡油(炼)	107
猪肉(肥)	107～126
鸽	110
羊肉(炼)	110
猪舌	116
黄鳝	117
鸡	60～117
鲳鱼	120
广东香肠	123～150
羊肚	124
牛心	125～145
梭鱼	128
沙丁鱼	130
羊心	140
羊舌	143
鸡血	149
对虾	150
青虾	158
猪心	158
猪肚	150～159
螺肉	161
猪肉松	163
奶油	168
蛋糕	172
羊肉	173
牛肉松	178
青蛤	180
鸭肫	180
鳗鱼	186
猪肠	150

食物名称	胆固醇/mg
牛肚	150
牛肉（肥）	194
鸡胗	229
牛肺	234
河蟹	235
鱼松	240
牛肝	257
鱿鱼	265
墨鱼	275
黄油	227～295
猪肺	314
羊肝	323
羊肾	354
猪肝	368～420
牛肾	400
猪肾	380～405
鸡肝	429
蚬	454
鲫鱼子	460
蟹黄	466
鱼肝油	500
鸭肝	515
虾米	608
鸭蛋	634
松花蛋	649
鸡蛋	450～680
小虾米	738
咸鸭蛋	742
虾子	896
蟹子	985
鸭蛋黄	1522
鸡蛋黄	1705～2000

食物名称	胆固醇/mg
羊脑	2099
牛脑	2300～2670
猪脑	3100
鹌鹑蛋	3640

2.低胆固醇饮食

高胆固醇者,适当限制含胆固醇高的食物如蛋黄、动物内脏、海鲜等,胆固醇摄入量应<300mg/d;高脂血症者,可引起动脉硬化及肾小球损伤、硬化,应限制动物内脏、肥肉、某些海产品等富含胆固醇及脂肪的食物摄入。

3.控制脂肪摄取量

供给脂肪总量为50～70g/d,占总热能的20%以下;严重高脂血症者应限制脂肪和糖的摄入。

三、营养配膳食谱

1.膳食中营养成分建议

膳食控制根据病情轻重而有所不同,膳食中营养成分建议见表13-5。

表 13-5　肾病综合征一日食物数量和营养价值

食物名称	数量(g)	蛋白质(g)	脂肪(g)	糖类(g)	能量(kcal)
面粉	150	14.1	2.1	112.5	525
大米	150	10.1	1.9	115.2	519
红豆	25	5.4	0.2	15.2	84
牛奶	400	10.0	16.0	20.0	276
鸡蛋	100	14.7	11.6	1.6	170
瘦猪肉	50	10.7	5.3	1.3	85
黄鱼	150	25.0	5.4	—	149
冬瓜	200	0.8	—	4.8	22
黄瓜	200	1.6	0.4	4.0	26
番茄	100	0.8	0.3	2.2	15
圆白菜	100	1.1	0.2	3.4	20
梨	250	0.3	0.3	22.5	92
糖	30	—	—	30	120
油	30	—	30.0	—	270
总计	—	95	74	333	2373
高生物价蛋白质	63.60%	—	—	—	—

2.食谱举例

(低糖高蛋白普通饭)

早餐:豆沙包,加糖牛奶200mL,煮鸡蛋1~2个。

午餐:白米粥,包子(猪肉冬瓜),拌黄瓜。

加餐:鸭梨。

晚餐:米饭,糖醋黄鱼,西红柿炒圆白菜。

晚加餐:加糖牛奶200mL。

第四节 营养与肾衰竭

一、急性肾衰竭的营养治疗

急性肾衰竭(Acute renal faiure,ARF)是指急骤发生的由各种病因引起的急性肾损害,使肾单位丧失调节功能,肾小球滤过率突然下降,大量的含氮物质堆积在血液内,不能维持体液电解质平衡和排泄代谢废物,导致少尿、高血压、代谢性酸中毒及急性尿毒症等综合征者,统称为急性肾衰竭。临床有广义和狭义之分,狭义的急性肾衰竭是指急性肾小管坏死;广义的急性肾衰竭是由多种病因引起的一个临床综合征。

(一)病理特点及临床表现

急性肾衰竭的病因有很多,一般将其分为肾前性、肾性及肾后性三大类。肾前性的常见病因包括:血容量不足,心输出量减少;肾后性的病因是:各种原因所致的急性尿路梗阻,如输尿管结石、乳头坏死组织堵塞、尿道狭窄、膀胱颈梗阻、前列腺肿大等;肾性的病因是许多肾实质性疾病所致。

1.病理特点

在上述各种原因引起的急性肾脏损害,其病理特点表现为:肾中毒所致者,病变多为近端小管上皮细胞融合样坏死,而基膜完整;肾缺血所致者,肾小管细胞多呈灶性坏死,分散于肾小管各节段中,基膜常遭破坏。轻者仅有肾小管的轻微改变,重者可有肾小管的广泛变性和坏死。肉眼观察可见肾增大而质软,剖面髓质呈暗红色;皮质肿胀而苍白;显微镜检查有肾小管变薄、肿胀和坏死,管腔内有脱落的上皮、管型和炎症渗出物;肾间质可有不同程度的炎症细胞浸润和水肿;肾小球和肾小动脉一般无显著改变。

急性肾衰竭的发生过程与下列几种因素有关:①肾血管血流动力学变化:主要表现为入球小动脉收缩和毛细血管内皮细胞肿胀及出球小动脉舒张,导致肾小球滤过缺失。②肾小球通透性改变:肾小球血管痉挛及肾小球滤过膜表面积减少或滤过系数下降,致使肾小球滤过率下降。③肾小管阻塞:肾小管上皮细胞有坏死、脱落和肿胀,在管内沉积并可形成管型使原尿下流受阻,肾内压力增加,使肾小球滤过率降低。④肾小管液回漏:肾小管细胞坏死或渗透性增加,屏障作用消失和管周胶体渗透压的回吸收动力作用,肾小管腔内原尿向管周血管系统回流而致少尿。

2.临床表现

以急性循环衰竭为主,急剧发生肾小球滤过率减少和肾小管功能降低,临床表现分为少尿期,多尿期及恢复期。

(1)少尿期:属病情危急阶段,持续时间 3 天到数周不等,此期间由于水、电解质、酸碱平衡紊乱,氮质代谢产物潴留可有以下症状:少尿或无尿,24h 尿量少于 400mL 者为少尿,少于 50mL 或 100mL 者称为无尿;低渗尿或等渗尿;氮质血症;高钾血症;低钠血症;电解质紊乱,低钙血症或高镁血症;代谢性酸中毒及尿毒症;少数病例尿量并不减少,称为非少尿型急性肾衰竭。

(2)多尿期:随着病情好转,进入多尿期,尿量超过 1500mL/d;血尿素氮及肌酐开始下降,水肿好转;其他代谢紊乱也逐渐恢复,多尿期尿量可增至 2000~3000mL/d 或更多;因水、钠、钾从尿中大量排出,则可发生脱水、低钾血症及低钠血症。多尿期持续数天至 2 周,尿量逐渐恢复正常。

(3)恢复期:尿量逐渐恢复正常,且肾衰竭临床表现逐渐好转;但肾小管浓缩功能恢复较慢,常需数月才完全复原;少数患者可留下永久性肾功能损害;少数患者可转变为慢性肾功能不全。

(二)营养治疗原则

大多数急性肾衰竭患者,特别是因休克、败血症、严重挤压伤引起的肾衰,都存在不同程度蛋白质分解、体液和电解质紊乱,及酸碱平衡失调。患者每天可丢失蛋白质 150~200g,甚至更多;因不能正常地排泄代谢产物,以至发生高钾血症、代谢性酸中毒和尿毒症;处于分解代谢状态的肾衰竭患者,可因负氮平衡、体重减轻、免疫能力损害、低蛋白血症与水肿,或发生其他并发症,致死亡率均增高。营养治疗原则是防止体内蛋白质分解,提供适宜热能和必需氨基酸,使内源性尿素氮由非必需氨基酸合成,这样既可以保证体内的蛋白质合成,也可使氮质血症有所减轻,患者存活率增加。

1.少尿期饮食治疗原则

配合治疗原发病,促进肾功能恢复;维持体内酸碱平衡,水、电解质平衡和矿物质平衡,纠正或防止尿毒症;减少代谢废物如尿素、肌酐、肌酸等产生,以减轻肾脏负担。

(1)供给足够的能量:能量来源以糖类为主;日常饮食中以糖类为热量供给的主要来源,可以选择含蛋白质低的麦淀粉制作的食物,加少量米汤或稀粥,再配加水果、甜果汁、葡萄糖、蜂蜜等含糖食物,以提高蛋白质的利用率,减轻肾脏负担和防止氮滞留加重,改善负氮平衡。

(2)低蛋白饮食,适量的维生素与无机盐:蛋白质供给量为 15~20g/d,必须挑选含必需氨基酸丰富的牛奶、鸡蛋、肉类、鸡、虾等优质蛋白质;在计算好入液量与了解血钾高低后,可适当进食各种新鲜水果或菜汁,以补充 B 族维生素和维生素 C 与无机盐。

(3)严格控制水盐平衡:在少尿期应计算和记录一天的入水量,严格限制各种水分的摄入,根据尿量而定,一般限制在 500mL/d,防止体液过多而引起急性肺水肿和稀释性低钠血症,每天补充液体量为基础需水量(即不显性失水——内生水)加上显性失水;根据不同水肿程度、排尿情况及血钠测定,分别采用少盐,无盐或少钠饮食,低钠饮食,钠摄入约 500mg/d;酌量减少饮食中钾的供给量,除避免食用含钾量高的食物外,可以冷冻,加水浸泡或弃去汤汁以减少钾的含量。

2.多尿期饮食治疗原则

患者多尿常可因补液不足而失水;补盐不足而致低钾、低钠;或因补液过多而使多尿期延长,因此饮食治疗应以纠正水、电解质平衡失调为主。

(1)高热量:早期的饮食治疗基本原则与少尿期相同,热能要充足,总热量在 1200～1800kcal/d,产热营养素比例为碳水化合物 80%,蛋白质 10%,脂肪 10%;主食最好以麦淀粉代替。

(2)低蛋白饮食:多尿初期肾小管选择性重吸收功能尚未恢复,尿排钾多、尿素少,蛋白质仍按 20g/d 供给;氮质血症好转后,蛋白质可提高至 45g/d,动物性优质蛋白质应＞50%。

(3)适宜补充水盐及电解质:多尿初期水摄入量可增加至 1200mL/d,最好按前一天尿量计算输液量;当尿量恢复正常后,补液量可达 1500～2000mL/d,但补液总量应少于尿量;多尿期钾丢失增多,除多吃含钾丰富的水果、果汁、蔬菜外,应根据血钾水平而调整,一般当尿量在 1500～3000mL/d 时,氯化钾 1 日 3 次每次 1g,当尿量＞3000mL/d 时,钾的补充还可适当增加;多尿期应增加食盐补充尿中丢失,按每排 1000mL 尿,补氯化钠 2g 或碳酸氢钠 2g。

3.恢复期饮食治疗原则

恢复期排尿渐趋正常,临床症状有所缓解,病情稳定后,可恢复正常饮食。

(1)总热量可按 2200～2800kcal/d 供给。

(2)蛋白质的供给量可随血液非蛋白氮下降而逐渐提高,开始按 0.5～1.0g/kg 计算;逐步恢复时则可按 1.0g/kg 或更多计算。

(3)同时注意给予含维生素 A、B 族维生素和维生素 C 丰富的食物。

(三)营养配膳食谱

1.膳食中营养成分建议

膳食控制根据病情轻重而有所不同,膳食中营养成分建议见表 13-6。

表 13-6　一日食物数量和营养价值

食物名称	数量(g)	蛋白质(g)	脂肪(g)	糖类(g)	能量(kcal)
大米	50	3.4	0.7	28.4	173
面粉	100	9.4	1.4	75.0	350
挂面	100	9.6	1.7	70.0	334
牛奶	200	6.6	8.0	10.0	138
鸡蛋	50	7.4	5.8	0.8	85
瘦猪肉	25	4.2	7.2	0.3	83
番茄	150	1.2	0.5	3.3	23
橘子汁	200	—		20.0	80
紫菜	2	0.5		1.0	6
苹果	100	0.4	0.5	13.0	58
糖	10	—	—	10.0	40
油	10		10.0		90
总计	—	43	36	232	1460

2.食谱举例

(1)少尿期(适用于短期):蔗糖50g,葡萄糖50g,溶于800mL开水中,加少量酸梅精或鲜柠檬汁调味;全日8次进食,自早8点至晚10点,每2h进食100mL;可供能量400kcal/d(1.67MJ),入液量800mL/d。

(2)少尿缓解期(低蛋白、低钠、低钾膳食):如患者已排尿400~500mL/d,除继续服上述配方外,再加3次主餐,举例如下:

早餐:牛奶150mL,甜面包25g。

午餐:面片50g,西红柿50g,鸡蛋1个。

晚餐:麦片粥25g,牛奶150mL。

能量800kcal/d(3.35MJ/d),蛋白质28g/d左右,入液量1200mL/d;应再口服或静脉输入必需氨基酸10~13g,使蛋白摄入量达40g/d。

(3)急性肾衰并发尿毒症(低钠低蛋白饮食):高碳水化合物、低蛋白、低脂肪、高维生素C、高钾低钠,饮食组成以蔬菜水果为主,故不能长期食用。

二、慢性肾衰竭的营养治疗

慢性肾衰竭(Chronic renal faiure,CRF),简称慢性肾衰。是指各种慢性肾脏疾患晚期,肾实质已严重毁损,肾功能恶化,引起肾脏排泄、分泌及调节功能的减退,水与电解质的紊乱和在普通饮食下出现氮质血症等所表现的一种临床综合征,发病率占人群的5‰左右。

(一)病理特点及临床表现

各型原发性肾小球肾炎、慢性肾脏感染性疾患、慢性尿路梗阻、先天性肾脏疾患及继发于全身性疾病等病因所致严重肾功能不全时,由于肾单位的严重破坏,当肾小球滤过率下降到<15%以下时,体内出现严重的内环境紊乱和代谢废物的滞留,引起代谢紊乱;肾功能急剧恶化,出现尿毒症,累及全身各个脏器和组织。

1.病理特点

(1)肾单位毁损:当肾脏病变时,大部分肾单位毁损,残存的肾单位则需加倍工作,以补偿被毁坏了的肾单位功能;当健存肾单位为了代偿被毁坏了肾单位功能时,不得不增高肾小球血液灌注及滤过率,如长期过度负荷,便可导致肾小球硬化,健存的肾单位越来越少,即使加倍工作亦无法代偿时,就出现肾衰竭的症状。

(2)水、电解质代谢紊乱:当肾衰竭时,机体水、电解质代谢异常,并呈恶性循环。由于肾脏浓缩和稀释功能的严重障碍而又摄入过多的钠和水可造成钠和水的滞留,引起水肿,高血压甚至充血性心力衰竭,又由于过分限制食盐的摄入、肾小管回收钠的功能减退、容易腹泻而丢失含钠碱性肠液及应用利尿剂而致钠丢失,可加重尿毒症,导致低钠血症或钠潴留;因肾小管不能充分排钾以及摄入过多含钾药物或食物(摄入量>90mmol)时,或代谢性酸中毒、溶血,感染,脱水等都可引起钾代谢的紊乱;肾小球滤过率降低到40~50mL/min时,钙、磷、镁代谢紊乱。

(3)蛋白质、脂肪及碳水化合物代谢异常:尿素是蛋白质分解代谢的主要产物,当肾小球滤过率下降到正常值的25%以下时,血中尿素氮即开始升高,如摄食高蛋白质饮食,血浆尿素氮浓度明显上升,经肾小球排出尿素减少而小部分需经肾外途径排出;慢性肾衰竭时特有的蛋白质代谢改变表现为,尿毒症患者血中必需氨基酸如缬氨酸、色氨酸、异亮氨酸、组氨酸等降低而苯丙氨酸升高,且非必需氨基酸中的酪氨酸降低;当患者食欲低下,蛋白质及热量摄入不足就会出现负氮平衡及低蛋白血症;尿毒症患者可能由于高胰岛素血症而促进肝脏对三酰甘油的合成增加,同时组织清除脂蛋白脂酶的活力降低而易发生高脂蛋白血症;有 70%～75% 的尿毒症患者有葡萄糖耐量降低,其血糖耐量曲线与轻型糖尿病患者相似,但空腹血糖正常。

(4)代谢性酸中毒:由于肾小球滤过率的下降,使代谢产物包括硫酸盐、磷酸盐等酸性物质在体内滞留,而肾小管合成氨与排泌氢离子的功能显著减退,肾小管回收重碳酸盐的能力降低因此常有轻重不等的代谢性酸中毒;若有腹泻使碱性肠液丢失,则可使酸中毒症状更为严重。

2.临床表现

按肾功能异常的程度划分。肾功能不全程度可根据肾小球滤过率(GFR)、血尿素氮(Blood urea nitrogen,BUN)及血肌酐清除(Cr)水平分为三期。

(1)肾功能不全代偿期:GFR 在 $50～70mL/min$,BUN$>8.93\mu mol/L$,血 Cr$>177\mu mol/L$;仅有原有肾脏病的临床表现;但在进食高蛋白饮食时,由于蛋白质分解代谢亢进,血尿素氮可有一过性升高。

(2)肾功能失代偿期或氮质血症期:GFR$<50mL/min$,BUN$>8.93mmol/L$,血 Cr$>177\mu mol/L$;轻度乏力,伴有食欲减退、轻度乏力、不同程度贫血、夜尿,尿比重降低。

(3)尿毒症期:GFR$<25mL/min$,血 BUN$>21.42mmol/L$,血 Cr$>442\mu mol/L$;已有明显尿毒症临床症状,如 GFR$<10mL/min$,为尿毒症晚期;GFR$<5mL/min$,则为尿毒症终末期。

尿毒症的症状相当复杂,累及全身各个脏器和组织:可出现厌食、恶心、呕吐、腹泻,溃疡出血和顽固性呃逆等胃肠道症状;神经肌肉失调、肌肉颤动或抽搐、嗜睡,最后发展到昏迷甚至死亡等精神神经系统表现;常有肾性高血压、全身小动脉硬化、心功能不全、心力衰竭,并可有纤维素性心包炎或心包积液等心血管系统损害;造血系统可表现为严重贫血;呼吸系统症状易患支气管炎、肺炎、胸膜炎,严重代谢性酸中毒时可出现库司玛大呼吸;还可引起尿毒症性皮炎和皮肤瘙痒;水、电解质、酸碱平衡失调导致低钠血症和钠潴留、低钙血症和高磷血症,尿毒症患者都有轻重不等的代谢性酸中毒;骨骼系统可出现肾性骨病;免疫系统机能低下,易继发感染等。

(二)营养治疗原则

慢性肾衰时,由于肾脏排出代谢产物的能力降低,体内主要的毒素,如尿素、肌酐、胍类、胺类、酚类、吲哚类、芳香酸、尿酸、脂肪酸、细胞代谢产物及某些中分子物质等的蓄积可造成对身体的损害尤其是对残余肾单位的损害。而主要的含氮代谢废物基本上是由蛋白质分解产生的,因此肾衰患者的饮食控制至关重要,应遵循优质低蛋白、低盐、充足热量、适量维生素和微量元素的原则。

1.营养治疗目的

(1)控制临床症状。

(2)维持水、电解质平衡,减轻氮质血症及酸中毒等并发症。

(3)降低机体分解代谢,减缓病情发展,延缓生命。

2.饮食治疗原则

(1)调整蛋白质摄入量:慢性肾衰患者采用低蛋白饮食后,肾功能下降显著变慢;但是过分限制,又可引起营养不良,导致机体抵抗力减弱和低蛋白血症。应根据肾衰的不同阶段加以调整：在肾功能不全代偿期容许每千克体重摄入蛋白质 1.0g/d；氮质血症期每千克体重摄入蛋白质 0.6～0.8g/d；尿毒症前期与尿毒症期，每千克体重摄入蛋白质 0.3～0.4g/d；宜选用优质蛋白，如鸡蛋、牛奶、瘦肉、鲜鱼等。尿毒症患者，严格限制蛋白质的摄入，只能少量地吃一点豆腐和喝一点奶。

（2）能量摄入应充足：在优质低蛋白饮食治疗的同时应保证供给充足的热量，以减少体内蛋白质的消耗和组织蛋白分解代谢，提高蛋白质利用率；一般成人需热量 2000～3000kcal/d（8.4～12.6kJ/d），能量与氮之比为（250∶1）～（300∶1）[正常膳食为（100∶1）～（150∶1）]热量来源主要是淀粉和脂肪，在脂肪供给上要注意不饱和脂肪酸与饱和脂肪酸的比值[P/S，1～（1.5∶1）为佳]，宜用植物油；碳水化合物与脂肪之比以3∶1为宜。

（3）适量补充无机盐和维生素：患者常有电解质紊乱与某些维生素不足，故应在营养治疗中适量补充维生素 D、维生素 C 和 B 族维生素；尿毒症患者常伴有微量元素铁、锌等的不足和低钙、高磷，要增加铁、锌、钙含量高的食物和维生素 C。

（4）适时调节钠、钾盐的摄入：在慢性肾衰竭患者，若摄入过少易出现低钠及脱水，故不宜过度限制，钠的摄入量以不出现水肿为主；若无水肿和严重高血压，不必严格限制食盐，一般患者钠盐摄入量为 2～3g/d；若有高血压、心衰、肺水肿，严重全身性水肿，含钠量应限制；当血清钠低于 130mmol/L 时，应增加食盐摄入量。在尿量过少或无尿时，应注意避免食用含钾量高的食物如橘子、香蕉、柠檬、土豆、蘑菇、干果等；亦可由于摄入量不足和利尿剂的应用出现低钾血症，此时又应补充钾盐。

（5）注意给予高钙低磷饮食：高磷血症可使肾功能恶化，并使血清钙降低，低蛋白饮食可降低磷的摄入量，少吃含磷高的食物如各种乳制品、动物内脏、杏仁、牛肉等；若血钙水平过低引起症状时，可给予高钙饮食如鸡蛋、牛奶、虾皮、海带等；当患者出现血钙过低而引起症状时，可口服葡萄糖酸钙、乳酸钙、碳酸钙以提高血钙水平。

（6）尿毒症饮食治疗：在营养治疗中，单采用高生物价低蛋白饮食已不能保持适当的尿素氮水平，必需再降低蛋白质的摄入量，但要保证必需氨基酸的量与比例；这时需加上必需氨基酸饮食疗法或 α-酮酸（α-ketoacid，α-KA）疗法，与临床治疗相适应，才能取得显著疗效。α-KA 治疗原理主要是通过改善蛋白质代谢，减少氮代谢产物，减轻残余肾单位过度滤过，降低血磷、甲状旁腺激素水平等作用，达到缓解症状，减缓病程进度，保护和改善肾功能的目的。

(三)营养配膳食谱

根据患者进食能力，可选用下述饮食，并同时加用必需氨基酸或 α-酮酸；对早、中期慢性肾衰竭患者，则一般不必选择麦淀粉食物。

1.不同阶段蛋白质摄入的推荐量

按患者肾功能水平控制蛋白质的摄入，慢性肾衰竭不同阶段蛋白质摄入的推荐量，参考临床肾功能水平建议，见表 13-7。

表 13-7　慢性肾衰竭不同阶段蛋白质摄入的推荐量

临床分期	肌酐清除率(Cr,mL/min)	血清肌酐(Scr,mg/L)	蛋白质(g)	蛋白质[g/(kg·d)]
肾功能不全代偿期	50～80	16～20	50～70	0.8～1.0
肾功能不全失代偿期	50～20	21～50	40～60	0.7～0.9

临床分期	肌酐清除率(Cr,mL/min)	血清肌酐(Scr,mg/L)	蛋白质(g)	蛋白质[g/(kg·d)]
尿毒症前期	10～20	51～80	30～50	0.6～0.8
尿毒症期	<10	>80	30～40	0.6～0.7

对靠透析治疗维持的患者,透析同时会丢失部分蛋白,要增加蛋白质的补充量。血透患者每日蛋白质供应量为 1.0～1.2g/kg,腹透患者每日蛋白质供应量应为 1.2～1.5g/kg。

2.低蛋白麦淀粉膳食

根据不同病情阶段设计出低蛋白麦淀粉膳食Ⅰ、Ⅱ、Ⅲ号,不同营养供给内容的膳食。

三、透析疗法患者的营养治疗

透析疗法是根据半透膜的"膜平衡"原理,使用一定浓度的电解质和葡萄糖组成的透析液和血液中积累的代谢产物、水及电解质进行渗透交换,从而达到治疗的目的。透析治疗主要有两种方法,即血液透析和腹膜透析。

(一)血液透析的膳食治疗原则

血液透析又称人工肾,是利用透析膜两侧血液和透析液内溶质的浓度差进行扩散交换,使患者血液中的代谢产物及其他尿毒物质通过透析膜进入透析液而被排出体外,同时利用膜两侧的压力差移除水分。急性肾衰竭、慢性肾衰竭、药物中毒等都可借助人工肾治疗。血液透析可增加营养物质的丢失,膳食治疗是血液透析患者的治疗基础,应按需要补充营养。

1.饮食调整原则

(1)增加蛋白质需要量:血液透析 4h 可丢失 6～7g 游离氨基酸;血液透析时每丢失 100mL 血液,即损失 16.5g 蛋白质。必须及时增加机体蛋白质供给量,否则将引起或加重低蛋白血症、营养不良及水肿等。蛋白质的摄取量应为每千克体重 1.0～1.2g/d,其中高生物价蛋白质应占 60%～70%,以维持氮平衡。这个营养标准对于维持稳定状态的血透患者是合理的,但对于缓解透析前营养不良及透析后出现感染、心脏病、胃肠道疾病等情况时,就显得不够了,还需额外补充必需氨基酸等营养素。应根据患者的营养状况以及血浆蛋白浓度作适当调整。

(2)摄入充足热量满足需要:血液透析 4h 可丢失 20g 葡萄糖,稳定的血液透析患者需总热量每千克体重 30～40kcal/d(125.4～167.2kJ/d),热量摄入充足,机体才能有效地利用摄入的蛋白质和保持充足的营养素储存。

(3)限制胆固醇的摄入:血透患者常伴有高脂血症,应适当控制饮食中脂肪及胆固醇量。但限制胆固醇应有选择,因为许多含胆固醇的食物也是含优质蛋白质的主要食物,如肉、蛋等;患者可选食蛋清,既保证优质蛋白质的摄入量,又能减少胆固醇的摄入量;食鱼肉或禽类的白肉比红肉好。

(4)及时补充维生素:透析患者由于进食不足,代谢改变和维生素经透析液丢失,特别是水溶性维生素严重下降,必须及时补充 B 族维生素、维生素 C、叶酸、维生素 A 等;如不及时补充,将会导致维生素的缺乏。

(5)调整水、无机盐的摄入:根据血压、心血管情况及水肿程度给予少盐、无盐或低钠饮食;高钙、低磷、低钾膳食;因慢性血透每年失血量在 2.5～4.6L,膳食中应补充含铁质丰富的食物,以防止贫血。控制进水量,包括严格记录进食食物的含水量;血透一次除水一般为 2.5kg,每周透析 2～3 次,患者若每日进水过多(如以米饭、稀粥为主食时)易产生水肿,并加剧心血管负担。

(6)流质,少渣半流质饮食:透析患者胃、十二指肠溃疡发生率较高,在饮食中除增加优质蛋白提高营养外,还需注意给予软饭菜,以减少对胃肠道的机械性刺激。如溃疡合并出血,必要时可短期禁食,以后可按出血好转的程度,分别给以牛奶饮食,流质,少渣半流质饮食,少渣软饭菜等,逐步过渡到正常饮食。

2.饮食治疗食谱

通过透析后症状改善患者食欲增加,血尿素氮下降,因此可进食正常饮食,此时给予的蛋白质及热量可较正常略高,以补足尿毒症时蛋白质及热量供应的不足,可根据患者营养情况及血浆蛋白浓度、肌肉萎缩程度决定进食量。

(1)膳食中营养成分建议:膳食控制根据病情轻重而有所不同,膳食中营养成分建议见表 13-8。

表 13-8　一日食物数量和营养价值

食物名称	数量(g)	蛋白质		能量(kcal)	钠(mg)	钾(mg)
		动物性(g)	植物性(g)			
面粉	150	—	14.1	525	2.1	207
大米	120	—	4.1	208	2.1	66
牛奶	200	6.6	—	138	49.0	157
鸡蛋	50	7.4	—	85	36.5	30
鸡肉	120	25.8	—	133	2.4	408
瘦猪肉	50	8.4	—	165	5.0	142
大白菜	150	—	1.6	40	84.0	298
胡萝卜	100	—	0.6	35	66.0	217
豆芽菜	150	—	4.8	28.5	240	—
橘子	150	—	0.9	56	1.4	199
糖	25	—	—	100	—	—
油	30	—	—	270	—	—
盐	4	—	—	—	15770	—
总计	—	48	36	1799(7.54MJ)	1854	1964
占总能量	—	65%	35%	—	—	—

(2)营养配膳食谱:每日可供给牛奶 500～1000mL,鸡蛋 2 个,并结合患者口味适当加食其他鱼、肉等动物蛋白。

(二)腹膜透析的膳食治疗原则

腹膜透析的营养治疗可参考血液透析饮食原则。成年肾脏患者不同治疗膳食的营养需要。另外,需特别注意以下几点。

1.高蛋白质饮食

腹膜透析比血液透析丢失的蛋白质更多,24～32h间断腹膜透析可丢失蛋白质22g,游离氨基酸5g;如因腹透引起腹膜炎则蛋白质丢失将显著增加,可达到15g/d,蛋白质丢失量增加经抗感染治疗后,蛋白质的丢失量下降,但数天至数周又恢复较高的丢失量,故必须增加摄入予以补充;在漏出的蛋白中,主要是白蛋白和免疫球蛋白。患者宜摄取高蛋白饮食,推荐量为1.2～1.5g/(kg·d),其中50%应为优质蛋白质食物,如鱼、瘦肉、牛奶、鸡蛋等。

2.适当的热能比例

患者每天摄入的总能量(包括饮食和透析液)按每千克体重35～45kcal/d,以50%来自糖类,30%来自脂肪,20%来自蛋白质为宜。

3.水、钾和盐钠不需严格限制

使用连续性腹膜透析的患者,在水分、钾和钠盐的摄取上不需要严格限制,水分摄取可为2000～3000mL/d;如患者体重增加迅速,水肿或高血压,需略微限制水钠的摄入。对慢性透析患者,应给予较大量水溶性维生素,限制含磷高的食物。

第五节 营养与其他肾脏疾病

一、肾结石的营养治疗

肾结石(Nephrolith)是指肾及尿路结石,是泌尿系统常见病之一。

(一)病理特点及临床表现

代谢障碍、甲状旁腺机能亢进、尿路感染,或因梗阻、化学因素、环境因素、饮食及水质等多种因素均可引起结石。人体尿液的主要成分是晶体、基质和水,若各种成分的质和量发生变化,则尿中某些晶体即可沉淀而形成结石。根据结石所含主要晶体成分的不同,分类为草酸钙、磷酸钙、尿酸盐及胱氨酸结石等。结石成分因地区不同而有差异,一般以草酸钙与磷酸钙结石为多,其次是尿酸盐结石。

(二)营养治疗原则

应根据结石种类调整饮食成分及尿液的酸碱度使尿中盐类得以溶解。

1.大量饮水多运动

各类型结石均需要大量饮水3000～4000mL/d,以便加快尿中的盐类代谢;特别对于结石较小的患者可以增加尿量而促进结石排出;如果结石直径大于1cm,并且已经造成泌尿系统的机械性梗阻或者发生肾积水时,则不宜多饮水,避免加重梗阻而损害肾功能;多运动可减少骨钙流失,进而减少结石的产生。

2.草酸钙和磷酸钙结石的营养调整

由于尿液多呈碱性,在饮食中宜食用成酸性食物,如各种肉类、蛋类、脂肪等食物,使尿液酸化以促进结石的溶解;采用低草酸、低钙的饮食以降低草酸钙的排泄。摄入钙量应小于500mg/d,减少食用草酸含量较高的菠菜、苋菜、青蒜、洋葱头、茭白、荸荠、笋类、笋干、茶叶等,以及含钙丰富的食品,供给富含维生素 A 及 B 族维生素的食物。镁能与钙竞争草酸而形成溶解度较大的草酸镁以阻止尿石的生成。

3.尿酸结石的营养调整

尿液多呈酸性,膳食中应多吃蔬菜、水果、乳类等碱性食物以利尿酸盐较易溶解;采用低嘌呤饮食可减少尿酸的生成;并限制钠盐,因其与钙具有协同作用。

4.胱氨酸结石的营养调整

多食用碱性食物包括蔬菜、水果、乳类等;采用低蛋氨酸食物,限制肉类、蛋类等。

另外不过多服用维生素 C 补充剂,因其代谢后产生草酸;少食精糖类,因其促进结石形成。

二、肾移植术后的营养治疗

肾移植前的尿毒症患者均出现蛋白质、脂肪、碳水化合物、无机盐代谢异常及电解质紊乱等一系列代谢障碍,使免疫功能下降。肾移植术后为了防止排异反应,临床常使用大剂量皮质类固醇制剂,增加了患者的营养需要。

(一)病理特点及临床表现

肾移植是尿毒症的主要替代治疗方法之一,目前世界上已有 40 多万患者接受肾移植术。肾移植术后的主要并发症之一是排异反应。排异反应临床症状多为高血压、蛋白尿、并产生移植肾的进行性肾功能减退。排异反应大致分为超急性、急性和慢性等几类。急性排异和感染是肾移植术后的主要威胁。急性排异的主要病理变化是坏死性血管炎。除急、慢性排异外,移植肾也可能产生复发性肾炎,临床症状与慢性肾炎相似,病理变化常与原发病相似。急性排异反应多数出现于术后 1~3 周或 20 个月以内,少数在术后半年之内发生,慢性排异反应多在术后数月或数年内发生,往往为隐匿性的,也可由急性排异反应反复发作而形成。

(二)营养治疗原则

营养治疗的目标是提供充足的能量与蛋白质,纠正营养不良并维持适宜的营养状况。

1.保证能量需求

由于分解代谢增加及手术应激反应等原因,能量的需求增加,除基础能量消耗之外,应乘上 1.3 的应激系数;肾移植两个月后,能量应达到或维持理想体重的要求,避免肥胖。

2.提供充足的蛋白质

由于术前已出现蛋白质营养不良,加之手术产生的应激反应和临床防止排异反应使用大量皮质类固醇制剂等影响,患者体内蛋白质分解代谢增强。术后应观察血尿素氮、血清肌酐等肾功能指标,循序渐进地补充蛋白质,1.3~1.5g/kg;当移植肾已完全恢复功能时,蛋白质可增加到 2.0g/kg(80~120g);肾移植手术两个月后,随着皮质类固醇剂量的减少,营养需求也较前降低,调整蛋白质摄入量,可长期维持在 1.0g/kg 水平上。

3.适当控制糖类及脂类

由于周围组织对糖类利用率减低,手术的应激、脓血症以及大剂量皮质类固醇治疗,可观察到有些患者的血糖有升高趋势,适当控制碳水化合物摄入量,避免移植术后出现继发性糖尿病;肾移植术后 4~6 周能量 30~35kcal/kg,建议碳水化合物占总能量 50%～60% 为宜,限制单糖的摄入;对已发现糖尿病者,则按糖尿病患者的饮食治疗原则处理。肾移植后的患者,脂肪提供的能量应占总能量 30% 以下,膳食中胆固醇小于 300mg/d,饱和、单不饱和及多不饱和脂肪酸的比例接近 1：1：1。

4.调整水、无机盐及电解质平衡

部分肾移植术后可能经过无尿或少尿阶段,患者如并发高血压,或出现少尿的情况下,应给予无盐膳食;尿量增加后,可改为低盐膳食,2～3g/d 食盐;当患者排尿量达到 600～900mL/d 时,说明移植肾已恢复生尿功能,发生急性肾小管坏死的可能已推迟,则可增加入液量;根据血钾水平来调整钾的摄入量,建议摄入钙 1200mg/d。

第十二章　营养与糖尿病

第一节　概　述

糖尿病系由于胰岛素缺陷及(或)其生物学作用障碍引起的以高血糖为特征的代谢性疾病。如果病情不能得到及时有效地控制,慢性高血糖将导致各脏器,特别是肾、眼、神经及心血管的长期损害、引起功能不全和衰竭。

根据世界卫生组织估计,2000 年全球糖尿病患者约有 1.71 亿,到 2030 年会剧增至3.66亿,即 30 年内将增加 114%。糖尿病及其并发症严重危害人类健康。专家认为,糖尿病及其并发症对个人、家庭、医疗机构和政府的影响,都迫使人们对其进行密切关注。由于饮食结构、生活方式的改变和经济增长等因素,糖尿病患者数的增加主要集中在发展中国家。20 世纪 80年代初,中国曾被世界卫生组织和国际糖尿病联盟列为糖尿病患病率很低的国家。根据国际糖尿病联盟(IDF)估计,中国糖尿病患者数在快速增长,2007 年约为 3980 万,预计到 2025 年将达到 5930 万。中华医学会糖尿病分会 2007—2008 年调查显示,城镇糖尿病患者已经高达4000 万。我国大陆完成的几次大样本流行病学调查证实,各地糖尿病患病率均呈快速增长趋势。

流行病学资料显示,我国糖尿病流行情况有以下几个特点:

(1)我国糖尿病患者群中,以 2 型糖尿病为主,占患者数的 93.7%,1 型糖尿病患者占5.6%,其他类型糖尿病占 0.7%。

(2)患病率呈现城市高于农村;大城市高于小城市的特点。

(3)人群特点:资料显示糖尿病患病率 20 岁以下人群最低,40 岁以上的猛增,60 岁组为最高,男性高峰在 70 岁以上组,女性高峰在 60 岁组。临床工作者发现近年来,20 岁以下人群 2型糖尿病患者数明显增加,但缺乏相关的流行病学资料。美国糖尿病发病率高峰是 65~75岁,性别比较来看,欧洲和北美的糖尿病发病率,女性与男性之比是 1.4∶1,女性多于男性。东南亚国家中,男性患病率高于女性。我国 13 省市的资料,男女发病率之比为 1.08∶1,差别无显著性($P>0.05$)。

(4)未诊断的糖尿病比例高于发达国家:全国调查中,1994 年 25 岁以上人群中,新诊断糖尿病患者占患者总数的 70%,2007—2008 年新诊断的糖尿病的患病率为 56%,均高于美国的 48%。

(5)体型特征:我国糖尿病患者的平均 BMI 为 $24kg/m^2$ 左右,白种人 BMI 则大多数超过$30kg/m^2$。中国人腰围男性超过 85cm,女性超过 82cm 者常伴有多种心血管疾病危险因素。

第二节 糖尿病的临床分型

糖尿病高危人群通常是年龄大于 40 岁,有糖尿病家族史、有高血脂、高血压、肥胖、巨大胎儿分娩史的人群。在内外因的长期作用下,部分高危人群会发生血糖的升高,产生空腹血糖损害(IFG)和糖耐量损害(IGT),二者称为糖调节受损,即患者糖代谢状态介于正常人与糖尿病患者血糖水平之间,属于糖尿病前期。大约有 70% 的 IFG 和 IGT 人群最终会发展成为糖尿病,进入糖尿病的临床期。

根据世界卫生组织(WHO)和国际糖尿病联盟(IDF)1999 年的分类,糖尿病基本分为:1 型(胰岛素依赖型)糖尿病、2 型(非胰岛素依赖型)糖尿病、特殊类型糖尿病和妊娠糖尿病 4 种。

一、1 型糖尿病

1 型糖尿病的胰岛 β 细胞受到破坏,胰岛素分泌绝对缺乏,必须依赖外源性的胰岛素治疗。通常认为 β 细胞破坏有自身免疫型和特发型两种诱因。好发于儿童及青少年时期,其他年龄也有发生,发病往往是急性,发病初期可有明显的体重下降。"三多一少"症状典型,易发生酮症酸中毒。

二、2 型糖尿病

2 型糖尿病的胰岛素分泌相对不足。包括以胰岛素分泌不足为主伴有或不伴有胰岛素抵抗和胰岛素抵抗为主伴胰岛素分泌不足两类。任何年龄均可发病,40 岁以上发病率高。发病初期多为肥胖或超重体型。发病隐匿,患者症状可不明显,除了应激情况外,一般不需要胰岛素治疗。

1 型和 2 型糖尿病又称为原发性糖尿病。

三、妊娠糖尿病

妊娠糖尿病是指妇女在妊娠期间发生或首次发现的糖尿病。

四、特殊类型糖尿病

(一)β 细胞功能基因缺陷型

①染色体 12,HNF-1a(MODY3)。②染色体 7,葡萄糖激酶(MODY2)。③染色体 20,HNF-4a。④线粒体 DNA(mtDNA)。⑤其他。

发病年龄多小于 25 岁,发病时无酮症,发病至少 2 年内不需要使用胰岛素,常有 3 代遗传史。

(二)胰岛素基因缺陷

①A 型胰岛素抵抗,女性常有卵巢雄激素分泌过多的表现,如多毛、闭经、多囊卵巢综合征。②矮妖精貌综合征,面容丑陋,智力低下,发育畸形,内分泌功能紊乱。③Rabson-Mendenhall 综合征。④脂肪萎缩性糖尿病,全身脂肪萎缩,生长过速,内脏肥大。⑤其他。

(三)胰腺外分泌疾病

①胰腺炎症。②外伤或胰腺切除。③纤维钙化性胰腺病。④肿瘤。⑤胰腺囊性纤维化。⑥血色病。⑦其他。

(四)内分泌疾病

①肢端肥大症。②嗜铬细胞瘤。③胰高糖素瘤。④库欣病。⑤生长抑素瘤。⑥甲状腺功能亢进。

(五)药物或化学物质所致糖尿病

①烟酸。②甲状腺素。③肾上腺糖皮质激素。④α肾上腺能兴奋剂。⑤β肾上腺能拮抗剂。⑥α干扰素等。⑦苯妥英钠。⑧双咪唑。⑨二氮嗪。⑩vacor(一种杀鼠药)。

(六)感染

①先天性风疹。②巨细胞病毒感染。

(七)非常见型免疫介导糖尿病

①胰岛素自身免疫综合征。②抗胰岛素抗体(B型胰岛素抵抗)。③stiff-man综合征。④其他。

(八)其他遗传性疾病伴随的糖尿病

①Down综合征。②Klinefelter综合征。③Turner综合征。④Wolfram综合征。⑤Friedrich共济失调。⑥Huntington舞蹈病。⑦Lawrence-Moon-Beidel综合征。

第三节　糖尿病的病因与临床表现

一、糖尿病的病因

(一)1型糖尿病有关的病因

1.自身免疫系统缺陷

因为在1型糖尿病患者的血液中可查出多种自身免疫抗体,如谷氨酸脱羧酶抗体(GAD抗体)、胰岛细胞抗体(ICA抗体)等。这些异常的自身抗体可以损伤人体胰岛分泌胰岛素的β细胞,使之不能正常分泌胰岛素。

2.遗传因素

目前研究提示遗传缺陷是1型糖尿病的发病基础,这种遗传缺陷表现在人第6对染色体的HLA抗原异常上。研究提示:1型糖尿病有家族性发病的特点——父母患有糖尿病的人与无此家族史的人相比,更易患糖尿病。

3.病毒感染可能是诱因

1型糖尿病患者发病之前的一段时间内常常得过病毒感染,而且1型糖尿病的"流行",往往出现在病毒流行之后。引起流行性腮腺炎和风疹的病毒,以及能引起脊髓灰质炎的柯萨奇病毒家族,都可以在1型糖尿病中起作用。临床和动物实验也显示,感染了脑炎、心肌炎及柯萨奇病毒后,胰腺的炎症可能较轻,而胰腺的损害却很严重。

(二)2型糖尿病有关的病因

1.遗传因素

2型糖尿病有家族发病的特点。这种遗传特性2型糖尿病比1型糖尿病更为明显。属于多基因常染色体隐性遗传。例如:双胞胎中的一个患了1型糖尿病,另一个有40%的机会患上此病;但如果是 2 型糖尿病,则另一个就有 70%的机会患上 2 型糖尿病。

2.胰岛素抵抗

2 型糖尿病患者常有肥胖症,体内胰岛素受体减少、胰岛素受体与胰岛素亲和力下降,胰岛素受体抗体产生、胰岛素及其受体的基因突变等胰岛素抵抗现象,胰岛功能逐渐衰竭而引起糖尿病。中心型肥胖的人比那些脂肪集中在臀部与大腿上的人更容易发生 2 型糖尿病。据临床分析,超重 10%者,糖尿病发病率为正常体重者的 1.5 倍;超重 20%者为 3.2 倍,超重 25%者为 8.3 倍。肥胖者周围组织的胰岛素受体减少,致使胰岛素的敏感性减弱,必须分泌多量胰岛素才能满足需要。其结果是使胰岛 β 细胞陷于应激状态,久而久之胰岛功能衰竭,分泌相对减少,最终导致糖尿病发生。

3.双激素学说

糖尿病患者体内在胰岛素分泌不足或相对不足时,通常同时存在胰高血糖素的分泌相对或绝对增多,因此引起血糖水平紊乱的激素不是单一的。

4.危险因素

(1)年龄:年龄是 2 型糖尿病的发病因素。有一半的 2 型糖尿病患者多在 55 岁以后发病。高龄患者容易出现糖尿病也与年纪大的人容易超重有关。

(2)现代的生活方式:吃高热量的食物和运动量的减少也能引起糖尿病,有人认为这也是由于肥胖而引起的。肥胖症和 2 型糖尿病一样,在那些饮食和活动习惯均已"西化"的美裔籍亚裔和拉丁美裔商人中更为普遍。

二、临床表现

糖尿病病变损害的主要是胰岛,由于体内胰岛素绝对或相对不足,引起全身代谢及酸碱平衡失调,尤以碳水化合物、脂肪及蛋白质的代谢异常显著,严重时可发生酸中毒,随着时间的累积及血糖的控制不良,慢性并发症也会陆续出现。如眼睛病变、肾脏病变、神经病变及心血管病变等,且往往是造成糖尿病死亡的主要原因。

(一)三多一少

糖尿病是一种慢性进行性疾病。早期典型症状是三多一少,即多尿、多饮、多食、消瘦乏力。多尿系因血糖增多,超过肾阈值,致使大量葡萄糖由肾脏排出,带走大量液体而引起,尿多者一日 20 余次,总量 2000～3000mL 以上。多饮是多尿的必然结果。多食是由于大量葡萄糖自体内排出,造成体内能源物质缺少,从而使患者感到饥饿、思食。另外,高血糖刺激胰岛素分泌亦可引起食欲亢进。糖尿病患者缺乏胰岛素,不能充分利用葡萄糖供给热能,只得借助于肌肉和脂肪的分解,致使高能磷酸键减少,呈负氮平衡,并出现失水等现象,部分患者在发病前有肥胖史,但患病后体重有所减轻。

(二)餐前低血糖

胰岛素快速分泌高峰消失。而分泌高峰后移,致使血糖在胰岛素分泌高峰到来前已经降低到最低水平。

(三)皮肤瘙痒及感染

由于高血糖刺激,患者可发生全身皮肤瘙痒,外阴部尤为明显。皮肤感染时,愈合缓慢,甚至有患者发生下肢坏疽。

（四）生长发育迟缓

控制不良的 1 型糖尿病患者生长发育障碍，身材矮小，性发育迟缓。

（五）并发症的症状

糖尿病控制不良时可发生急慢性并发症，而产生相应系统的损伤症状。

1.急性并发症

（1）糖尿病酮症酸中毒：患者由于急性感染、饮食失调、治疗不当、妊娠、分娩、手术以及精神刺激等因素的刺激下，胰岛素分泌严重不足，会导致蛋白质、脂肪、碳水化合物的代谢紊乱、水电解质以及酸碱平衡严重失衡，从而引起高血糖、血中酮体大量产生，产生酮症酸中毒。

临床表现为：三多一少症状加重；出现恶心、呕吐、腹痛等消化道症状；呼吸加快，呼出气可有酮臭；头昏、头痛、烦躁等神经症状；严重者可发生脱水、休克，甚至出现嗜睡、昏迷等。

（2）高渗性非酮症糖尿病昏迷：患者严重高血糖，可伴有酮症及轻型酸中毒，肾功能不全。严重者脱水可达 10%～15%。常见昏迷等中枢神经功能障碍，有误诊为脑血管意外。病死率高达 50%。

（3）乳酸酸中毒：乳酸是葡萄糖无氧酵解的产物。主要生产部位是骨骼肌、红细胞、大脑、皮肤，代谢的主要部位是肝脏和肾脏。当患者有肝肾疾患或有感染、饮酒、缺氧等应激情况以及服用大量苯乙双胍时，血液乳酸水平升高，血液 pH 降低，引起酸中毒。轻者临床表现不明显，重者可有乏力、恶心、厌食，甚至意识蒙眬、昏睡，病死率高。

2.慢性并发症

长期血糖控制不良的糖尿病患者，可并发严重的心脑血管病变、下肢坏疽、眼底病变和肾脏功能不全，产生相应的症状，糖尿病患者常常死于并发症。

三、糖尿病的诊断

美国糖尿病学会（ADA）和世界卫生组织（WHO）于 1996 年和 1997 年先后提出了对现行WHO1980—1985 年的诊断和分型的修改。WHO1999 年咨询报告和国际糖尿病联盟，西太区（IDF-WPR）委员会正式认可了这些修改。中华糖尿病学会也于 1999 年正式采用这一新的诊断标准和分型，并于当年开始实施。

这次修订的糖尿病诊断标准中降低了空腹血糖的指标，并提出了空腹血糖损伤（IFG）概念。降低空腹血糖标准是美国糖尿病协会 1997 年提出的，他们发现空腹血糖 7.8mmol/L 时，餐后2h 血糖多在 12.8～13.9mmol/L，与原来餐后 2h 的血糖标准（11.1mmol/L）不能吻合。修改后的血糖标准使空腹和餐后 2h 血糖得到了统一。同时也有利于及时发现糖尿病。诊断标准如下：

正常：空腹血糖（FPG）＜6.11mmol/L 并且餐后 2h 血糖（2hPG）＜7.8mmol/L。

糖耐量损伤（IGT）：餐后 2h 血糖（2hPG）＞7.8mmol/L，但＜11.0mmol/L。

空腹血糖损伤（IFG）：空腹血糖（FPG）≥6.1mmol/L，但＜6.9mmol/L。

糖尿病患者：有典型糖尿病症状（多尿、多饮和不能解释的体重下降）者，任意血糖≥11.1mmol/L或空腹血糖（FPG）≥7.0mmol/L。

医生在诊断时往往要结合临床症状，如果有症状只要有一次空腹或餐后血糖达到上述糖尿病诊断标准，就可以判定为糖尿病。如果没有糖尿病症状，就需要空腹和餐后血糖同时达到上述标准，才可以判为糖尿病。

第四节　营养治疗

糖尿病是一种病因尚不十分明确的慢性代谢性疾病,其治疗应该是"五驾马车"的综合治疗原则,指的是营养治疗、运动治疗、健康教育与心理治疗、药物治疗及病情监测五个方面。

营养治疗是糖尿病治疗中最基本的措施。无论是 1 型糖尿病还是 2 型糖尿病,无论是注射胰岛素还是口服降糖药,都必须坚持营养治疗。

糖尿病的发生、发展都与饮食营养有着密切的关系,合理控制饮食有利于控制糖尿病的病情发展,尤其是轻型患者(空腹血糖≤11.1mmol/L)单纯采用营养治疗即可达到控制血糖的目的。

一、营养治疗的历史和内容

营养治疗是指通过调整营养素或食物的整体摄入,以治疗疾病或改善身体状态的手段。

(一)糖尿病营养治疗的历史

糖尿病的营养治疗发展史见表 14-1。

表 14-1　糖尿病的营养治疗发展史

时间	营养治疗原则
20 世纪 20 年代前	饥饿疗法
20 世纪 20 年代	控制碳水化合物,占总能量的 20%
20 世纪 50 年代	碳水化合物占总能量的 40%,脂肪占 40%,蛋白质占 20%
20 世纪 70 年代	碳水化合物占总能量的 45%,脂肪占 35%,蛋白质占 20%
20 世纪 80 年代	脂肪占总能量的 30%,其中饱和脂<10%
20 世纪 90 年代	ADA 建议,蛋白质占总能量的 10%~20%,饱和脂肪<10%,多不饱和脂肪<10%,单不饱和脂肪和碳水化合物占 60%~70%

1994 年,美国糖尿病协会(ADA)首先提出了营养治疗的概念。由注册营养师提供的基于循证医学及专家共识的营养治疗,被 ADA 称为糖尿病的医学营养治疗(MNT)。

1999 年,美国医学研究院肯定了营养治疗可改善糖尿病患者的临床结局,降低医疗费用。中华医学会糖尿病学分会(CDS)2004 年颁布的《中国糖尿病防治指南》中也强调营养治疗是所有糖尿病治疗的基础,其诊疗流程中建议新诊断的 2 型糖尿病患者,无论胖瘦,都需先进行 2~3 个月的生活方式干预,血糖控制不佳再进行药物治疗。

2010 年,我国首部糖尿病医学营养治疗指南发布。2013 年,我国第一部实用性 MNT 共识《糖尿病医学营养治疗专家共识》发表。

美国 ADA2013 年版《成人糖尿病营养治疗推荐》明确指出,营养治疗应作为综合治疗方案中的有效手段推荐给所有的 1 型和 2 型糖尿病患者。

(二)糖尿病 MNT 的内容

(1)评估患者的营养状况和糖尿病自我管理的知识和技能。

(2)商定个体化的营养目标。

(3)营养干预使饮食计划和教育资料满足患者的需要,营养干预计划要具有灵活性,使患者能接受并实施。

(4)效果评估随访监测。

许多循证医学研究结果证实,MNT 可使 1 型糖尿病和 2 型糖尿病患者糖化血红蛋白分别降低 1%和 2%;MNT 使糖尿病前期人群的 LDL 下降 15～25mg/dL。在糖尿病 MNT 的过程中,改善作用在第 3～6 个月最明显。

因此,糖尿病患者和医务工作者都应该意识到 MNT 的益处。专业知识丰富、技能娴熟的临床营养师是 MNT 小组成员中起主导作用的人。

(三)糖尿病 MNT 的三级预防

1.一级预防

延缓或停止糖尿病的发生,重点在公众健康管理,减缓肥胖流行趋势。

(1)预防目标:针对易患糖尿病和糖尿病前期人群,通过健康食物的选择和运动来维持适度的体重,以减少糖尿病和心血管疾病的发生危险度。

(2)预防措施

1)生活方式的改变包括:适度减重(减去初始的体重 5%～10%),有规律的体能锻炼(150min/周),膳食结构调整(如减少脂肪摄入)。

2)每日应摄入一定量的膳食纤维,按 14g/1000kcal 的标准,同时应多摄入全谷类食物(占一半)。

3)鼓励多摄入低血糖负荷食物,因为这些食物富含膳食纤维和其他重要营养素。

4)少摄入含乙醇饮料。

2.二级预防

控制糖尿病,改善患者生活质量。

(1)预防目标:针对糖尿病个体,达到和维持正常或安全范围内的血糖、血脂和血压水平,以减少心血管疾病的危险度。

(2)预防措施

1)碳水化合物来源于水果、蔬菜、全谷类、低脂奶等食物。

2)控制总能量后,尽可能选择血糖指数低的食物。

3)多摄入富含膳食纤维的食物。

3.三级预防

治疗和控制糖尿病并发症。

二、营养治疗的目的与目标

(一)营养治疗的目的

(1)纠正已发生的代谢紊乱,减轻胰岛 β 细胞的负荷,改善血糖、尿糖和血脂水平达到或接近正常,减少急、慢性并发症的发生危险。

(2)维持或达到理想体重,使儿童和胎儿能正常生长发育。

(二)营养治疗的目标

(1)帮助患者制订营养计划和形成良好的饮食习惯。

（2）强调患者个人需要，供给适合患者的平衡膳食，保持理想体重。

（3）全面提高体内营养水平，增强机体抵抗力，保持身心健康，从事正常活动，提高生活质量。

（4）血糖水平接近或达到正常，即餐前血糖控制在 5.0～7.2mmol/L，餐后血糖高峰<10.0mmol/L，糖化血红蛋白<7%。

（5）达到适宜的血脂水平，即血脂水平控制在 LDL-C<2.5mmol/L，TG<1.5mmol/L，HDL-C>1.0mmol/L。

（6）保护胰岛 β 细胞，增加胰岛素敏感性，使体内血糖、胰岛素水平处于良性循环状态。

三、适合糖尿病的膳食模式

（一）地中海饮食

（1）含有丰富的植物性食物，如水果、蔬菜、豆类、坚果类。

（2）食物是粗加工、当地种植、当季的新鲜植物。

（3）新鲜水果作为餐后的甜点。

（4）以橄榄油作为膳食脂肪的主要来源。

（5）每天食用适量的乳制品。

（6）每周食用少于 4 个蛋。

（7）较少食用红肉。

（8）随餐饮用适量的葡萄酒。

（二）素食模式

（1）全素饮食，不食用任何肉类和动物性食物。

（2）蛋奶素食，不食用肉类食物，但食用蛋类和（或）乳制品。

素食模式摄入较少饱和脂肪和胆固醇，摄入较多水果、蔬菜、谷类、坚果、大豆制品，膳食纤维和植物化学物含量丰富，有助于降低慢性病发病风险。

（三）低脂饮食

（1）强调多摄食蔬菜、水果、谷类、瘦肉和低脂乳制品。

（2）每日总脂肪摄入量占总能量的 30% 以下，饱和脂肪摄入量占总能量的 10% 以下。

（四）低碳水化合物饮食

（1）主要吃高蛋白质食物，如肉类、家禽、鱼类、贝类、蛋类、乳类、坚果类等。

（2）吃高脂肪食物，如油脂、黄油、橄榄油等。

（3）吃碳水化合物含量少的蔬菜，如绿叶蔬菜、黄瓜、花椰菜、西葫芦等。

（4）不允许食用含糖食物和谷类食物，膳食碳水化合物主要来自水果和蔬菜。

极低碳水化合物饮食通常指每日碳水化合物摄入量为 21～70g；中等低碳水化合物饮食通常指每日碳水化合物的供能比在 30%～40%。

（五）终止高血压饮食

（1）多食用水果、蔬菜、低脂奶制品，包括全谷类、家禽、鱼类、坚果类。

（2）少食用饱和脂肪、红肉、甜食及含糖饮料。

（3）尽量减少钠的摄入。

四、糖尿病前期的营养治疗

(一)什么是糖尿病前期

糖尿病前期时,糖调节已受损,包括空腹血糖受损(IFG)和葡萄糖耐量减退(IGT)。

IFG 空腹血糖在 5.6~6.9mmol/L 之间,可诊断为 IFG。IGT 指空腹血糖正常,但餐后血糖水平介于正常人与糖尿病患者之间的一种状态。其诊断标准是在口服 75g 葡萄糖的糖耐量试验(OGTT)中,2h 血糖在 7.8~11.0mmol/L。

(二)糖尿病前期的高危人群

含有以下高危因素一项或多项者,都为糖尿病前期的高危人群:糖尿病家族史,心血管疾病,超重或肥胖,静坐的生活方式,既往诊断 IFG、IGT 和/或代谢综合征,高血压,妊娠糖尿病史,胎儿体重>4kg 的产妇,多囊卵巢综合征,服用抗抑郁药物。

(三)糖尿病前期的营养治疗

研究提示,在确认 IGT 时患者已经处于危险之中,若不加以干预,将很快进展为糖尿病,而且大血管、微血管并发症的患病风险都将增加。

首选的治疗手段为强化生活方式干预,强调定期看营养门诊的重要性。有证据支持生活方式干预可改善血糖和降低心血管危险。如果体重超重或肥胖的,可先在营养门诊用非药物手段进行减重,如果效果不理想,再结合药物或手术的方法来进行体重的管理。

糖尿病前期患者和糖尿病患者的血糖、血脂和血压控制目标一致。

五、糖尿病的营养治疗原则

糖尿病的营养治疗不是简单的控制饮食,是在合理控制一日总能量的前提下,满足多种营养素的供给要求。

(一)合理控制总热量

控制总能量摄入,以维持或略低于理想体重为宜。体重低于理想体重者,能量摄入可适当增加 10%~20%。肥胖者应减少能量的摄入,使体重逐渐下降至理想体重值的±5%范围内。

糖尿病患者一日总能量根据其年龄、身高、体重、劳动强度而定。理想体重的估算公式为:理想体重(kg)=身高(cm)-105。

(二)保证碳水化合物的摄入

碳水化合物比其他任何食物更容易导致血糖的升高,关键是摄入正确的量。淀粉类食物、水果和甜品都含有大量的碳水化合物。

碳水化合物供给量应占总热量的 50%~60%,成年患者每日主食摄入量为 250~400g,肥胖者酌情可控制在 200~250g。使用胰岛素治疗者可适当放宽,对单纯膳食控制而又不满意者可适当减少。

除了碳水化合物的总摄入量,对碳水化合物的种类选择要考虑其血糖生成指数(GI)。碳水化合物的食物来源、淀粉类型(直链淀粉和支链淀粉)、烹调方式等对餐后血糖的影响不同,这种影响用 GI 来描述。

食物 GI 指摄入含 50g 碳水化合物食物的餐后 2h 血糖应答面积与参考食物(葡萄糖或白面包)餐后 2h 血糖应答面积比值。它是反映食物引起血糖应答特性的生理学指标。

GI=食物餐后 2h 血浆葡萄糖曲线总面积/等量葡萄糖餐后 2h 血浆葡萄糖曲线总面积

食物 GI 的划分：GI<55 的为低 GI 食物，主要指水果、蔬菜、奶制品等；GI 介于 55～75 的为中等 GI 食物，主要指豆类、粗粮等；GI>75 的为高 GI 食物，主要指精白米面等。GI 值越低的食物对血糖的升高反应越小。

糖尿病患者主食应选择低 GI 的食物，少选高 GI 的食物。糖尿病患者应限制单双糖的摄入，如白糖、红糖、葡萄糖、甜饮料等甜食。故糖尿病患者主食宜多食用粗粮和复合碳水化合物，尽量选择玉米、燕麦、高粱米、小米等，这些食物大多含有一定的膳食纤维，对于减缓血糖升高有一定的作用。少用富含精制糖的甜点。为了改善食品的口味，必要时可选用甜叶菊、木糖醇等甜味剂代替蔗糖。若食用水果，应适当减少主食摄入量。

（三）增加膳食纤维的摄入

膳食纤维有很多健康效应，应当提倡食用。没有必要糖尿病患者膳食纤维比正常人群摄入更多。2013 年中国 DRIs 建议我国成人膳食纤维的摄入量为 25～30g/d，鼓励每日谷物至少 1/3 为全谷物食物，蔬菜水果摄入量至少达到 500g 左右。

流行病学调查和临床研究都已证实，膳食纤维能延缓食物在胃肠道的消化吸收，可以控制餐后血糖上升的幅度，有效地改善糖代谢，降低餐后血糖，增加饱腹感。但摄入过多不仅会引起胃肠道反应，也会影响其他营养素的吸收。膳食纤维的来源以天然食物为佳，如杂粮类（荞麦、玉米、燕麦等）、新鲜的蔬菜和水果类。

（四）限制脂肪和胆固醇的摄入

长期摄入高脂肪膳食可损害糖耐量，促进肥胖、高血压和心血管病的发生。为防止或延缓糖尿病患者心脑血管并发症，必须限制膳食脂肪和胆固醇的摄入量。

建议每日脂肪摄入量总热量的 25%～30%，其中饱和脂肪酸摄入量小于总能量的 10%，多不饱和脂肪酸摄入量不宜超过总能量的 10%，单不饱和脂肪酸摄入量占总能量的 10% 为好，胆固醇摄入量低于 300mg/d，合并高脂血症者应低于 200mg/d。

少吃富含胆固醇的食物，如脑、心、肺、肝等动物内脏及蛋黄等，如患者为生长发育期的儿童或血脂不高又不肥胖者，应不必过度限制胆固醇，特别是蛋类食品，可以每天吃 1 个鸡蛋。每周 2 份以上海鱼，提供 ω-3 多不饱和脂肪酸。烹调油限量 25g/d。

（五）适量蛋白质

蛋白质食物有较好的饱腹感，利于血糖的稳定。优质蛋白质食物主要包括肉类、乳类、蛋类、鱼类和大豆类。

糖尿病患者机体糖异生作用增强，蛋白质消耗增加，易出现负氮平衡，为维持肌肉的体积和能量消耗的需要，应保证蛋白质的摄入量占总热量的 15%～20%，其中 1/2 来自优质蛋白质食物。

对于妊娠、乳母或合并感染、营养不良及消耗性疾病者，应适当放宽对蛋白质的限制，每日 1.2～1.5g（kg·d）。对于肾小球滤过率降低或已确诊糖尿病肾病者，蛋白质摄入量需降至 0.6～0.7g（kg·d）。

（六）宏量营养素的最佳比例

糖尿病患者能量来源的最合适比例建议，碳水化合物 50%～60%，脂肪 20%～30%，蛋白质 15%～20%。针对不同的病情，可参照表 14-2。

表 14-2　糖尿病膳食分型

分型	体征	碳水化合物%	蛋白质%	脂肪%
A	轻型糖尿病	60	16	24
B	血糖尿糖均高	55	18	27
C	合并高胆固醇血症	60	18	22
D	合并高三酰甘油血症	50	20	30
E	合并肾功能不全	66	8	26
F	合并高血压	56	26	18
G	合并多种并发症	58	24	18

(七)满足维生素和矿物质的需要

糖尿病患者经常有微量营养素缺乏,调节维生素和矿物质的平衡,有利于纠正糖尿病患者代谢紊乱,防治并发症。因此,供给足够的维生素和矿物质也是糖尿病营养治疗的原则之一。

维生素 C 可改善微血管循环,缓解糖尿病患者早期视网膜病变。新鲜的蔬菜和水果是维生素 C 的良好来源。

B 族维生素可改善神经症状。病情控制不好的患者,糖原异生作用旺盛,B 族维生素消耗会增多,可适当多食用含 B 族维生素较多的食物,如干豆类、蛋类和蔬菜等。

维生素 E 可预防心、脑血管并发症。植物油、小麦胚芽等是维生素 E 的较好来源。

在保证矿物质基本供给量的基础上,还可适当增加钾、镁、钙、铬、锌等元素的供给。

锌与胰岛素的合成、分泌、贮存、降解、生物活性及抗原性有关,能协助葡萄糖在细胞膜上的转运。缺锌时胰腺和 β 细胞内锌浓度下降,胰岛素合成减少。主要来源是动物性食物。

三价铬的复合物在人体内被称作"葡萄糖耐量因子",有利于改善糖耐量。主要来源是酵母、牛肉、肝、蘑菇等。

病程长的老年患者应补充钙剂,保证每日 1000～1200mg,防治骨质疏松。牛奶及奶制品含较多的钙和维生素 B_2,有条件者每天最好摄入 250～500mL 脱脂牛奶。

硒参与谷胱甘肽过氧化物酶(GSH-Px)的构成,后者可降低机体脂质过氧化反应,有保护心肌细胞、肾小球及视网膜免受自由基损伤的作用。

锰可改善机体对葡萄糖的耐受性。锂能促进胰岛素的合成和分泌。

当病情控制不好时,易并发感染或酮症酸中毒,补充钠、钾、镁等是为了纠正酸中毒时出现的电解质紊乱。但平时应限制钠盐的摄入,以防止和降低高血压、高血脂、动脉硬化和肾功能不全等并发症的发生率。每日钠盐限制在 6～8g。

特殊人群如:老年人、孕妇、乳母和严格的素食者,更需要补充多种维生素和矿物质,可适当选择片剂来补充。

六、糖尿病的膳食原则

糖尿病膳食不是简单的少吃,而是科学合理的饮食。糖尿病的膳食与普通人一样,属于平衡膳食。

糖尿病的膳食原则是在规定的热量范围内,达到营养平衡。不挑食,不偏食,品种多样,控制总量。

(一)食物种类多样化

每日应均衡摄入谷薯类、蔬菜水果类、肉鱼蛋乳豆类、油脂类。主食粗细搭配,副食荤素搭配。其中高碳水化合物低蛋白质食物应少食,如马铃薯、芋头、藕、山药、胡萝卜等,或代替部分主食来食用。

烹调用油每日不超过 25～30g,以植物油为主。烹调方式以蒸、煮、烩、炖为主。加餐可选用花生、核桃等坚果类食物,但应严格控制食用量,大约 15 粒花生米或 30 粒瓜子或 2 个核桃就相当于 10g 油脂。

(二)餐次安排合理

每日至少三餐,且应定时、定量,生活要有规律。注射胰岛素或易出现低血糖者,要求在三次正餐之间增加 2～3 餐,临睡前半小时加餐更重要。加餐食物可以由正餐匀出 25g 主食即可。

三餐内容最好是主、副食搭配,即符合营养平衡要求,又有益于胰岛素的分泌。糖尿病患者每日餐次热能分配见表 14-3。

表 14-3　糖尿病热能餐次分配(%)

临床体征	早餐	加餐	午餐	加餐	晚餐	睡前加餐
不用药病情稳定者	20	—	40	—	40	—
	33	—	30	—	37	—
用胰岛素病情稳定者	20	—	40	—	30	10
用胰岛素病情多变者	20	10	20	10	30	10
	28	—	28	—	28	16

(三)饮酒

酒,主要含乙醇,不含或少含其他营养素,每克乙醇产热 7kcal。

对糖尿病患者来说,饮酒并不利于病情的控制。首先,乙醇是高能量食物,且喝酒的同时会摄入高油脂的食物,这样会导致能量摄入过多。其次,乙醇吸收快,但不能较长时间维持血糖水平,饮酒还可使糖负荷后的胰岛素分泌增加,对接受胰岛素、降糖药治疗的患者容易发生低血糖。所以,糖尿病患者更应避免空腹饮酒。长期饮酒会引起肝功能受损,饮酒还降低脂肪在体内的消耗率。因此,血糖控制不佳的糖尿病患者不应饮酒。对血糖控制良好的患者可适量饮酒,但需严格设计饮食计划。

对平时不饮酒的患者不鼓励饮酒,对有饮酒习惯的患者在病情稳定情况下不强调戒酒,但要控制饮酒量,最好选择低度酒,如啤酒、葡萄酒等。

《中国居民膳食指南(2007)》建议成年男性一天饮用酒的乙醇量不超过 25g;成年女性一天饮用酒的乙醇量不超过 15g。孕妇和儿童青少年应忌酒。

(四)外出就餐的膳食原则

(1)蒸、煮、烤、炖、烩、凉拌的食物因用油少是较为合适的选择。

（2）如欲选用油炸肉类须选可去皮者（如炸鸡腿），于去皮后食用。

（3）沾粉或勾芡黏稠的菜式不选择。

（4）碎肉制品如肉丸、肉饼、火腿、香肠或其他不明成分的食物不宜食用。

（5）可多选择青菜以增加饱足感。但以减少油脂的摄取。

（6）少吃菜汤汁，因为汤汁中含有大量的油及淀粉或面粉。

（7）选用清汤代替浓汤并舍去浮于上层的油脂。

（8）不选择糖醋菜式。

（五）体力活动

糖尿病患者应该每周进行中等强度有氧体力活动（50％～70％最大心律）至少 150min，每周活动至少 3 天，无体力锻炼的时间不能连续超过 2 天。对无禁忌证的 2 型糖尿病患者鼓励每周进行至少 2 次耐力运动。

强调每餐后适当活动，以利于降低餐后血糖。

七、设计糖尿病食谱

这里介绍用食物交换份的方法来设计糖尿病的食谱。

将日常食物按营养特点分为四大类八小类，在一定重量内的同类食物所含蛋白质、脂肪、碳水化合物和能量相近，可以互换，故称为食物交换份。每交换份提供的能量为 90kcal。制订交换份的目的是方便在进行食谱内容选择时可以同类食物等值互换，从而达到食物多样化。

所有食物均指可食部分，即去除皮、籽、核、骨头等后的净重。

（一）食物交换份的计算法举例

王先生，55 岁，身高 175cm，体重 85kg，轻体力劳动，平时一日三餐，食量一般，每日喜饮牛奶一盒，蔬菜 500g，目前血糖、尿糖偏高，血脂正常，无高血压和并发症，采用单纯膳食治疗，请制订其膳食治疗方案。

1.计算理想体重

理想体重(kg)＝身高(cm)－105＝175－105＝70kg。

2.体型评价

超重％＝[(85－70)÷70]×100％＝21％，超重％≥20％，属肥胖体型。

3.计算全日能量供给量

轻体力劳动者肥胖体型能量供给量为 84～105kJ(20～25kcal)/(kg·d)。

70×[84～105(20～25)]＝5880～7350kJ(1400～1750kcal)。

因平日食量一般，故能量取下限值，即 5880kJ(1400kcal)。

4.确定碳水化合物、蛋白质、脂肪供给量

本例病例血糖和尿糖偏高，无并发症，碳水化合物、蛋白质和脂肪分别占总能量的 55％、18％、27％。

碳水化合物供给量＝(1400×55％)÷4＝193g。

蛋白质供给量＝(1400×18％)÷4＝63g。

脂肪供给量＝(1400×27％)÷9＝42g。

5.食物交换份和食物用量的计算

按照患者的饮食习惯,每天饮一盒牛奶(约 250mL),蔬菜 500g,可先将这两类食物用量定下来。

(二)同能量糖尿病饮食内容

按照上述的食物交换份计算方法,可计算出不同能量的食物交换份,可快速通过能量查出患者对应的食物交换份。

八、儿童糖尿病的营养治疗

目前,儿童糖尿病经过合理使用胰岛素,配合健康饮食,生长发育大多不受影响。通过营养教育将糖尿病的相关营养知识教给家长是有必要的,使其真正意识到患儿终生进行营养治疗对儿童糖尿病治疗的重要性,正确掌握,自觉遵守。

(一)治疗目的

(1)维持血糖、尿糖和血脂达到或接近正常值,防止酮症酸中毒和低血糖的发生。

(2)给予营养充足的平衡膳食,减轻胰岛负担,并提供足够能量和全面的营养素以维持正常生长发育和生活、活动所需。

(二)治疗原则

因患儿处于生长发育阶段,过度限制饮食会造成不良后果。营养治疗的原则是既要满足患儿生长发育及活动需要,又能保持血糖、血脂正常。

(三)膳食安排

1.能量供给应以满足患儿正常生长发育及日常活动的需要为前提

每日所需能量可按以下公式计算:

体重正常患儿每日所需热量(kJ)＝4180＋(年龄－1)×418

肥胖患儿每日所需热量(kJ)＝4180＋(年龄－2)×418

具体能量供给可依患儿的年龄、活动量、日常食量及发育情况适当调整。对于肥胖的儿童,在保证营养需要的基础上给予减体重、限脂肪饮食。

2.充足的蛋白质

蛋白质是确保糖尿病患儿正常生长发育的重要营养素,供给量占总能量的 15%～20%,其中优质蛋白应占总蛋白的 2/3 以上。年龄越小蛋白质需要量越多,儿童每日 2～3g/kg;青春期 1.2～1.5g/kg。

瘦的牛肉、羊肉、鸡胸肉和鱼类蛋白质含量丰富,而脂肪含量却远低于瘦猪肉,是动物蛋白质的首选。豆制品不仅富含优质蛋白,其所含的纤维素、大豆皂苷等成分有利于控制血糖水平,宜多选用。奶制品也是补充优质蛋白质的良好来源,但需注意存在乳糖不耐受症者不宜食用。

3.适量的脂肪

脂肪的供能比应低于 30%,其中饱和脂肪酸应低于 10%,全日胆固醇摄入量应低于300mg。日常应减少烹调用油量,尽量少食油煎、油炸食品,以减少脂肪的摄入。动物脂肪(鱼油除外)富含饱和脂肪酸,长期过多摄入易导致脂代谢异常,引起动脉粥样硬化,对富含动物脂肪和高胆固醇食品应予以适当控制。

4.适宜的碳水化合物

糖尿病患儿总能量的 50%～60% 应来自碳水化合物。单双糖类食物吸收速度快,摄入后能迅速入血,对血糖影响大;多糖类食物消化吸收较慢,有助于保持血糖的平稳。糖尿病患儿宜选用多糖类作为碳水化合物的主要来源,慎用单糖、双糖。宜选用 GI 值偏低的食物,如豆制品、粗粮和奶制品等;少用精制米面。

5.充足的维生素、适宜的矿物质

新鲜蔬菜可作为维生素 C、胡萝卜素和矿物质的主要来源。饥饿感明显者,通过多食蔬菜可增加饱腹感。血糖较稳定者,可选用含糖低的水果于两餐之间食用。

6.充足的膳食纤维

可溶性膳食纤维能延缓食物在肠道的吸收,降低餐后血糖。不溶性膳食纤维能促进肠蠕动,有利于通便,防止便秘。可通过食用粗粮、蔬菜和水果来获取足够的膳食纤维。但因水果含糖较多,食用时要慎重。

(四)食物选择

1.宜用食物

(1)各种米面,其中应包括部分富含膳食纤维的粗粮。

(2)各种禽畜瘦肉和鱼类。

(3)大豆及其制品。

(4)新鲜蔬菜及含糖低的水果。

(5)菌藻类。

(6)油脂应以植物油为主。

(7)出现酮症酸中毒时,可管饲肠内营养剂或匀浆膳。

2.忌用或少用食物

(1)忌食蜜饯、甜点心、果酱、糖果等含糖量高的食物。

(2)禁用辛辣刺激性食品。

(3)忌用肥肉、动物油脂、油酥甜点心、奶油雪糕、巧克力等。

(4)少用油炸油煎等高脂食品;如食用土豆、芋头、白薯等淀粉多的食物应减去部分主食。

九、糖尿病肾病的营养治疗

糖尿病肾病(DN)是糖尿病严重的微血管并发症,是糖尿病主要死亡原因之一,近年来发病率有上升趋势。其临床特征为持续蛋白尿、肾小球滤过率下降、高血压、氮质血症和水钠潴留等,发病后期,尿中蛋白质逐渐增多,每日可丢失 3～4g 甚至更多,引起水肿,严重者可出现尿毒症。营养治疗原则如下:

(1)能量供给量应满足机体需要,若饮食供给难以满足需要,可通过静脉输注补充。

(2)蛋白质供给量适当限制:早期患者 0.8～1g/(kg·d),晚期出现尿素氮潴留时蛋白质供给量降为 0.5g/(kg·d),或全日进量 30g 左右。但需强调的是,在这种低蛋白质膳食中必须多用富含必需氨基酸的动物性食物,如蛋、乳、瘦肉等,少用富含非必需氨基酸的植物性食物,如谷类等。可用麦淀粉、藕粉等低(无)蛋白质食物代替主食。如尿蛋白丢失过多,可在原膳食基础上,每天增加鸡蛋 1 个(含蛋白质约 7g)或蛋清 2 个,必要时使用肾病专用氨基酸予以补充。

(3)限制钠盐摄入,每日约 2g/d。

(4)根据病情补钾。

十、糖尿病低血糖反应的营养治疗

空腹血糖低于 3.3mmol/L 时称为低血糖,多发生在注射胰岛素后膳食供给不及时或其他原因未能及时进食者。主要症状有心慌、出汗、头晕、烦躁、焦虑、饥饿感强烈及全身乏力等;严重时可致神志不清、精神抑郁、全身抽搐、昏迷,甚至死亡。

症状较轻者,神志清楚,可用葡萄糖或蔗糖 20～50g(儿童 10～15g),温开水冲服,几分钟后症状即可消失。如症状稍重,除饮糖水外,应进食些馒头、饼干(25g)或水果等,一般十几分钟后症状即可消失。注射长效胰岛素者,还应加喂牛奶、鸡蛋等吸收较慢的食物,避免反复出现低血糖反应。病情严重、神志不清者,应静脉注射葡萄糖,立即送医院抢救。

为防止低血糖反应,糖尿病患者最好随身带些糖果,饼干等食品,并学会随体力活动的增减而适当调整饮食总量。

十一、糖尿病合并酮症酸中毒的营养治疗

酮症酸中毒是一种严重急性并发症,如病情不能及时控制可发生昏迷。

饮食治疗的原则是急性期如果血糖过高,应先短期禁食,血糖下降至 14～16.8mmol/L 后可考虑给予饮食。

如果患者无昏迷,应供给易于消化的单糖、双糖类食物(如水果汁等)。每日所进的碳水化合物总量一般不少于 200g,或者根据患者使用胰岛素的剂量及具体病情而定。

度过急性期后,可以加粥、面包等含碳水化合物的主食,但要求严格控制每日脂肪和蛋白质的摄入量,以防体内产生新的酮体,使病情反复。

当血糖正常、尿酮完全消失后,方可逐渐增加脂肪和蛋白质的用量。

若出现昏迷不能进食,应给予全流质易消化的饮食鼻饲,开始时用量宜少,以后逐渐增加。

十二、糖尿病患者手术前后的营养治疗

除急诊手术外,一律先治疗糖尿病,待病情稳定后再行手术。

术前糖尿病患者应有充分准备,控制好血糖、纠正酸碱及电解质平衡紊乱,改善营养状况,并于术前 2～3 天给予糖类 250g/d 以上,使肝糖原贮备充足。

急诊大手术时,应首先考虑糖尿病具体病情,分析手术迫切性和糖尿病酮症酸中毒等严重性,对比轻重缓急而采取措施。术后使用葡萄糖、氨基酸补充足够能量时,应加用胰岛素。特别要防止伤口感染。

术后病情许可时尽可能早地食用流质膳食,如肉泥汤、鸡茸汤、蒸蛋羹、咸米汤、豆腐脑、淡豆浆、淡牛奶和淡藕粉等;恢复期可进食糖尿病半流质或糖尿病软食。

第十三章　营养与肥胖病

第一节　概　述

一、肥胖病的定义及分类

肥胖是指人体内脂肪过量贮存和(或)分布异常、体重过重的一种病理状态。表现为体内脂肪细胞数量增多和(或)体积增大,体脂占体重的百分比异常增高,并在局部过多沉积,是一种多因素的慢性代谢性疾病。

肥胖按照发生原因,可分为以下三类。

(一)单纯性肥胖

单纯性肥胖是指除由遗传性、代谢性疾病、外伤或其他疾病所引起的继发性、病理性肥胖外,单纯由于能量过剩所造成的全身脂肪过量累积。是各类肥胖中最常见的一种,占肥胖人群的95%左右,肥胖儿童中占99%以上。这类患者全身脂肪分布比较均匀,没有明显的神经、内分泌系统形态和功能的改变,但伴有脂肪、糖代谢调节障碍。部分患者有肥胖家族史,也有的不具肥胖家族史,但食量较大而运动较少。

(二)继发性肥胖

继发性肥胖即以某种疾病为原发病的症状性肥胖,一般有明确的病因,如由于脑垂体,肾上腺轴发生病变、内分泌紊乱或代谢障碍以及其他疾病、外伤引起的肥胖,占肥胖患者的2%～5%左右。肥胖只是这类患者的重要体征之一,同时还会有其他各种各样的临床表现,如:①皮质醇增多症。②甲状腺功能减退症。③胰岛β细胞瘤。④性腺功能减退。⑤多囊卵巢综合征等多种病变等。

(三)遗传性肥胖

遗传性肥胖指由于基因及染色体异常所致的肥胖。这种肥胖很罕见,可见于以下疾病:①先天性卵巢发育不全症。②先天性睾丸发育不全症。③Laurence-Moon-Bardet-Biedl综合征。④Alstrom综合征。⑤Down综合征。⑥糖原累积病1型。⑦颅骨内板增生症等。

二、肥胖病的流行情况

超重和肥胖是世界范围内引起死亡的第六大危险因素,每年至少有340万的成人死于超重或肥胖。尽管肥胖问题一直受到高度关注,但迄今为止肥胖患病率依然在全球范围内以惊人的速度逐年上升,成为威胁人类健康的重要公共卫生问题。

(一)肥胖病在全球流行情况

世界卫生组织(WHO)2014年的报告显示,1980年以来世界肥胖患者增长了近1倍。2008年,20岁及以上的成年人中约有35%的人超重,约11%的人肥胖。2013年,全球约有4200万5岁以下儿童超重或肥胖。

美国华盛顿大学近期的一项研究显示,1980 年到 2013 年,全球成人超重和肥胖的患病率增加了 27.5％,儿童增加了 47.1％,超重和肥胖的人数从 1980 年的 8.57 亿增加到了 2013 年的 21 亿。世界范围内 6.71 亿例肥胖患者中,美国共有 7800 万人,约占全球肥胖者总数的 13％,中国的肥胖人口排名全球第二,紧随其后的国家分别是印度、俄罗斯、巴西、墨西哥、埃及、德国、巴基斯坦和印度尼西亚。

19 世纪 80 年代以前,肥胖问题仅在欧美等经济发达国家较为突出,而今形势悄然发生变化,肥胖患者人数全球排名前十的国家中,仅美国、俄罗斯、德国是传统意义上的发达国家。大约有 62％的肥胖人口生活在发展中国家,在中东和北非地区尤其明显。新型经济体发展中国家,儿童超重和肥胖的增长率高出发达国家 30％以上。

(二)肥胖病在中国流行情况

中国是世界上最大的发展中国家,改革开放以来,随着居民膳食结构和生活方式的改变,曾经鲜见的肥胖问题已经成为亟待解决的公共卫生问题。中国人口基数大,肥胖率的轻微增加也意味着巨大的患者人数改变。2012 年 3 月 28 日中国 CDC 发布的统计结果:截至 2010 年,全国 18 岁及以上居民超重率达 32.1％,肥胖率达 9.9％,城市居民超重率和肥胖率比农村高得多。

我国儿童青少年超重肥胖现象也较为严峻。从 19 世纪 80 年代开始,全国各地区检出率均呈迅速上升趋势。1985—2010 年,我国 7～18 岁儿童青少年超重检出率由 1.11％增至 9.62％,肥胖检出率由 0.13％增至 4.95％。2011 年,浙江省 7～18 岁儿童青少年超重检出率为 10.6％,肥胖检出率为 5.3％,超过全国水平。

总体而言,人类已经面临严峻的超重和肥胖带来的健康问题,国际社会应共同积极应对肥胖带来的挑战。因此,WHO 在《2013—2020 年预防和控制非传染性疾病全球战略行动计划》中提出,要力争到 2025 年达到全球肥胖率停止增长。

三、肥胖的判定方法及标准

根据肥胖的定义,目前已建立了许多诊断或判定肥胖的标准和方法,常用的可分为:人体测量法、物理测量法和化学测量法。

(一)人体测量法

人体测量法包括身高、体重、胸围、腰围、臀围和皮褶厚度等参数的测量。根据人体测量数据可有许多不同的肥胖判定标准和方法,常用的主要有身高标准体重法、体质指数法和皮褶厚度法等。

1.身高标准体重法

是世界卫生组织(WHO)推荐、传统上常用的一种衡量肥胖的方法。计算公式如下:

肥胖度(％):实测体重(kg)－身高标准体重(kg)×100％

身高标准体重(kg)

式中的身高标准体重可根据当地人群近期的健康资料获得,成人也可由以下公式估算。

身高标准体重(kg)＝身高(cm)－105

或身高标准体重(kg)＝[身高(cm)－100]×0.90(男)

身高标准体重(kg)＝[身高(cm)－100]×0.85(女)

判定标准为:肥胖度 10％～20％为超重,20％～29％为轻度肥胖,30％～49％为中度肥胖,≥50％为重度肥胖。

2.体质指数法

体质指数(BMI)法是近几年国内外学者多数推荐使用的方法,WHO 推荐在成人中使用这一指标。BMI 考虑到身高、体重两个因素,不受性别干扰,实用性强。计算公式为:BMI＝体重(kg)/[身长(m)]^2。

(1)WHO 推荐的 BMI 分类标准

WHO 推荐的 BMI 分类标准是根据欧美健康人群 BMI 的平均值及 BMI 与罹患胆结石、2型糖尿病、高血压、心脏病及高脂血症等疾病的危险性及病死率的关系确定的(表 15-1),BMI超过 30 的人死亡率较之 BMI 为 25 以下者高出 50％～100％,BMI 为 25～30 的体重过重者,死亡率比 BMI 小于 25 者增加 10％～25％。

表 15-1　WHO 制订的成人 BMI 和腰围界限值与肥胖相关疾病风险

分类	BMI(kg/m^2)	合并症危险性
低体重	<18.5	低(但其他疾病危险性增加)
正常范围	18.5～24.9	平均水平
超重	≥25.0	
肥胖前状态	25.0～29.9	增加
一级肥胖	30.0～34.9	中等严重
二级肥胖	35.0～39.9	严重
三级肥胖	≥40.0	极严重

(摘自:中华人民共和国卫生部疾病控制司.中国成人超重和肥胖症预防控制指南.北京:人民卫生出版社,2006)

(2)亚洲成人 BMI 分类标准

研究显示,大部分亚洲人 BMI 只要超过 23,与肥胖相关疾病的危险因素就开始增加,因此,专家们认为亚洲人不适宜用 WHO 标准来判定是否肥胖。2000 年在亚太地区肥胖工作会议上,科学家们首次提出了针对亚洲成人的 BMI 判定标准。

(3)中国成人 BMI 分类标准

国际生命科学学会中国办事处中国肥胖问题工作组根据对我国 1990 年以来 13 项大规模流行病学调查,总计约 24 万成年人的数据的汇总分析,提出对中国成人判断超重和肥胖程度的 BMI 界限值及结合腰围来判断相关疾病的危险度。

3.腰围和腰臀比

肥胖者体内脂肪的分布特点对健康有着明显的影响,腹型肥胖者脂肪主要沉积在腹部的皮下及腹腔内,身体最粗的部位在腹部,腰围往往大于臀围,又称为向心性肥胖或苹果型肥胖。臀型肥胖者臀部脂肪堆积明显多于腹部,身体最粗的部位在臀部,臀围大于腰围,又称为梨型肥胖。腹型肥胖者血中胆固醇明显升高,给予葡萄糖后,血糖下降的速度明显地比正常人要慢,腹型肥胖者更易患心血管疾病和糖尿病。测定肥胖者的脂肪分布情况,更能反映肥胖的危害。WHO 建议采用腰围（WC）和腰臀比（WHR）来评价腹部脂肪的分布,规定男性腰围≥102cm、女性腰围≥88cm 为腹型肥胖,腰臀比男性≥0.9,女性≥0.8 为腹型肥胖的标准。中国肥胖问题工作组针对腰围提出的标准为男性≥85cm,女性≥80cm 为腹型肥胖。

4.皮褶厚度法

用皮褶厚度计测量皮下脂肪厚度,以此推算体脂含量。测量部位有肩胛下、上臂肱三头肌肌腹处、腹部脐旁处等,常用肩胛下与上臂肱三头肌皮褶厚度（TSF）之和代表全身皮褶厚度。皮褶厚度一般不单独作为肥胖的判定标准,而是与身高标准体重结合起来判定。判定方法:凡肥胖度≥20%,两处皮褶厚度之和≥80 百分位数,或其中一处皮褶厚度≥90 百分位数者为肥胖,凡肥胖度<10%,无论两处皮褶厚度如何,均为正常。

(二)物理测量法

指根据物理学原理测量人体成分,从而推算出体脂含量的方法。如多年来测定体质量的"金标准"水下称重法、全身电传导（TOBEC）,生物电阻抗分析（BIA）,双能 X 线吸收（DEXA）,计算机断层扫描（CT）和磁共振显像（MRI）,其中后三种方法可测量体脂在皮下和内脏周围的分布,但费用较高。

(三)化学测量法

化学测量法的测量依据为:中性脂肪不结合水和电解质,故机体的组织成分可用无脂的成分为基础来计算。假设人体去脂体重（FFM）也叫瘦体重的组成是恒定的,那么分析其中一种组分（如水、钾或钠）的量就可以估计 FFM 的多少。然后用体重减去 FFM 的重量就是体脂。化学测定法包括:稀释法、40K 计数、尿肌酐测定法。

(四)体脂肪率判断肥胖标准

用体密度法、放射性核素 40K 测定法、电阻抗法、超声波法或皮褶厚度法等计算出体脂肪率,再用以下标准判断见表 15-2。

表 15-2　体脂肪率判断肥胖标准

分类	轻度肥胖	中度肥胖	重度肥胖
男性(不分年龄)	20%以上	25%以上	30%以上
女性:6~14 岁	25%以上	30%以上	35%以上
女性:15 岁以上	30%以上	35%以上	40%以上

注:以上为日本肥胖学会的判断标准,在我国也可使用。

(摘自:现代临床营养学(第 2 版).北京:科学出版社,2009)

四、肥胖对健康的危害

肥胖与高脂血症、高血压、冠心病、糖尿病、高尿酸血症、肺通气不良、骨关节炎、胆囊病、某些癌症、妊娠和分娩异常等诸多疾病有密切关系,共同增加死亡的危险性。随着肥胖时间的延长、程度的加重,会出现更多的异常表现,并产生一系列心理问题。

(一)肥胖与心脑血管疾病

肥胖患者的高血压发病率是体重正常者的 2~3 倍。对我国 24 万人群的荟萃分析显示,BMI≥24 者的高血压患病率是 BMI 在 24 以下者的 2.5 倍,BMI≥28 者的高血压患病率为前者的 3.3 倍。

肥胖不仅易引起血压增高,还好发心绞痛、心肌梗死、冠心病等动脉硬化性疾病,其原因与血脂异常、高血压等密切相关。一些研究认为,BMI 为冠心病显著性独立危险因素。我国 10 个人群的前瞻性研究显示,BMI≥24 和 BMI≥28 的个体,其动脉粥样硬化的患病率分别为 BMI 在 24 以下者的 2.2 和 2.8 倍。

(二)肥胖与糖尿病

肥胖可合并许多代谢紊乱,包括糖耐量异常、胰岛素敏感性降低、高胰岛素血症、高三酰甘油血症等,这些代谢紊乱常可引起糖尿病。长期持续肥胖者,糖尿病发病率明显增高。体重正常人群中糖尿病的发病率是 0.7%,如体重超过正常值 20%,则糖尿病发病率为 2%;体重超过正常值 50%,其发病率可高达 10%。儿童青少年时期开始肥胖、18 岁后体重持续增加和腹部脂肪堆积者患糖尿病的危险性更大。

(三)肥胖与高尿酸血症

研究显示肥胖是高尿酸血症的危险因素,血清中尿酸水平与 BMI、腰臀比、餐后胰岛素水平呈正相关关系。一般认为,肥胖患者不仅体内的尿酸产生增加,而且从尿中排泄的尿酸减少,这样导致尿酸在体内蓄积而引起高尿酸血症或痛风。

(四)肥胖与非酒精性脂肪肝、胆石症

据文献报道,全球非酒精性脂肪肝(Nonalcoholic fatty liver disease,NAFLD)发生率为 10%~24%,在不同程度肥胖成人中可达 30%~100%;儿童中脂肪肝检出率在 2.6%~9.6% 之间,而肥胖儿童中可达 38%~53%。研究显示,随着 BMI 的升高 NAFLD 的检出率及危险性明显增加。肥胖前期、Ⅰ度肥胖、Ⅱ度肥胖组(WHO 亚洲成人 BMI 分类)与正常 BMI 组相比 NAFLD 患病风险分别增加了 1.7、1.9 和 9.1 倍。

肥胖是胆道疾病的危险因素之一,肥胖者发生胆石症的危险是非肥胖者的 3~4 倍。肥胖患者胆汁中胆固醇和磷脂比例增高,胆固醇结晶析出,形成胆固醇结石;患者胆囊张力下降,活动减少,导致胆汁淤积,也有利于结石形成。

(五)肥胖与呼吸功能不全

肥胖患者在胸部、腹部、横膈等部位脂肪堆积过多,腹式呼吸受阻,胸壁运动受到一定限制,致使上呼吸道狭窄和气流阻塞,引发呼吸困难,血液中二氧化碳浓度过高和血氧降低从而抑制呼吸中枢,出现短暂窒息,可导致阻塞性睡眠呼吸暂停低通气综合征(Obstructive sleep apnea hypopnea syndrome,OSAHS)的发生,临床可出现打鼾、嗜睡、呼吸暂停、头痛、性格变化、记忆力减退等症状。重度肥胖者因肺泡通气不足还可出现肥胖性心肺功能不全综合征(Pickwick syndrome,匹克威克综合征)。

(六)肥胖与骨科疾病

肥胖者可因体重的负荷引起腰椎前弯、腰痛、椎间盘损伤、坐骨神经痛、骨老化、骨质疏松、变形性膝关节炎等。肥胖者痛风的发病率较高,常出现痛风性关节炎。

(七)肥胖与癌症

有研究表明,营养过剩可增加乳腺癌、卵巢癌、子宫癌以及前列腺癌等的发病率,特别是与乳腺癌、子宫癌有更密切的关系。有研究发现,肥胖人群发生乳腺癌的危险为体重正常人群的

2.5～3.2 倍。绝经前妇女肥胖者患乳腺癌的危险性为非肥胖者的 3 倍。在以高脂肪的动物性食物为主的一些国家,妇女乳腺癌的发病率较以低脂肪食物为主的国家的妇女高5～10 倍。肥胖女性子宫癌与体重的关系也非常密切,其发病率是体重正常女性的 5.42 倍。肥胖增加此类癌症发病风险的原因值得深入研究。

美国、澳大利亚、法国、荷兰及新西兰的研究结果表明,归因于肥胖的所有费用一般占国家医疗支出费用的 2%～7%。2003 年中国由超重和肥胖造成的高血压、糖尿病、冠心病和脑卒中等 4 种疾病的直接经济负担合计高达 211.1 亿元人民币,占四病合计直接疾病负担的25.5%,占 2003 年国家卫生总费用的 3.2%、国家医疗总费用的 3.7%。我国肥胖率逐年上升,超重和肥胖将会造成更加严重的经济负担。

第二节　肥胖的病因

肥胖的病因比较复杂,不能简单地用某一种因素来概括,根本原因是能量摄入与消耗的不平衡。当机体的能量摄入大于机体的能量消耗,从而使多余的能量以脂肪形式贮存,最终导致肥胖。肥胖发生的原因大体上可分为内因和外因,内因主要指肥胖发生的遗传生物学基础,外因主要包括饮食营养、体力活动、生活方式、行为心理等环境因素。

一、遗传因素

在特定环境中遗传因素对肥胖的发生起主导作用,肥胖具有明显的家族聚集性。在同样环境中长大的同卵双生子,其 BMI 的一致性高于异卵双生子(分别为 74% 和 32%)。尽管在不同的环境中生活,领养子女的 BMI 与其亲生父母的 BMI 仍呈高度正相关关系,而与共同生活的养父母的 BMI 无显著相关关系。双亲均为肥胖者,子女中有 70%～80% 的人表现为肥胖,双亲之一(尤其是母亲)为肥胖者,子女中有 40% 的人较胖。人群的种族、性别和年龄差别对致肥胖的易感性不同。研究表明,遗传因素对肥胖形成的作用占 20%～40% 或更高。

随着对肥胖的分子机理研究逐步深入,已发现哺乳动物体内的许多基因发生改变或产生缺陷时,能够导致肥胖或增加变胖的可能性,如 OB 基因(肥胖基因)突变、OB 受体基因突变、MC4R 基因(黑色素皮质激素受体-4-基因)突变、NPY 基因(神经肽 Y 基因)突变等,主要影响能量的摄入。影响能量消耗的基因有 β_3-AR 基因(β_3 肾上腺受体基因),UCPs 基因(解偶联蛋白基因)等。而 PPARy 基因(过氧化物酶增殖物受体 γ 基因),脂联素基因(Adiponectin 基因)等则主要影响脂肪细胞储存脂肪。2002 年版的人类肥胖基因图显示,已知与人类肥胖有关的基因超过 300 个,广泛分布于除 Y 染色体以外的所有染色体上。

二、环境因素

一个遗传素质相对稳定的人群,在过去几十年中肥胖率急剧上升,这显然不能单纯由遗传因素来解释。遗传素质决定了肥胖发生的可能性,而后天生活环境(饮食习惯、运动量、工作方式等)决定了肥胖发生的现实性。人类大多数肥胖都是基因与环境之间复杂的相互作用的结果。

以下两方面环境因素与肥胖发病率升高直接相关。

(一)饮食营养因素

1.膳食结构不合理

随着我国经济发展和食物供应丰富,人们的膳食模式发生了很大变化,与传统模式相比,高蛋白、高脂肪的动物性食物消费增多,而谷类食物减少,富含膳食纤维和微量元素的蔬菜和水果的摄入量也偏低,而研究证明高脂肪膳食可增加肥胖发生危险性或诱导肥胖发生。

2.摄食过多

摄食量过大、能量摄入过多会直接导致肥胖。发生摄食过多与以下因素有关:①遗传因素:一些人因遗传因素的作用导致摄食量比一般正常人大。②社会、环境、心理因素:经济发展,食物极大丰富,食物的可及性及供选择的种类多样化,每餐食物分量的增加、快餐食品、预包装食品、含糖饮料等均有可能导致能量摄入过多。另外宗教信仰、文化习俗、心理因素也会影响人们对食物的选择。

3.不良进食行为

进食速度过快,三餐不规律、不吃早餐、经常吃快餐、暴饮暴食、晚餐过饱、夜间加餐等不良生活习惯也更容易导致肥胖。

(二)体力活动因素

人们不参加或很少参加身体锻炼,体力活动不足,可导致能量消耗减少,过多的能量将以脂肪的形式储存起来。身体活动还能提高胰岛素敏感性,促进血糖的动态平衡并改善其他代谢状况。若运动不足可导致胰岛素的降糖作用减弱,产生胰岛素抵抗。

现代社会,交通发达,步行的时间明显减少;工农业机械化,体力劳动强度明显减轻;办公现代化,人们静态工作时间明显增加等,这些都成为超重和肥胖率增加的重要因素。

第三节　膳食与肥胖治疗

肥胖病致病因素多,发病机制复杂,可以影响整个机体正常功能,是一种复杂的代谢失调症,目前,还没有快速稳定的根治方法。但大多数肥胖由外因引起,与日常生活行为习惯息息相关,故肥胖病又是可以防治的。肥胖病的治疗是循序渐进的过程,必须有耐心和持之以恒。要纠正日常不良的饮食习惯,做到平衡膳食,增加体力活动,坚持正确的、系统的控制措施。肥胖病的治疗原则,是在保证机体对各种营养素需要的基础上,限制总能量的摄入,增加能量的消耗,维持机体能量的负平衡状态,并坚持不懈,最终达到体重下降的目的。

常用的治疗方法包括膳食治疗、体力活动调整、行为治疗、药物治疗和外科手术等,其中膳食治疗是肥胖病治疗的基础方法,位于各项治疗方法之首。

一、膳食治疗

在肥胖病的综合治疗中,膳食治疗为重中之重。美国国立卫生研究院(NIH)联合其他机构制订的《肥胖治疗指南》着重推荐了医学营养治疗(MNT)。对轻、中度肥胖的患者,合理的膳食治疗可取得较好疗效。膳食治疗一般是在进行了一系列的营养评定、膳食调查、生活方式调查、合并症调查后,根据患者个体情况,制订详细的营养治疗目标和内容,并设计个性化的食谱,同时对患者进行随诊,监控疗效以便调整方案。

膳食治疗的原则是在保证机体对蛋白质及其他各种营养素需要的基础上,维持能量摄入与消耗的负平衡状态。要循序渐进逐步减轻体重,切忌盲目节食减肥,以免机体蛋白质大量丢失,各营养素供给不足,最终导致营养不良等疾病发生。此外,膳食疗法还应与运动疗法并用,以获得更理想的治疗效果。

(一)控制总能量

能量摄入过多而消耗较少是肥胖形成的根本原因,因此对肥胖的治疗首当其冲便是控制总能量的摄入,即饮食供给的能量低于机体实际消耗的能量,使机体处于能量负平衡状态,让体重逐渐恢复正常水平。但是对能量的控制,应逐步降低,适可而止,不可为了求快而骤然将能量降低至安全水平以下,以免引起机体代谢失衡,导致疾病发生。

对能量的控制要考虑年龄、生理状况、肥胖程度等因素。对于不同年龄阶段、不同肥胖程度的患者,其能量的最低供应有所不同。对于成年的超重或轻度肥胖者,建议每日能量减少300～500kcal,这样每日可使体重下降40～70g,一年内可减重10%;对于成年的中度或重度肥胖者,因常伴有食欲旺盛、喜食高能量食物等因素,同时因肥胖限制了体力活动,易形成恶性循环,需更严格控制能量,每日能量供应可减少500～1000kcal,每天可减重70～140g,半年内体重下降10%;对于轻度肥胖或年龄较小的儿童,因其正处于生长发育阶段,不可绝对限制能量的摄入,但对于中重度肥胖的儿童,其能量摄入可适当限制;对处于青春期的青少年患者,要避免盲目节食,防止神经性厌食的发生;对于老年肥胖患者,应在控制能量摄入的同时特别注意有无并发症存在。

值得注意的是,当能量摄入减少时,基础代谢率也会随之降低,能量消耗也会减少。因此,许多肥胖者在控制能量初期减重效果明显,而半年后体重降速缓慢。故在半年后,患者应以维持体重,防止反弹为主,也可继续调整治疗方案,使体重进一步下降。在控制能量时,应注意每人每天能量摄入不能低于最低安全水平。除能量外,所有营养素都应完全符合DRIs建议。

以下是常用的两种控制能量的膳食方案:

(1)低能量膳食(Low calorie diet,LCD),指能量摄入800～1500kcal/d;此方案是让患者减少摄食量,并适当调整膳食中蛋白质、碳水化合物和脂肪比例。该方案除了能量外,所有其他营养素都应符合DRIs建议。临床实验表明,坚持食用此方案3～12个月,可使患者平均体重下降8%,同时腰围明显减少。所减体重中,75%为脂肪,25%为瘦组织。

(2)极低能量膳食(Very low calorie diet,VLCD),指能量摄入低于800kcal/d的膳食,但此方案能量摄入低于可长期坚持的安全水平,长期运用此方案会使人体缺乏必要营养,产生疲惫感,抑郁等不良反应。此外,VLCD膳食方案下,会使胆汁中胆固醇呈高度饱和状态,从而促进胆固醇晶体核心的形成,导致胆石症的发生,故不适合作为肥胖患者的常规膳食治疗方案,其应用时间通常为4周,不得超过8周。该方案主要适用于重度肥胖患者,患者必须住院,在临床监测下使用此方案,同时注意补充其他营养素。

(二)摄入适量蛋白质

蛋白质作为三大产能营养素之一,也是机体的能源物质,其摄入过多也可引起肥胖。此外,蛋白摄入过多,还可加重肝肾负担,导致肝肾功能损害。正常情况下,推荐的蛋白质供能比在 12％～15％。对于采用低能量膳食治疗（800～1500kcal/d）的中度以上成人肥胖病患者，其食物蛋白质的供能比可适当增加，但应控制在占饮食总能量的 20％～30％，即每 4.18kJ（1000kcal）能量供给 50～75g 蛋白质为宜。同时，应选择高生物效价的优质蛋白质，如牛奶、鱼、瘦肉、鸡、鸡蛋清、豆制品等。优质蛋白应占总蛋白质的 1/2 以上。

（三）限制脂肪

脂肪为高能量密度食物，摄入过多易导致机体能量过剩，引起肥胖。在限制碳水化合物供给的情况下，若过多摄入脂肪还可引起酮症。限制膳食脂肪摄入有利于降低食物总能量，减轻体重，预防相关疾病。由于摄入脂肪易产生饱腻感，降低食欲，所以为使患者耐饿性较强，亦不可过于严格限制脂肪摄入，而且脂肪供应量过低也难以满足机体对脂溶性维生素和必须脂肪酸的需要。所以，在控制膳食总能量的基础上，肥胖患者脂肪摄入应控制在占膳食总能量的 25％～30％为宜，即每 4.18kJ（1000kcal）能量供给 30～35g 脂肪。

在限制膳食脂肪时，应特别注意控制动物性脂肪的摄入。动物脂肪含饱和脂肪酸较多，长期过多摄入可使血液中三酰甘油和低密度脂蛋白胆固醇水平升高，从而增加患心血管疾病的危险。故膳食脂肪中饱和脂肪酸供给应少于 10％。不建议食用猪油、牛油等动物油及肥肉、动物内脏等富含饱和脂肪酸的食物，建议选用富含单不饱和脂肪酸和多不饱和脂肪酸的植物油，如橄榄油、茶油、葵花籽油、花生油、芝麻油、豆油、玉米油、菜籽油等。已有大量研究证实，ω-3 多不饱和脂肪酸可通过多种途径在肥胖发生发展中起到有益作用，因此也可选用富含 ω-3 多不饱和脂肪酸的食物，如海鱼等。膳食胆固醇的摄入应低于 300mg/d。但对于同时伴有高胆固醇血症的肥胖病患者，膳食脂肪中饱和脂肪酸应低于 7％，胆固醇摄入低于 200mg/d。

值得注意的是，生酮高脂肪低糖类膳食一度在国外盛行，并为许多减肥者所推崇。此膳食可引起酮症，并在早期造成大量的水、盐外排，初期可使体重下降。然而高脂膳食可致高脂血症与动脉粥样硬化，且长此以往，酮症会致使机体水与电解质过多丢失，导致体位性低血压、疲乏、肌无力和心律失常等；酮症继续发展以及肌肉组织损耗可致体内尿酸潴留，导致高尿酸血症、痛风、骨质疏松或肾结石；若整个代谢内环境严重紊乱，大脑和肾脏受损，则后果更为严重。所以，不推荐生酮高脂肪低糖类膳食。

（四）限制碳水化合物

碳水化合物在体内可以转化为脂肪，对于肥胖者而言，摄入的单糖类更容易在体内以脂肪的形式沉积；另外，碳水化合物饱腹感低，能增加食欲，且中度以上肥胖者常伴有食欲亢进。因此，应控制碳水化合物的摄入，但为防止酮症和出现负氮平衡，不宜过多降低膳食碳水化合物供应。一般来说，对于采用低能量膳食治疗的患者来说，碳水化合物供能比占 40％～55％为宜。对含简单糖的食品，如蔗糖、麦芽糖、果糖、蜜饯及甜点心等，应尽量少吃或不吃，应多选用全谷类食物、燕麦、荞麦面、玉米面等粗杂粮、蔬菜、水果及豆类等膳食纤维丰富的食物。每天膳食纤维的供给量以不低于 12g 为宜。

（五）保证摄入充足的维生素和矿物质

因为受摄入的热能限制，常常会出现维生素和无机盐摄入不足问题。因此应注意合理的食物选择和搭配，必要时在医生指导下适当服用多种维生素和无机盐制剂。新鲜的蔬菜与水果中含有丰富的维生素和无机盐，如维生素 B_2、维生素 C、叶酸、钾、镁等，而且能量很低，还含有丰富的膳食纤维,可增加饱腹感。因此对蔬菜水果不应过多限制,并可适当多吃。在必要时,可以先进食蔬菜,再进食正餐。

(六)限制食盐和嘌呤

过多的摄入食盐对健康不利,且食盐可引起口渴、刺激食欲,不利于肥胖患者减轻体重。限制食盐摄入量,可使食欲适当下降,并减轻心脏负担,减少水钠潴留,对合并有高血压或冠心病的肥胖患者更有利,故食盐应控制在每天 3～6g。富含嘌呤的食物味道鲜美,可增进食欲,嘌呤也可加重肝肾代谢的负担,故应限制摄入含嘌呤高的食物,如心、肝、肾等动物内脏。

(七)限制酒及饮料

每毫升纯乙醇可产生 29.3kJ(7kcal)左右能量,应严格限制包括啤酒在内各种酒类的摄入。饮料中除矿泉水外,碳酸饮料、果汁和奶类均含较多糖类及蛋白质,含有热量,且饮料为液体状不需咀嚼,不易给摄食中枢产生饱觉信号,不利于控制摄食量,故推荐矿泉水代替其他饮料,并在控制总能量摄入时将饮料中能量也计算在内。

(八)补充植物化学物及调节肠道菌群

有研究表明,辣椒素、植物固醇、黑茶成分等植物化学物可能对减轻体重起到一定作用;许多学者研究发现,普洱茶可通过调节肠内菌群可降低肥胖,为肥胖提供了新的思路。

(九)烹调方法及餐次

饮食的烹调方法有多种,推荐采用蒸、煮、烧、氽等方法,忌用油煎、炸的方法,因为煎炸食物含脂肪多,又可刺激食欲增加,不利于肥胖病患者的治疗。对于进食的餐次,通常为每天3～5 次,但也应因人而异,可以适当增加次数,少食多餐。对于三餐供能比,可参照早餐27％、午餐 49％、晚餐 24％,并按减轻体重的需要适当调整。动物性蛋白和脂肪多的食物尽量安排在早餐和午餐,晚餐应尽量清淡且利于消化;三餐量的分配应是午餐最多,早餐次之,晚餐量最少。

(十)饮食习惯

有益于减轻体重的饮食习惯有:①控制进食速度:食物应充分咀嚼,避免进食过快,并规定进餐时间以控制速度。②控制进食量:肥胖患者进食量一般比较大,故可利用叶菜类、海带、蘑菇、豆类等高纤维素低热能的食物来获得饱腹感和满足感;在产生额外进食欲望时,可做其他与饮食无关的事情,分散注意力以避免进食过多。③注意食物体积大小:应尽量减少进食体积较大的食物,但当食物体积过小时,不易获得饱腹感,患者常感饥饿,不宜于膳食治疗方案的坚持,故食物体积要适当,不可过大过小。

应避免以下习惯:①避免边看电视边吃零食。②避免通过进食来缓解压力及焦虑情绪。③避免进食过快。④避免暴饮暴食,每餐过饱,应规律饮食。⑤避免常在外就餐、经常饮酒。⑥避免挑食、偏食、喜食甜点、零食等。⑦避免饮浓茶、咖啡,因其可刺激胃液分泌,增进食欲。⑧避免不吃早餐、睡前加餐、饭后立即入睡等习惯。

二、其他疗法

膳食治疗是肥胖治疗的基础方法,需与运动疗法、行为疗法等配合才能取得更好疗效。近年来,多学科综合治疗模式在肥胖的治疗中发挥越来越重要的作用。

(一)运动疗法

减少能量摄入和增加能量消耗是控制肥胖的基本原则,体力活动的不足可使能量消耗减少,这也是超重和肥胖的病因之一。而且,单独控制饮食虽可使体重降低,但除脂肪组织减少外,肌肉等去脂体质也称瘦体重(Fat free mass,FFM)也会丢失,静息代谢率(Resting metabolic rate,RMR)也可能降低,使机体的基础能量需要减少。因此,单独控制饮食使体重下降达到一定水平后,体重下降的速度减慢或不再下降。所以,在控制饮食的同时,应适当增加运动。体力活动或运动能维持 RMR 不降低或少降低,能消耗更多体脂,减少体蛋白丢失并增加其合成,多保留 FFM,并防止体重反弹;另外,适当的活动还可改善糖耐量,降低胰岛素的分泌。

对于不常运动的肥胖病患者,高强度的体力活动常难以坚持,故可循序渐进,从容易接受的散步或慢跑等低强度的运动开始,尤其推荐健身操等有氧运动,并逐步增加活动时间和活动量,但肥胖者运动中应注意防止关节损伤。运动强度以本人最大估计心律的 60%～85% 为宜,每周 3～7 次,每次 30～60min。美国肥胖学会《2013 版成人超重与肥胖管理指南》指出,一般要求有氧运动增至每周 150min 或每天 30min;适度运动有利于避免减重后体重的反弹。最好指导患者选择其兴趣爱好范围内的运动项目,并制订相应的运动时间、强度和频率,贵在坚持。体力活动和膳食调整相配合才是肥胖患者的最佳减重方案。

(二)行为疗法

行为疗法(Behavior therapy)是根据现代行为学理论,通过正性强化等方法,在心理医生的指导、家属的帮助和监督之下,使患者逐步自觉地改掉易于引起肥胖的心理状态和生活习惯,建立正确饮食和体力活动行为。

(1)动机评价:对肥胖者进行减肥动机的评价,包括要求减肥的原因,对肥胖原因和危害等知识的了解等,鼓励患者通过行为调整实施减肥计划。

(2)行为分析:对患者的饮食习惯及体力活动情况作出分析和评价,同时记录进食或活动时的感受和心情,发现产生不良饮食习惯的内外因素。

(3)应激管理:心理问题可能是部分肥胖者超食的原因,对习惯于情绪性进食的肥胖患者实施心理治疗,帮助他们以进食以外的方法放松,如通过倾诉、运动、听音乐、放松性训练等方式来舒缓压力。

(4)刺激控制法:与患者共同制订具体的行为矫正方案和目标,指导患者进行进食行为及运动的自我监测,找出额外进食的条件信号及不良习惯,采用控制进食的速度、控制进食量、避免额外进食、用其他行为来代替进食等多种方法矫正不良的饮食行为。

(5)社会支持:家人、朋友和同事的支持对坚定患者减重的决心,强化有益的膳食和体力活动行为有积极作用;参加行为治疗小组,与有同样经历和要求的减肥者定期交流,互相鼓励,取长补短。

(三)药物疗法

目前对减重药物治疗的风险/益处的相对关系尚未做出最后评价。肥胖治疗应首选膳食加运动疗法,若采用药物疗法必须在医师的指导下进行。而且药物只是全面治疗计划中的一部分,只起辅助作用,只有在前述改善饮食结构和增加体力活动的基础上用药物辅助减重才能收到较好效果。减重药物主要有以下两大类。

1.单胺再摄取抑制剂

西布曲明(Sibutramine)是该类药物的代表,可抑制中枢对 5-羟色胺和去甲肾上腺素的再摄取,降低食欲,减少摄食,降低体重;不良反应有口干、厌食、便秘、失眠、恶心、腹痛、眩晕等胃肠道症状及中枢神经系统刺激作用,可引起心律增快和血压增高,增加心脑血管病症发生风险。因不良反应大,2010 年 10 月起我国卫生部已禁止使用。

2.酯酶抑制剂

奥利司他(Orlistat)是该类药物的代表,是一种肠道胰脂肪酶抑制剂,它不抑制食欲但阻断进食的脂肪在肠内吸收,降低体内脂肪贮存而达到减重目的。常有排便紧迫、腹痛、脂肪泻等不良反应,可减少脂溶性维生素的水解和吸收。也曾有报道称可增加女性患乳腺癌的风险。

(四)手术疗法

2011 年,国际糖尿病联盟正式推荐代谢外科手术可作为肥胖症合并 2 型糖尿病的治疗方法,我国也相继制订了《中国肥胖病外科治疗指南(2007)》、《中国肥胖和 2 型糖尿病外科治疗指南(2014)》,指南指出,对于有手术适应证的,极度肥胖并伴有严重并发症且用其他无创性方法减肥失败的患者,可考虑外科手术,目前普遍被接受的标准手术方式有 4 种:腹腔镜 Roux-en-Y 胃旁路术、腹腔镜胃袖状切除术、腹腔镜可调节胃绑带术、胆胰分流并十二指肠转位术。外科手术限制了胃肠道吸收容积,减少食物的摄入和吸收,术后需对患者进行长期营养监测,尤其注意维生素 B_{12}、叶酸和铁的补给,同时注意防止肺栓塞、深静脉血栓、内疝、营养不良、胆囊炎及胆结石等并发症的发生。

综上,肥胖的治疗与控制不是一蹴而就的,需通过低能均衡的膳食控制,加上体力活动的增加,建立良好的生活习惯,并辅以行为调节,并在必要时考虑安全的药物,需要综合考虑多种措施,还需尽量保持已减的体重不反弹。减重同时必须符合世界卫生组织规定的不饥饿、不乏力、不腹泻的健康减肥原则,切忌为求一时效果乱用不科学的速效减肥法,减轻并控制体重是长期任务,长期健康的生活方式和习惯至关重要。

第四节　肥胖的预防

肥胖与膳食营养及生活方式密切相关,是一个逐渐发展的过程。鉴于目前尚未找到有效治疗肥胖的方法,预防肥胖的发生发展就显得尤其重要。只有坚持正确的生活方式,采用合理平衡的膳食结构,食不过量,适当运动,并长时间遵循,才能真正有效地预防和控制肥胖。

一、合理的膳食结构

食物中所含营养素包括蛋白质、脂肪、碳水化合物、维生素、矿物质及水,作为三大产能营养素的碳水化合物、脂肪和蛋白质的能量系数分别为 4kcal/g、9kcal/g、4kcal/g,其中脂肪的能量密度最高。在保证机体对各营养素需求的基础上为防止能量过剩,应限制过多的脂肪摄入。一般情况,推荐的膳食构成为蛋白质、脂肪、碳水化合物的供能比分别为 12%～15%、20%～30%、50%～55%,每日膳食中脂肪的供能应控制在总能量的 30% 以下。应少吃肥肉等高脂食品,同时补充足够的蛋白质,尤其是瘦肉、鱼、蛋、奶及豆制品等优质蛋白。碳水化合物摄入也应适量,可多食用全谷类,粗粮等富含膳食纤维的食物。新鲜蔬菜和水果中含有丰富的维生素、矿物质和水分,且供能较少,提倡多食。对于西式快餐、油炸食品、糖果等高能量或纯能量的食物,尽量少吃或不吃。合理选择饮料,提倡喝白开水,或适当的饮用茶品,有研究表明,黑茶、普洱茶茶色素、茶多酚可预防肥胖。少喝不喝含糖饮料和碳酸饮料。

二、良好的饮食习惯

1.饮食规律有度

一日 3 餐或 4 餐,定时用餐,用餐时应充分咀嚼,既可利于食物消化,又可使饱食信号传递至中枢神经,控制进食量。用餐时间不要过短,以 20～30min 为宜。不可忽视早餐,晚餐不宜过饱。

2.控制食量,避免暴饮暴食

食物的分量应按照自身生理状况及活动量而定,对每餐应食用多少食物做到心中有数。肥胖者通常低估自己摄入的食物量,对此可采用分食制,将自己所需食物单独盛放,以便掌控食量。切忌暴饮暴食,避免饥一顿、饱一顿等不良饮食习惯。

3.避免额外进食

在满足每日机体能量需要的基础上尽量避免额外摄食,以防能量过剩。每餐中若已经吃饱,不可怕浪费而继续吃剩余的食物,这样往往会导致摄入过多食物;进食时应专心致志,享受食物,满足自身对进食的生理、心理需求,不要在进食时做其他事情,如看书、看电视等,也不要经常在三餐以外不定时进食零食,以免在不知不觉中进食过多食物。

4.创造良好环境和氛围

环境条件刺激可导致额外进食,如果家中零食随处可见,随手可得,很容易导致超食,难以控制能量的合理摄入。所以,食物应按需购置,多余的食物应分类存放妥当,按计划进食。

三、适度的运动

运动可消耗能量,又能增强机体免疫力,当摄入能量过多时,可通过运动消耗,以维持平衡。故预防肥胖的发生,应保证充足的运动时间及运动量,但运动也需循序渐进,应考虑自身承受能力和兴趣爱好,并保护自身不在运动中受损伤。

四、保持心理健康

心理健康与肥胖也密切相关。有人喜欢通过进食缓解压力,或在情绪低落时不断进食,这些均有可能导致能量的过剩。应关注心理问题,找到影响情绪的根本原因,并采取相应解决措施,而不是通过进食转移注意力。

五、不同阶段人群的肥胖预防要点

由于机体在各个年龄或生理阶段对营养的需求不同,体内各物质代谢也不尽相同,肥胖预防应按各年龄阶段的不同生理特点,有针对性地进行。以下为不同阶段人群的预防措施。

1.妊娠期

妇女在妊娠过程中体重会逐渐增加,合理的孕期增重,对母婴健康至关重要。若孕期增重过多,可导致婴儿出生体重过重,发生巨大儿的概率增加,母体则易发生产后肥胖。因此,妇女孕前应通过合理饮食和运动保持适宜体重,孕期也要营养平衡、适度活动,妊娠各阶段保持适宜的孕期增重。

2.婴幼儿期

肥胖的预防应从婴幼儿开始。机体生长最旺盛的时期便是从妊娠中期的胎儿至 5 岁以前婴幼儿期,该时期若能量过剩,会使包括脂肪细胞在内的全身各组织细胞增生肥大,并对成年后的肥胖及相关慢性病的发生发展有重要影响。婴幼儿喂养中应注意能量摄入与消耗间的平衡,避免能量过剩。哺乳期的婴儿应提倡母乳喂养,母乳喂养的婴儿在成年后发生肥胖的危险性远低于人工喂养儿。对于母乳不足必须进行人工喂养者,应按照婴儿实际需要量适度喂养,避免过度喂养。不应过早添加辅食,在出生后 6 个月内应避免添加固体食物。幼儿时期是孩子行为养成的关键时期,此期间应培养孩子爱活动、按时进餐、不暴饮暴食、不吃零食的良好习惯,不可以食物奖惩幼儿行为。幼儿期孩子的食物品种应多样化,可适当添加粗粮,避免完全以精白米面作为主食。婴幼儿期的合理喂养及良好的饮食行为习惯形成是预防肥胖的基础。

3.儿童期

随着生活水平的提高,儿童肥胖问题也越来越突出。家长应帮助儿童维持在幼儿期形成的良好饮食行为习惯,指导孩子不可偏食、挑食,对于高糖、高脂、高能量食物尽量少吃或不吃,鼓励孩子在学习之余参加劳动和体育活动。美国专家推荐 5-2-1-0 模式预防儿童肥胖,具体如下:5 代表每天需吃 5 种及以上水果和蔬菜;2 代表每天看电视时间不得超过 2h;1 代表每天从事至少 1h 的中等强度及以上的体育锻炼;0 代表不喝苏打水和含糖饮料,以喝白开水和一天 3 至 4 次无脂牛奶或 1% 低脂牛奶代替。5-2-1-0 模式已在美国取得较好的预防儿童肥胖的效果,简单易行,容易被儿童及家长接受,值得提倡。

4.青春期

青春期是心理生理发育的关键时期,此期的超重或肥胖患者在心理上承受巨大的压力,常伴有焦虑、抑郁等不良心理状态。部分青春期的女孩一味追求苗条身材,常采取节食、禁食等方法,或乱用减肥食品药品,盲目减肥,损害机体健康。在这一时期,应强调学习营养健康知识,指导其正确认识肥胖,树立正确的身体观。选择合理平衡的膳食,积极参加体育锻炼。综合干预对于青春期人群可以取得较好的预防肥胖效果。

5.中老年期

中年后机体对能量的需要随年龄增加而减少,与青年时期相比,40～49 岁者能量供应要减少 5%,50～59 岁应减少 10%。老年人身体各项机能下降,基础代谢较低,对能量的需求更少,一般来说 60～69 岁,能量需求量减少 20%,70 岁以上减少 30%。故需根据年龄及时调整每日能量摄入,避免过剩的能量以脂肪形式聚积。中老年人也应坚持运动,提倡长期坚持有氧运动,如散步、登山、做广播操等,在身体可承受范围内尽可能提高运动强度,但应注意避免剧烈运动,防止机体损伤。

参 考 文 献

[1]王济,郑燕飞.中医体质营养学[M].北京:中国中医药出版社,2020.

[2]焦广宇,蒋卓勤.临床营养学[M].3 版.北京:人民卫生出版社,2010.

[3]刘定梅.营养学基础[M].3 版.北京:科学出版社,2016.

[4]沈秀华.食物营养学[M].2 版.上海:上海交通大学出版社,2020.

[5]孙桂菊,李群.护理营养学[M].南京:东南大学出版社,2013.

[6]周芸.临床营养学[M].4 版.北京:人民卫生出版社,2017.

[7]孔娟,薛松梅,王晶.临床营养与老年护理学[M].北京:高等教育出版社,2021.

[8](美)玛丽·瓦特(Mary width).临床营养指导手册[M].北京:人民卫生出版社,2019.

[9]毕晓林,隋忠国.常见疾病临床营养治疗[M].北京:人民卫生出版社,2020.

[10]刘海玲.临床营养医学与疾病防治[M].天津:天津科技翻译出版公司,2016.

[11]吴国豪.临床营养治疗理论与实践[M].上海:上海科学技术出版社,2015.